Kohlhammer

Die Autorin

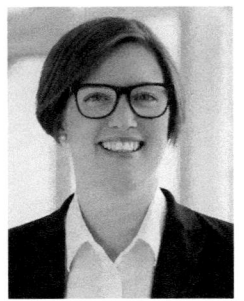

Monika Hübner, Logopädin, M. Sc./Demenzstudien, Systemische Beraterin und Therapeutin (SG), tätig am AGAPLESION BETHANIEN KRANKENHAUS Heidelberg.

Monika Hübner

Dysphagien im Alter erkennen und behandeln

Grundlagen und Praxis für die Pflege

Verlag W. Kohlhammer

Dieses Werk einschließlich aller seiner Teile ist urheberrechtlich geschützt. Jede Verwendung außerhalb der engen Grenzen des Urheberrechts ist ohne Zustimmung des Verlags unzulässig und strafbar. Das gilt insbesondere für Vervielfältigungen, Übersetzungen, Mikroverfilmungen und für die Einspeicherung und Verarbeitung in elektronischen Systemen.

Die Wiedergabe von Warenbezeichnungen, Handelsnamen und sonstigen Kennzeichen in diesem Buch berechtigt nicht zu der Annahme, dass diese von jedermann frei benutzt werden dürfen. Vielmehr kann es sich auch dann um eingetragene Warenzeichen oder sonstige geschützte Kennzeichen handeln, wenn sie nicht eigens als solche gekennzeichnet sind.

Es konnten nicht alle Rechtsinhaber von Abbildungen ermittelt werden. Sollte dem Verlag gegenüber der Nachweis der Rechtsinhaberschaft geführt werden, wird das branchenübliche Honorar nachträglich gezahlt.

Dieses Werk enthält Hinweise/Links zu externen Websites Dritter, auf deren Inhalt der Verlag keinen Einfluss hat und die der Haftung der jeweiligen Seitenanbieter oder -betreiber unterliegen. Zum Zeitpunkt der Verlinkung wurden die externen Websites auf mögliche Rechtsverstöße überprüft und dabei keine Rechtsverletzung festgestellt. Ohne konkrete Hinweise auf eine solche Rechtsverletzung ist eine permanente inhaltliche Kontrolle der verlinkten Seiten nicht zumutbar. Sollten jedoch Rechtsverletzungen bekannt werden, werden die betroffenen externen Links soweit möglich unverzüglich entfernt.

1. Auflage 2023

Alle Rechte vorbehalten
© W. Kohlhammer GmbH, Stuttgart
Gesamtherstellung: W. Kohlhammer GmbH, Stuttgart

Print:
ISBN 978-3-17-042197-4

E-Book-Formate:
pdf: ISBN 978-3-17-042198-1
epub: ISBN 978-3-17-042199-8

Inhalt

Abkürzungsverzeichnis		**9**
1	**Essen und Trinken**	**11**
2	**Physiologisches Schlucken**	**13**
	2.1 Die Phasen des Schluckvorgangs	14
	2.1.1 Prä-orale Phase	14
	2.1.2 Orale Vorbereitungsphase	15
	2.1.3 Orale Transportphase	15
	2.1.4 Pharyngeale Phase	16
	2.1.5 Ösophageale Phase	16
	2.2 Schlucksequenzielle Abfolge	17
	2.3 Schutzmechanismen	18
	2.4 Zusammenfassung	19
3	**Der geriatrische Patient**	**21**
4	**Altersbedingte Veränderungen und deren Auswirkungen auf die Schluckfunktion**	**22**
	4.1 Primäre Presbyphagien	22
	4.2 Sekundäre Presbyphagien	24
	4.3 Zusammenfassung	25
5	**Dysphagien**	**26**
	5.1 Leaking	26
	5.2 Penetration	27
	5.3 Aspiration	28
	5.4 Stille Aspiration	28
	5.5 Zusammenfassung	29
6	**Dysphagien im Alter**	**30**
	6.1 Prävalenz von Dysphagien im Alter	30
	6.2 Klinische Hinweise auf eine Dysphagie im Alter	32
	6.3 Dysphagieschweregrade	34
	6.4 Ursachen und assoziierte Risikofaktoren für das Entstehen von Dysphagien im Alter	34

	6.5	Medikamenteninduzierte Beeinträchtigungen des Schluckens	36
	6.6	Dysphagien bei Patienten mit COVID-19 und Long-/Post-COVID-19	37
	6.7	Zusammenfassung	38
7		**Folgen von Dysphagien im Alter**	**40**
	7.1	Dehydratation und Exsikkose	41
	7.2	Mangelernährung	42
		7.2.1 Wechselwirkung zwischen Dysphagie und Mangelernährung	43
	7.3	Frailty	44
		7.3.1 Orales Frailty	45
	7.4	Sarkopenie	45
		7.4.1 Sarkopenische Dysphagie	46
	7.5	Aspirationspneumonie	47
		7.5.1 Diagnostik und Therapie der Aspirationspneumonie	49
	7.6	Soziale Aspekte und individuelle Lebensqualität	50
	7.7	Kosten von Dysphagien	50
	7.8	Zusammenfassung	51
8		**Wie unterstützen professionell Pflegende geriatrische Patienten mit Störungen der Nahrungsaufnahme konkret?**	**53**
9		**Diagnostik von Dysphagien**	**56**
	9.1	Das multiprofessionelle geriatrische Dysphagieteam	56
	9.2	Untersuchungsschritte im Rahmen der Dysphagiediagnostik	57
	9.3	Standardisiertes Vorgehen zur Einschätzung des Schluckvermögens	59
	9.4	Voraussetzung für die Untersuchung des Schluckens bzw. die orale Nahrungs- und Flüssigkeitsgabe	60
	9.5	Identifizierung von Risikopatienten	63
		9.5.1 Wasserschlucktest	63
		9.5.2 Mehrkonsistenzentest	69
	9.6	Klinische Schluckuntersuchung	76
		9.6.1 Patientenanamnese	76
		9.6.2 Ruhebeobachtung und Überprüfung schluckrelevanter Funktionen	78
		9.6.3 Praktische Durchführung	79
		9.6.4 Aspirationsprädiktoren	79
		9.6.5 Klinische Untersuchung der Schluckfunktion bei Menschen mit Demenz	80
		9.6.6 Limitierungen einer Klinischen Schluckuntersuchung	80
	9.7	Instrumentelle Schluckdiagnostik	81
		9.7.1 Fiberoptische Endoskopische Evaluation des Schluckens (FEES)	81

		9.7.2	Videofluoroskopische Untersuchung des Schluckaktes (VFSS)	83
		9.7.3	Instrumentelle Untersuchung der Schluckfunktion bei Menschen mit Demenz	84
	9.8		Dysphagie-Fragebögen	85
	9.9		Zusammenfassung	85
10	**Die Behandlung von Dysphagien**			**87**
	10.1		Logopädische Therapiekonzepte	87
	10.2		Interdisziplinäres Arbeiten mit dysphagischen Patienten	89
11	**Wie können professionell Pflegende die sichere Aufnahme von Essen und Trinken konkret unterstützen?**			**91**
	11.1		Mahlzeitengestaltung bei Menschen mit Demenz	97
	11.2		Zusammenfassung	100
12	**Adaptive Konsistenzveränderung von Essen und Trinken bei Patienten mit Dysphagie**			**101**
	12.1		Speisen- und Getränkemodifikation bei Patienten mit Dysphagie	101
	12.2		Adaption von Getränken bei Patienten mit Dysphagie	102
	12.3		Medikamenteneinnahme	104
	12.4		Die International Dysphagia Diet Standardisation Initiative (IDDSI)	105
		12.4.1	Dickungsgrade und Fließverhalten von Getränken/Flüssigkeiten	106
		12.4.2	Konsistenzadaption von Speisen	108
		12.4.3	Besonderheit der IDDSI-Grundstruktur	109
	12.5		Herausforderung Konsistenzveränderung	110
	12.6		Zusammenfassung	111
13	**Allgemeiner Einsatz von Hilfsmitteln**			**113**
	13.1		Ess- und Trinkhilfen	113
	13.2		Zusammenfassung	117
14	**Mundgesundheit und Mundpflege**			**118**
	14.1		Mundbefeuchtung	120
	14.2		Zusammenfassung	122
15	**Wie unterstützen professionell Pflegende geriatrische Patienten mit Dysphagie konkret?**			**123**
16	**Ernährungstherapeutische Versorgungsoptionen**			**125**
	16.1		Die perkutane endoskopische Gastrostomie (PEG)	127
		16.1.1	Indikationen und Kontraindikationen für eine PEG-Anlage	128

	16.1.2	PEG-Sonde und Medikamentengabe	129
	16.1.3	Entscheidung für oder gegen eine Versorgung mit einer PEG-Sonde	130
	16.1.4	PEG-Sonde bei Menschen mit Demenz	130
	16.1.5	Essen und Trinken trotz PEG-Sonde	131
16.2	Zusammenfassung		132

17 Entscheidungshilfen ... 133
- 17.1 Partizipative Entscheidungsfindung ... 134
- 17.2 Das Konzept der informierten Einwilligung ... 136
- 17.3 Vorsorgeverfügungen ... 138
  - 17.3.1 Vorsorgevollmacht ... 139
  - 17.3.2 Betreuungsverfügung ... 139
  - 17.3.3 Gerichtlich bestellter Vertreter ... 140
  - 17.3.4 Patientenverfügung ... 140
- 17.4 Patientenwille ... 141
- 17.5 Ethische Entscheidungsfindung ... 143
  - 17.5.1 Ethisches Fallgespräch ... 144
  - 17.5.2 Die vier medizinethischen Prinzipien ... 147
- 17.6 Zusammenfassung ... 149

18 Essen und Trinken trotz Dysphagie ... 151
- 18.1 Eating and Drinking with Acknowledged Risk (EDAR) ... 151
- 18.2 Comfort Feeding Only (CFO) ... 153
- 18.3 Zusammenfassung ... 156

19 Der palliativmedizinische Behandlungsansatz ... 157
- 19.1 Phasen am Lebensende ... 158
- 19.2 Behandlung von Patienten mit Dysphagie im palliativen Behandlungskontext ... 159
- 19.3 Essen, Trinken und künstliche Ernährung in der Sterbephase ... 160
- 19.4 Mundpflege im palliativen Behandlungskontext ... 162
  - 19.4.1 Durstgefühl und Mundtrockenheit ... 163
- 19.5 Zusammenfassung ... 164

20 Angehörige als Ressource ... 165

21 Zusammenfassung ... 167

Literaturverzeichnis ... 169

Stichwortverzeichnis ... 179

Abkürzungsverzeichnis

Anm. d. A.	Anmerkung der Autorin
BfArM	Bundesinstitut für Arzneimittel und Medizinprodukte
BGB	Bürgerliches Gesetzbuch
CA	Karzinom
CFO	Comfort Feeding Only
DGN	Deutsche Gesellschaft für Neurologie
DIMDI	Deutsches Institut für Medizinische Dokumentation und Information
DSTG	Dysphagie Screening Tool Geriatrie
EDAR	Eating and Drinking with Acknowledged Risk
engl.	englisch
ESPEN	European Society for Clinical Nutrition and Metabolism
FDT	Funktionelle Dysphagietherapie
FEES	Fiberoptische Endoskopische Evaluation des Schluckens
griech.	griechisch
HNO	Hals-Nasen-Ohrenheilkunde
HWS	Halswirbelsäule
ICF	International Classification of Functioning, Disability and Health
IDDSI	International Dysphagia Diet Standardisation Initiative
i. v.	intravenös
KSU	Klinische Schluckuntersuchung
M.	Morbus
MmD	Menschen mit Demenz
MNA	Mini Nutritional Assessment
N.	Nervus (dt. Nerv)
NGS	naso-gastrale Sonde
NPO	nil per os (nichts über den Mund); orale Nahrungs- und Flüssigkeitskarenz
OD	Oropharyngeale Dysphagie
ÖD	Ösophageale Dysphagie
ÖGD	Ösophago-Gastro-Duodenoskopie
PED	Post-Extubations-Dysphagie
PEF	Partizipative Entscheidungsfindung
PEG	Perkutane endoskopische Gastrostomie
PEJ	Perkutane endoskopische Jejunostomie
PEM	protein-energy malnutrition
SAPV	Spezialisierte ambulante Palliativversorgung

syn.	synonym
VFSS	Videofluoroskopie des Schluckaktes
WHO	Weltgesundheitsorganisation
Z. n.	Zustand nach
ZNS	Zentrales Nervensystem
ZVK	zentraler Venenkatheter

📖	Definition	💡	Merke
👥	Praxisbeispiel	✍	Empfehlung/Tipp

1 Essen und Trinken

Alte und hochbetagte sowie multimorbide, d. h. von mehreren Erkrankungen betroffene, geriatrische Patienten[1] leiden häufig an unterschiedlichen internistischen, neurologischen, neurodegenerativen, muskulären oder orthopädischen Grunderkrankungen. Diese führen in Konsequenz zu motorisch-funktionellen, sprachlich-kommunikativen, sozialen sowie die alltägliche und selbstständige Lebensführung und -gestaltung und die damit einhergehende individuelle Lebensqualität betreffenden Einschränkungen. Der teils willkürliche, teils unwillkürliche Vorgang des Schluckens kann ebenfalls beeinträchtigt sein, sodass Nahrung und Flüssigkeiten nicht mehr bedarfsdeckend über den Mund aufgenommen und Essen und Trinken nicht mehr sicher geschluckt werden können.

Die Nahrungs- und Flüssigkeitsaufnahme dient der Versorgung des menschlichen Körpers mit Proteinen, Kohlenhydraten, Fetten, Mineralstoffen, Mikronährstoffen und Wasser, um lebensnotwendige Prozesse zu gewährleisten und aufrechtzuerhalten. Ist dies nicht in ausreichendem oder sicherem Maße möglich, kommt es zu unterschiedlichen behandlungsbedürftigen und die Patientengesundheit einschränkenden Folgen und Komplikationen.

Mithilfe der von der Weltgesundheitsorganisation (WHO) vereinheitlichten und standardisierten Beschreibung der International Classification of Functioning, Disability and Health (ICF; dt.: Internationale Klassifikation der Funktionsfähigkeit, Behinderung und Gesundheit) kann der funktionale Gesundheitszustand, die Behinderung und die soziale Beeinträchtigung eines Menschen und deren assoziierte relevante Umgebungsfaktoren fach- und länderübergreifend identifiziert werden. Die ICF ermöglicht die systematische Erfassung bio-psycho-sozialer Aspekte von Krankheitsfolgen unter Berücksichtigung ihrer Kontextfaktoren *Körperfunktionen, Körperstrukturen, Aktivitäten* und *Partizipation (Teilhabe)* sowie *Umweltfaktoren* (BfArM, 2022).

Die ICF-Komponente *Körperfunktionen* beinhaltet die Funktion der Nahrungsaufnahme und definiert diese als »Funktionen, die im Zusammenhang mit der Aufnahme und der Bearbeitung fester oder flüssiger Stoffe in den Körper durch den Mund stehen« inklusive der »Funktionen des Saugens, Kauens und Beißens, der

---

1 Zugunsten einer lesefreundlichen Darstellung wird in diesem Text bei personenbezogenen Bezeichnungen in der Regel die männliche Form verwendet. Diese schließt, wo nicht anders angegeben, alle Geschlechtsformen ein (weiblich, männlich, divers).
Im Buch wird jedoch abweichend von der »Logopädin« gesprochen, da in erster Linie Kolleginnen in diesem Beruf arbeiten. Es sind mit »Logopädin« auch alle anderen sprachtherapeutisch tätigen Berufsgruppen gemeint, die Patienten mit Dysphagien behandeln.

1 Essen und Trinken

Handhabung der Speisen im Mund, des Einspeichelns, Schluckens, Aufstoßens, Regurgitierens, Spuckens und Erbrechens; Funktionsstörungen wie Dysphagie, Nahrungsmittelaspiration, Luftschlucken, Speichelüber- oder -unterproduktion, Sabbern und Mundtrockenheit« (DIMDI, 2012a).

Gemäß dem Modell der ICF wird *Essen* verstanden als »[d]ie koordinierten Handlungen und Aufgaben durchzuführen, die das Essen servierter Speisen betreffen, sie zum Mund zu führen und auf kulturell akzeptierte Weise zu verzehren, Nahrungsmittel in Stücke zu schneiden oder zu brechen, Flaschen und Dosen zu öffnen, Essbesteck zu benutzen, Mahlzeiten einnehmen, zu schlemmen oder zu speisen« (DIMDI, 2012b). Entsprechend wird *Trinken* definiert als »[e]in Gefäß mit einem Getränk in die Hand zu nehmen, es zum Mund zu führen und den Inhalt in kulturell akzeptierter Weise zu trinken, Flüssigkeiten zum Trinken zu mischen, zu rühren, zu gießen, Flaschen und Dosen zu öffnen, mit einem Strohhalm zu trinken oder fließendes Wasser wie z. B. vom Wasserhahn oder aus einer Quelle zu trinken; trinken an der Brust (Säugling)« (DIMDI, 2012b).

Der funktionelle Vorgang des Essens und Trinkens dient aber nicht nur der Versorgung des Körpers mit Nährstoffen und Flüssigkeit und damit der Aufrechterhaltung seiner Funktionen, sondern berührt auch weitere elementare Lebensbereiche. Gemeinsames Essen und Trinken bietet immer Anlass zu Kommunikation und Interaktion und somit die Möglichkeit, mit anderen Menschen verbal oder nonverbal in Kontakt und Austausch zu treten. So geht *Essen und Trinken* mit Freude, Genuss, Geschmack und aktiver Teilhabe am sozial-gesellschaftlichen Leben einher, nimmt Bezug auf kulturelle, rituelle oder religiöse Aspekte des alltäglichen Lebens und trägt insbesondere für ältere Menschen zu ihrer individuellen Lebensqualität bei.

Darüber hinaus sind das Besorgen, Herstellen und Zubereiten von Nahrung stark mit dem Gedanken der Fürsorge um eine erkrankte, gebrechliche Person verbunden. Außerdem wird das Anreichen von Essen und Trinken von professionell Pflegenden oder Angehörigen mit der Idee der Fürsorglichkeit, des Sich-Kümmerns und auch damit assoziiert, etwas Gutes und möglicherweise Heilendes für eine unterstützungsbedürftige Person zu tun und sie durch die Gabe von Essen und Trinken gut zu versorgen und gut zu pflegen.

Treten bei einer pflegebedürftigen Person zusätzliche Störungen der Schluckfunktion auf, kann dies mit weitreichenden Komplikationen und Folgen einhergehen, wenn der hochautomatisierte und aufgrund seiner Komplexität auch störanfällige Vorgang des Schluckens beeinträchtigt ist.

Dieses Buch beschäftigt sich deshalb mit den Schwierigkeiten älterer Menschen im Rahmen der oralen Nahrungs- und Flüssigkeitsaufnahme. Es skizziert Ursachen von Schluckstörungen und die daraus resultierenden Folgen und Komplikationen eines beeinträchtigten Schluckvorgangs, der sog. *Dysphagie*, und bietet gleichermaßen pflegerische und therapeutische Untersuchungs-, Unterstützungs- und Versorgungsoptionen an, damit Essen und Trinken für ältere, multimorbide geriatrische Patienten sicherer und genussvoller gestaltet werden kann. Außerdem stellt es Handlungsalternativen bei schwerer, nicht heilbarer oder gar lebenslimitierender Dysphagie vor.

2 Physiologisches Schlucken

Verschiedene anatomische Strukturen der Mundhöhle (lat. *cavum oris*), des Rachens (lat. *Pharynx*), des Kehlkopfes (lat. *Larynx*) und der Speiseröhre (lat. *Ösophagus*) sind am Vorgang des Schluckens beteiligt. Schlucken wird demnach definiert als »Transport von Nahrung, Flüssigkeit, Speichel und Sekret aus der Mundhöhle durch den Rachenraum und die Speiseröhre bis zum Magen« (Bartolome, 2018b, S. 24) und wird in spontanes bzw. automatisches, willkürlich initiiertes oder reflektorisches Schlucken unterteilt (Bartolome, 2018a; Prosiegel & Weber, 2018). Hierbei handelt es sich um eine hochautomatisiert und komplex ablaufende sensomotorische Interaktion von 5 Hirnnerven und 25 Muskelpaaren, welche die Präparation und den Transport eines schluckfertigen Bissens (*Bolus*) koordinieren (Frank et al., 2021a; Graf, 2018). Problematisch ist, wenn es zu einer Störung dieser Koordinationsleistung kommt, da sich Atem- und Speiseweg im Bereich des Oro- und Hypopharynx während des Schluckvorgang überschneiden.

> *Oropharynx* (auch Mesopharynx oder Mundrachen): mittlerer Abschnitt des Rachens, beinhaltet den weichen Teil des Gaumens, die Rachenmandeln und den Zungengrund; verläuft bis zum oberen Rand des Kehldeckels (lat. *Epiglottis*)

> *Hypopharynx* (auch Laryngopharynx oder Kehlkopfrachen): unterer Abschnitt des Rachens, beinhaltet den oberen Teil der Epiglottis mit Sinus piriformis, Hypopharynxhinterwand und Postkrikoidregion; verläuft bis zum oberen Eingang der Speiseröhre (syn. *oberer Ösophagussphinkter, oÖS*)

Ziel des physiologischen Schluckens ist, Essen und Trinken, aber auch Medikamente, Speichel und Sekrete sicher durch den Mundraum über den Ösophagus unter Umgehung des Kehlkopfbereiches und der Luftröhre (lat. *Trachea*) in den Magen zu befördern. Dem Schluckvorgang kommt also neben der Transportfunktion des Bolus auch die des Schutzes der unteren Atemwege, der sog. *Atemwegsprotektion*, zu.

> *untere Atemwege:* bestehen aus dem Kehlkopfbereich (*Larynx*), der Luftröhre (*Trachea*), dem Bronchialtrakt und den beiden Lungenflügeln (*Pulmones*)

Da das Schlucken in der Regel spontan erfolgt, erfordet dieser Vorgang normalerweise keine gesonderte Aufmerksamkeitsleistung (Prosiegel & Weber, 2018). Liegt jedoch ein gestörter Schluckvorgang bzw. eine Störung der sequenziellen

2 Physiologisches Schlucken

Schluckabfolge vor, wird dies als *Dysphagie* (Bartolome, 2018a) bezeichnet (griech.: dys = schlecht, von der Norm abweichend; phagein = essen).

2.1 Die Phasen des Schluckvorgangs

Zum besseren Verständnis des sequenziell ablaufenden Schluckvorgangs kann dieser schematisch in vier unterschiedliche Schluckphasen unterteilt werden (Frank et al., 2021a; Bartolome, 2018a; Prosiegel & Weber, 2018; Müller et al., 2007 ▶ Abb. 1):

1. orale Vorbereitungsphase
2. orale Transportphase
3. pharyngeale Phase
4. ösophageale Phase

Dem Schluckvorgang sollte jedoch eine weitere Phase vorangestellt werden. Die Bedeutung dieser auf das Schlucken bzw. die Aufnahme von Essen und Trinken vorbereitenden sog. *prä-oralen Phase* (▶ Kap. 2.1.1) sollte nicht vernachlässigt und demnach als fünfte Phase im Rahmen des Schluckvorgangs ergänzt werden.

2.1.1 Prä-orale Phase

Selbstständiges oder unterstütztes Essen und Trinken erfordert aufeinander abgestimmte Fähigkeiten und setzt neben einer ausreichenden Wachheit und Aufmerksamkeit intakte Wahrnehmungsbereiche wie Sehen, Riechen, Atmen, Schmecken oder Fühlen voraus. Für eine ausreichende und genussvolle Nahrungs- und Flüssigkeitsaufnahme sind zudem ein erkennbares Hunger- und Durstgefühl sowie ein ausreichender Appetit notwendig.

Zum gelingenden Ess- und Trinkprozess trägt darüber hinaus eine möglichst aufrechte und physiologische Sitz- und Körperhaltung, das Einhalten der *posturalen Kontrolle* (vgl. Sticher & Gampp Lehmann, 2007) und eine funktionierende Augen-Hand- bzw. Hand-Mund-Koordination bei. Ergänzt werden diese vorbereitenden Aspekte durch mahlzeitenangepasste Umwelt- und Umgebungsfaktoren (▶ Kap. 11).

Posturale Kontrolle: besagt, dass jede Bewegung von einer ausgewogenen, automatisch gesteuerten Körperhaltung begleitet wird und einen flexiblen Haltungshintergrund voraussetzt (Sticher & Gampp Lehmann, 2007, S. 29); auch *Haltungskontrolle* oder *Kernstabilität* (Friedhoff & Schieberle, 2014a, S. 22)

In Vorbereitung auf die Nahrungsaufnahme wird eine ausreichende Produktion von Speichel benötigt, die uns sprichwörtlich »das Wasser im Munde zusammenlaufen«

2.1 Die Phasen des Schluckvorgangs

lässt. Speichel ist relevant für den Erhalt der Mundgesundheit, die Reinigung des Mundes von Speiseresten und die Befeuchtung von Zähnen und Mundschleimhaut, welche wiederum den Prozess des Kauens, der Bolusbildung, des Schluckens und der Artikulation während des Sprechens erleichtern. Speichel schützt darüber hinaus Zähne und Mundschleimhaut vor Säuren und Bakterien und enthält antibakterielle, antivirale und antimykotische Eigenschaften (Pedersen et al., 2018). Eine weitere elementare Funktion des Speichels im Rahmen des Schluckprozesses ist die der *Einspeichelung* des Bolus.

Zur gesunden Aufrechterhaltung des intraoralen Milieus und zur Vermeidung von Aspirationen (▶ Kap. 5.3) im Sinne einer Aspirationsprophylaxe ist deshalb eine regelmäßige und gründliche Lippen-, Mund- und Zahnpflege vor und nach den Mahlzeiten sinnvoll und notwendig (▶ Kap. 14).

2.1.2 Orale Vorbereitungsphase

Das Ziel der oralen Vorbereitungsphase ist die Präparation und Vorbereitung des zu schluckenden Materials. Halbfeste und feste Konsistenzen werden zunächst zum Mund geführt, mithilfe der Schneidezähne abgebissen und in den Mund aufgenommen. Die Lippen schließen sich, sodass keine Nahrungsbestandteile aus der Mundhöhle herauslaufen oder herausfallen können (sog. *anteriores Leaking*; ▶ Kap. 5.1). Danach wird der Bissen auf der Zunge platziert und mithilfe mahlender Kiefer- und lateraler Zungenbewegungen sowie durch Unterdruck der aktivierten Wangenmuskulatur zu den Backenzähnen (lat. *Molaren*) transportiert. Diese zerkleinern und zerkauen die Nahrungsbestandteile und vermischen diese mit Speichel.

Gleichzeitig senkt sich das Gaumensegel (lat. *Velum*) bis auf die Zunge herab und verhindert dadurch ein zu frühes Abgleiten des Bolus vor Auslösung der weiteren Schluckbewegung bzw. des sog. *Schluckreflexes* in den Rachen (sog. *posteriores Leaking*; ▶ Kap. 5.1). Die Zunge bildet dann eine Schüssel (sog. *Zungenschüssel*), in welcher der geformte und schluckfertige Bolus mittig positioniert wird (▶ Abb. 1). Flüssige und breiige Konsistenzen werden direkt auf der Zunge platziert und ebenfalls in der Zungenschüssel gehalten, bis sie (ohne dass es einer Kaubewegung bedarf) weiter nach dorsal transportiert werden.

Die orale Vorbereitungsphase (syn. *orale Präparationsphase*) ist bewusst steuer- und beeinflussbar und interindividuell von unterschiedlicher Dauer (Bartolome, 2018a; Prosiegel & Weber, 2018).

2.1.3 Orale Transportphase

Die orale Transportphase, manchmal auch nur als orale Phase bezeichnet, dient dem Transport eines Bolus durch den Mundraum bis in den oberen Teil des Rachens (*Oropharynx*). Die Zungenspitze setzt hierfür hinter den oberen Schneidezähnen am harten Gaumen an und transportiert den zu schluckenden Bolus mithilfe der kontrahierenden intrinsischen Zungenmuskulatur in einer ellipsenförmigen Bewegung nach hinten. Gleichzeitig hebt sich das Gaumensegel an (sog. *Velumelevation*), damit in der folgenden Phase des Schluckablaufs der Nasenraum durchgehend abgeschlossen ist (sog. *velopharyngealer Verschluss*) und dadurch keine Nahrungsbestandteile in die Nase gelangen können (sog. *nasale Penetration oder Regurgitation*; Bartolome, 2018a, Prosiegel & Weber, 2018; ▶ Kap. 5.2). Anschließend senkt sich der hintere Teil der Zunge ab (sog. *Zungengrund*) und der Bolus kann in Richtung des Rachens transportiert werden (Bartolome, 2018a).

Je nach zu schluckender Konsistenz ist ein entsprechend hoher Zungendruck notwendig, d. h., je fester der zu schluckende Bolus, desto höher ist die aufzuwendende muskuläre Zungenkraft. Diese ist außerdem für die superior-anteriore Bewegung des Zungenbein-Kehlkopfkomplexes von Bedeutung, da dieser umso besser nach oben-vorne gezogen wird, je kräftiger die Zunge an den Gaumen drückt. Dies wiederum führt zu einem verbesserten Verschluss der unteren Atemwege und schützt diese somit vor möglichen Aspirationsereignissen (▶ Kap. 2.3). Die orale Transportphase (▶ Abb. 1) ist ebenfalls willkürlich steuer- und beeinflussbar und dauert weniger als eine Sekunde (Bartolome, 2018a).

2.1.4 Pharyngeale Phase

Die pharyngeale Phase (▶ Abb. 1) beginnt mit der Auslösung des sog. *Schluckreflexes* und ist anschließend nicht mehr willkürlich beeinflussbar (Bartolome 2018a; Bartolome, 2014). Der zu schluckende Bolus wird im Folgenden mithilfe einer fein abgestimmten und reflektorisch gesteuerten Bewegungskette durch den Rachen bis in die Speiseröhre transportiert (Bartolome 2018a; Bartolome, 2014). Durch die Anhebung des Velums wird der Nasenraum abgeschlossen und die oberen Atemwege vor eindringendem Material geschützt (Bartolome, 2018a; Prosiegel & Weber, 2018). Der hintere Teil der Zunge nähert sich durch eine Retraktionsbewegung der Rachenhinterwand an und es kommt zu einem Druckanstieg, der den Bolus weiter durch den Rachen bis zum oberen Ösophagussphinkter transportiert. Der pharyngealen Peristaltik kommt zudem eine Reinigungsfunktion der Rachenwände bei etwaigen Residuen zu (Prosiegel & Weber, 2018; ▶ Kap. 2.3, ▶ Kap. 5.1).

Neben der Transportfunktion kommt es im Rahmen der schlucksequentiellen Abfolge zu einem gleichzeitigen Dreifachverschluss der unteren Atemwege, um diese vor Aspiration zu schützen (Bartolome, 2018a; Prosiegel & Weber, 2018; ▶ Kap. 2.3). Die Dauer der pharyngelaen Phase beträgt insgesamt eine halbe bis eine Sekunde (Bartolome, 2014).

2.1.5 Ösophageale Phase

Die ösophageale Phase (▶ Abb. 1) setzt mit dem Eintritt des Bolus in die Speiseröhre ein, welcher mithilfe einer peristaltischen Wellenbewegung durch die 18–25 cm lange Speiseröhre bin zum Mageneingang, dem unteren Ösophagussphinkter (*uÖS*), befördert wird. Die Dauer der Boluspassage durch den Ösophagus ist interindividuell verschieden und beträgt zwischen 4 und 20 Sekunden, läuft reflektorisch ab und ist deshalb funktionell-therapeutisch nicht beeinflussbar. Mit zunehmendem

Lebensalter nimmt die Dauer der ösophagealen Phase zu (Bartolome, 2018a; Bartolome, 2014).

Beklagen Patienten nach der Mahlzeiteneinnahme ein Gefühl des Erbrechen-Müssens oder wird ein gekauter Bolus geschluckt und wieder herausgespuckt, könnte dies auf eine Öffnungsstörung des oÖS hinweisen. Ein *Druckgefühl* nach dem Schlucken oder ein *Stecken- oder Hängenbleiben* des Bolus in Höhe des Sternums könnte auf eine Ösophagusmotilitätsstörung hindeuten, in deren Rahmen es zu einer muskulären Beeinträchtigung des Bolustransportes durch die Speiseröhre kommt. Hiervon betroffene Patienten sollten gastroenterologisch vorgestellt und untersucht werden.

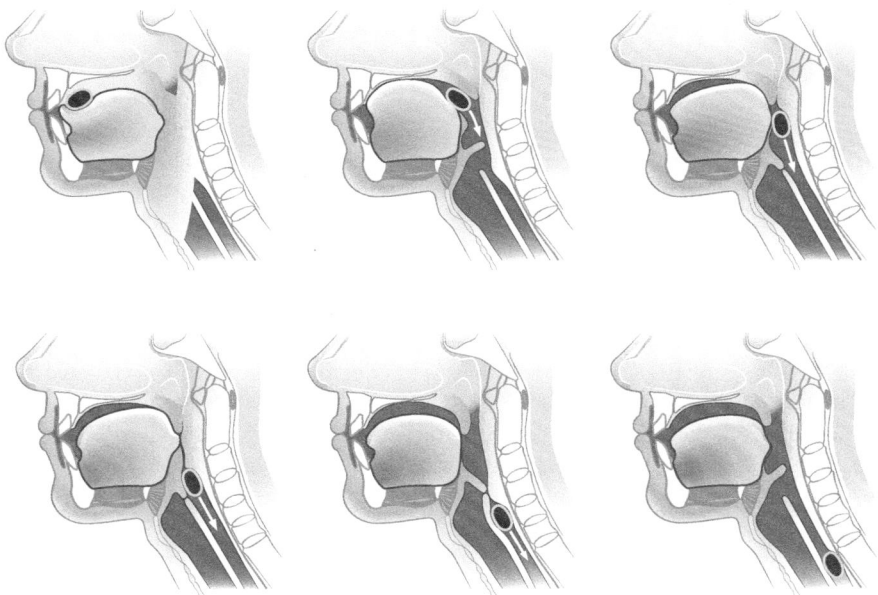

Abb. 1: Die Phasen des Schluckablaufs (schematische Darstellung)

2.2 Schlucksequenzielle Abfolge

Eine rein isolierte Betrachtung der einzelnen Schluckphasen ist, wie beispielsweise in der Facio-Oralen Trakt-Therapie nach Coombes (*F.O.T.T.*®; vgl. Nusser-Müller-Busch, 2007) beschrieben, unzureichend. Die am Schlucken beteiligten sensomotorischen Strukturen mit ihren unterschiedlichen Bewegungskomponenten und aufeinander abgestimmten Bewegungsabläufen sind vielmehr funktionell zusammenhängend als sequenzielle Abfolge (Müller et al., 2007) bzw. als aufeinander folgende sequenzielle Phasen (Warnecke et al., 2019) zu verstehen – mit dem Ziel, eine Koordination von Atmung und Schlucken zu ermöglichen (▶ Kap. 9.4).

 Die unterschiedlichen Phasen des Schluckvorgangs bedingen einander somit und eine Störung oder Beeinträchtigung in einer der Schluckphasen führt in Konsequenz zu einer Störung in den darauffolgenden Phasen. Aufgrund der Komplexität des Schluckvorgangs können demzufolge alle Phasen der schlucksequenziellen Abfolge betroffen sein.

2.3 Schutzmechanismen

Neben dem Transport von Essen, Trinken, Medikamenten, Speichel und Sekreten ist ein weiterer essentieller Aspekt des gesunden und physiologischen Schlucks der gleichzeitige Schutz der unteren Atemwege (▶ Kap. 2). Damit diese vor dem Eindringen von Bolusanteilen oder Fremdkörpern ausreichend geschützt sind, kommt es während des Schluckens zu einem dreifachen Verschluss des Kehlkopfes: Zunächst verschließen sich die Stimmbänder, auch Stimmlippen oder *Glottis* genannt. Gleichzeitig kommt es zu einem Verschluss der im darüber liegenden supraglottischen Raum befindlichen *falschen Stimmbänder*, den sog. *Taschenfalten*. Zuletzt senkt sich die *Epiglottis* durch eine während des Schluckens nach vorne ausgelöste Bewegung des Zungenbein-Kehlkopf-Komplexes über den Kehlkopfeingang (Bartolome, 2018a).

Kommt es während des Schluckvorgangs zu keinem ausreichenden Verschluss der unteren Atemwege, werden diese nicht effizient geschützt. Dies kann zu folgeschweren Komplikationen und dem Kardinalsymptom einer Oropharyngealen Dysphagie, der sog. *Aspiration*, führen (▶ Abb. 2; ▶ Kap. 5).

Als weitere Schutz- und Reinigungsmechanismen sind das willkürliche oder das reflektorische Räuspern oder Husten zu nennen. Durch willkürliches oder reflektorisches Räuspern werden bei feucht klingender Phonation laryngeale Residuen, die sich oberhalb der Stimmlippenebene befinden (sog. *Penetration*, ▶ Kap. 5.2), entfernt. Aspiriertes Material (der Bolus befindet sich unterhalb der Stimmlippenebene) kann durch willkürliches oder reflektorisches Husten aus den unteren Atemwegen herausbefördert (Bartolome, 2018b) und dann bestenfalls abgeschluckt oder ggf. herausgespuckt werden.

Ist das willkürliche Husten (sog. *Hustenresponsivität*) beeinträchtigt, zu schwach oder nicht auslösbar, liegt möglicherweise eine Sensibilitätseinschränkung im laryngealen Bereich vor, die das Risiko einer *stillen Aspiration* (▶ Kap. 5.4) begünstigt. Ein weiterer wichtiger Parameter im Hinblick auf die Auslösung einer Hustenreaktion ist die *Husteneffektivität*, welche die Produktivität des willkürlichen oder reflektorischen Hustens beschreibt (Hofmeyer et al., 2021). So kann beispielsweise eine Störung des Stimmbandschlusses aufgrund einer einseitigen Stimmbandlähmung (sog. *Rekurrensparese*) das effektiv-reinigende Husten beeinträchtigen. Ebenso können tracheotomierte oder trachealkanülenversorgte Patienten nur einen unzu-

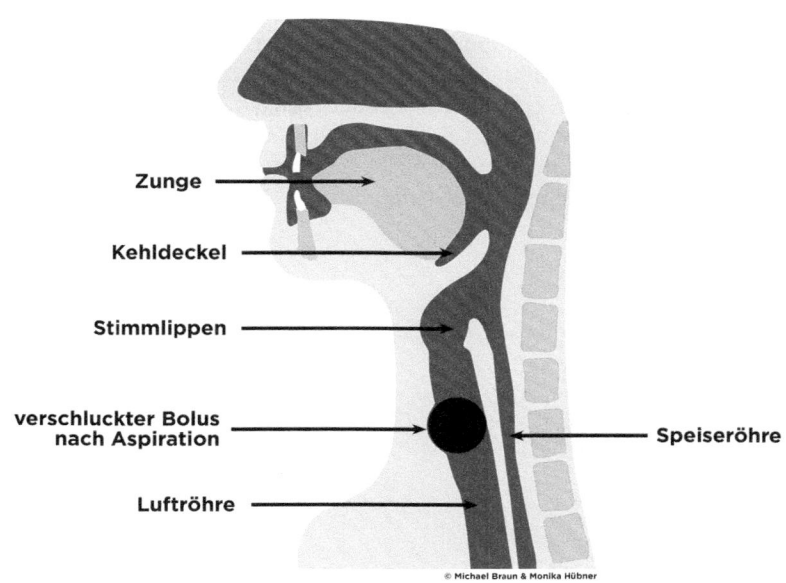

Abb. 2: Kopf-/Halsquerschnitt mit Bolusaspiration (Darstellung: Michael Braun und Monika Hübner)

reichenden oder mitunter gar keinen subglottischen Druck aufbauen, um effektiv zu husten und die unteren Atemwege vor Aspiration schützen zu können (Bartolome, 2018b).

Eine orientierende Einschätzung der Schluckfunktion, eine klinische oder instrumentelle Schluckdiagnostik sollte aus o. g. Gründen deshalb immer die Überprüfung der willkürlichen Hustenfunktion beinhalten (▶ Kap. 9). Hustet oder räuspert ein Patient im Rahmen der Untersuchung auf Aufforderung hin nicht willkürlich, erlaubt dies jedoch keinen Rückschluss auf das Vorhandensein intakter Reinigungsmechanismen wie reflektorisches Räuspern oder Husten im Falle eines »echten« Verschluckens. Die Durchführung einer *Klinischen Schluckuntersuchung (KSU)* beinhaltet darüber hinaus die Überprüfung des Würgereflexes, der ebenfalls zu den Schutzmechanismen zählt (▶ Kap. 9.6).

2.4 Zusammenfassung

Schlucken ist eine aus willkürlichen und reflektorischen Sequenzen bestehende Bewegungsabfolge, die dem Transport eines Bolus durch den Mundraum und die Speiseröhre bis in den Magen dient. Durch dieses komplexe neuromuskuläre und sensorische Zusammenspiel werden gleichermaßen die oberen und unteren Atemwege vor dem Eindringen von Fremdmaterial geschützt. Schlucken ist zudem als *Alltagsaktivität* zu verstehen (Müller et al., 2007), welche nach dem neuroplastischen Prinzip *use it or lose it* generell einen Bolus erfordert, um das Auslösen eines Schlucks bzw. das Auslösen der sequenziellen Schluckabfolge überhaupt initiieren zu können, da Funktionen oder Aktivitäten, die nicht genutzt oder benutzt werden, durch ihren Nichtgebrauch verloren gehen (Duchac et al., 2021).

3 Der geriatrische Patient

Die Altersmedizin, auch Geriatrie genannt, behandelt und versorgt Patienten des höheren Lebensalters. Der geriatrische Patient ist durchschnittlich über 70 Jahre alt und bedarf aufgrund des Vorhandenseins alterstypischer akuter oder chronischer, körperlich-funktioneller, mentaler und psychischer Belastungen und Erkrankungen eines ganzheitlichen und multiprofessionellen Behandlungsansatzes. Dieser beinhaltet außerdem den Einbezug des sozialen und versorgenden Umfeldes. Das Ziel der Behandlung ist »die geriatrischen Patienten zu identifizieren, dem funktionellen Abbau und der Beeinträchtigung des gesamten Organismus entgegenzuwirken und das bisherige Niveau an Autonomie zu erhalten oder wiederherzustellen« (DGG, o. J.).

Unter dem Begriff *Geriatrisches Syndrom* werden intermittierend auftretende Gesundheitszustände älterer Menschen zusammengefasst, die durch akute Erkrankungen ausgelöst werden und nachfolgend mit einem funktionellen Abbau einhergehen können (Baijens et al., 2016). Zu diesen geriatrietypischen Syndromen, die sich aufgrund unterschiedlicher Beeinträchtigungen akkumulieren und die kompensatorischen Reservefähigkeiten eines Patienten aufbrauchen (Baijens et al., 2016), gehören laut der Deutschen Gesellschaft für Geriatrie e. V. unter anderem Bluthochdruck, chronische Schmerzen, Diabetes, Durchblutungsstörungen, Herz- und Nierenerkrankungen, chronische Atemwegserkrankungen, Mangelernährung, Osteoporose, demenzielle Erkrankungen und Depressionen. Diese verschiedenen Störungsbilder erfordern neben der Behandlung von krankheitsauslösenden Faktoren auch die Reduzierung möglicher medikamentös-induzierter Nebenwirkungen. Nichtmedikamentöse Therapieangebote wie Physio-, Ergo-, Sprach- und Schlucktherapie sollen deshalb die Behandlung multimorbider, geriatrischer Patienten ergänzen (DGG, o. J.).

Zusätzlich ergänzen die vier »geriatrischen Giganten« (Baijens et al., 2016, S. 1403) *Immobilität, Instabilität, Inkontinenz und intellektuelle bzw. geistige Beeinträchtigung* (Baijens et al., 2016) sowie *Frailty* (Cruz-Jentoft et al., 2019; ▶ Kap. 7.3) den geriatrischen Syndromkomplex. Zu diesem zählt ebenfalls die *Dysphagie im Alter* (Bajiens et al., 2016; Smithard, 2016; Rofes et al., 2011).

4 Altersbedingte Veränderungen und deren Auswirkungen auf die Schluckfunktion

Altersbedingte anatomische und neurophysiologische Veränderungen im Rahmen des normalen und gesunden Alterungsprozesses führen bei älteren und hochbetagten Menschen zu charakteristischen Veränderungen der Schluckfunktion, deren Gesamtheit als *Presbyphagie* bezeichnet (Bartolome, 2018a; McCoy & Varindani Desai, 2018; Muhle et al., 2015) und wiederum in *primäre und sekundäre Presbyphagie* unterteilt wird (Schröter-Morasch, 2018a).

4.1 Primäre Presbyphagien

Eine *primäre Presbyphagie* stellt zunächst keine klinisch relevante Schluckbeeinträchtigung (Warnecke et al., 2019) oder behandlungsbedürftige Schluckstörung aufgrund einer ursächlichen pathologischen Veränderung dar (Dejaeger et al., 2015) und kann üblicherweise ausreichend kompensiert werden (Warnecke et al., 2019).

Verminderte körperlich-funktionelle Reserven, reduzierte Kompensationsmechanismen und minimierte adaptive Reorganisationsfähigkeiten machen ältere, vulnerable Personen und geriatrische Patienten jedoch anfälliger, eine Dysphagie zu entwickeln (Warnecke et al., 2019; McCoy & Varindani Desai, 2018; Muhle et al., 2015). Dann führt eine zunächst klinisch asymptomatische primäre Presbyphagie in Kombination mit geriatrietypischen Erkrankungen neurologischer, internistischer oder neurodegenerativer Genese aufgrund eines Infektes oder eines Delirs zu einer interventionsbedürftigen Dysphagie, der sog. *Presbydysphagie* (Ulbricht, 2019; Warnecke et al., 2019).

In Bezug auf das Auftreten von primären Presbyphagien werden drei Bereiche unterschieden. So können Veränderungen im Bereich

- der oropharyngealen Funktionen,
- der Speiseröhrenfunktion und
- der Sensorik auftreten (McCoy & Varindani Desai, 2018).

Darüber hinaus beeinträchtigen altersbedingte laryngeale Veränderungen wie die Verknöcherung der Kehlkopfknorpel oder arthrose-bedingte Versteifungen in diesem Bereich die Stimmfunktion. Außerdem kann aufgrund von arteriosklerotischen

Durchblutungsstörungen oder einer postklimakterischen Atrophie der Schleimhäute und Schleimdrüsen im Halsbereich das Symptom der Halstrockenheit oder ein permanenter Räusperzwang auftreten (Angerstein, 2016).

Neben altersphysiologischen Veränderungen der Knorpel- und Knochenstruktur kann eine Schwäche der Pharynxmuskulatur ein Absinken des gesamten Kehlkopfes bewirken (Angerstein, 2016), was wiederum die kommunikativen Fähigkeiten aufgrund von Veränderungen des Stimmklangs und das Schluckvermögen gleichermaßen beeinträchtigt. Eine muskulär bedingte Schwäche (sog. *Hypotonie*) der Stimmbänder beeinträchtigt die Phonation durch das Entstehen eines ovalären Glottisspaltes (Angerstein, 2016) und begünstigt wiederum eine eingeschränkte Schutzfunktion, die mit einem erhöhten Aspirationsrisiko aufgrund eines unzureichenden Verschlusses der Stimmbänder während des Schluckens einhergehen kann. Diese Beeinträchtigungen der Stimmfunktion im Alter werden als *Presbyphonie* bezeichnet.

Ältere Menschen und geriatrische Patienten sind bei vorliegender primärer Presbyphagie prädisponiert, vor dem Hintergrund zusätzlicher Erkrankungen eine Dysphagie zu entwickeln (Wilmskötter & Stanschus, 2012). Allerdings scheinen sich Kompensationsmechanismen zu entwickeln, die von Wilmskötter und Stanschus als »selbstregulativer Kompensationsmechanismus des alternden Schlucksystems« (2012, S. 5) bezeichnet werden. Diese Kompensationsleistungen halten die Funktionsfähigkeit des Schlucksystems aufrecht und wirken sich begünstigend auf die Schlucksicherheit und Schluckeffizienz aus (▶ Kap. 9.6). Darüber hinaus scheinen diese strukturell-funktionellen Kompensationsmechanismen einen direkten Schutz der unteren Atemwege und damit einhergehend einen effektiven Schutz vor einem möglichen Verschlucken darzustellen (Wilmskötter & Stanschus, 2012), obwohl bei älteren Menschen ein insgesamt verlangsamter Schluckvorgang zu beobachten ist (Marik & Kaplan, 2003).

Letzterer führt bei dieser Patientenklientel jedoch nicht häufiger zu schluckprotektiv-relevanten Symptomen wie Penetration oder Aspiration (▶ Kap. 5.2; ▶ Kap. 5.3; ▶ Kap. 5.4), da späte Schlucke nicht automatisch mit einer eingeschränkten Schlucksicherheit einhergehen und als pathologisch zu bewerten sind (Rüffer & Düllmann, 2016; Marik & Kaplan, 2003; ▶ Kap. 9.6). Eine reduzierte orale und pharyngeale Sensibilität kann jedoch die Auslösung des Schluckreflexes beeinflussen (Muhle et al., 2015).

Kognitive Veränderungen können das Schlucken außerdem ungünstig beeinflussen. Ein abnehmendes Konzentrations- und Aufmerksamkeitsvermögen in Kombination mit einer reduzierten körperlichen Reserve erhöht beispielsweise das Risiko einer Aspiration (Dejaeger et al., 2015). Ebenso kann sich die Einnahme von Medikamenten auf das Schluckvermögen auswirken und die Schluckeffizienz und Schlucksicherheit reduzieren (▶ Kap. 6.5; ▶ Kap. 9.6).

Weitere sensorische Beeinträchtigungen wie ein altersbedingtes reduziertes Geruchs- und Geschmacksempfinden und ein vermindertes Sehvermögen erhöhen das Risiko einer oropharyngealen Dysphagie jedoch nicht. Aus diesem Grund sollten deshalb bei Vorliegen einer Presbyphagie keine unnötigen Restriktionen des Ess- und Trinkangebotes im Sinne eines Overmanagements (McCoy & Varindani Desai, 2018) erfolgen. Kompensationsstrategien seien nicht notwendig, da Betroffene einer unnötigen oder ungerechtfertigten Einschränkung des individuellen Ess- und Trinkangebotes und damit einhergehend auch Einschränkungen ihrer individuellen Lebensqualität ausgesetzt würden. Allerdings dürfe es auch kein »Undermanagement« (McCoy & Varindani Desai, 2018, S. 19) des Ess- und Trinkangebotes geben, da dies möglicherweise weitreichende Komplikationen wie Aspirationsereignisse, Dehydratation oder Mangelernährung hervorrufen kann (McCoy & Varindani Desai, 2018).

4.2 Sekundäre Presbyphagien

Unter den sekundären Presbyphagien werden Dysphagien aufgrund von Erkrankungen des höheren Lebensalters wie zerebrovaskuläre Erkrankungen oder Kopf-Hals-Tumoren (Schröter-Morasch, 2018a) zusammengefasst.

Physiologisches Altern geht nicht automatisch mit einer Beeinträchtigung der Nahrungs- und Flüssigkeitsaufnahme oder des Schluckens oder einer beeinträchtigten Schluckeffizienz und Schlucksicherheit einher (▶ Kap. 9.6). Erst wenn der ältere oder geriatrische Patient zusätzliche Erkrankungen mit pathologischem Verlauf erwirbt oder ausbildet, können sich daraus behandlungsbedürftige Dysphagien entwickeln, wie ▶ Abb. 3 überblickend darstellt.

Abb. 3: Von der Presbyphagie zur Dysphagie (in Anlehnung an Dejaeger et al., 2015)

4.3 Zusammenfassung

Altersbedingte physiologische Veränderungen, die sich auf die Muskulatur, Sensorik oder die kortikale Plastizität des älteren Menschen auswirken, verursachen nicht automatisch eine behandlungsbedürftige Dysphagie mit klinischer Symptomatik. Somit macht eine Presbyphagie auch nicht automatisch eine Anpassung des Ess- und Trinkangebotes erforderlich. Bei klinischen Hinweisen wie einem veränderten Stimmklang, einer Kaubeeinträchtigung, einem vermehrten Räuspern oder Husten, einem unbeabsichtigten Gewichtsverlust, einer Inappetenz, einer akut auftretenden oder einer sich verschlechternden chronischen Erkrankung sollte zur Abklärung der Schluckfunktion und zum Ausschluss einer Aspirations- und Luftnotgefahr eine *Klinische Schluckuntersuchung* (▶ Kap. 9.6) durchgeführt werden, da sich auf Basis einer Presbyphagie eine klinisch relevante und behandlungsbedürftige Dysphagie entwickeln kann.

5 Dysphagien

Im Rahmen einer Schluckstörung bzw. einer gestörten schlucksequenziellen Abfolge ist der Transport des Bolus durch den Mundraum und Rachen bis zum Ösophagus beeinträchtigt und wird als *Oropharyngeale Dysphagie (OD)* bezeichnet (Bartolome, 2018a). Ist hingegen der Transport durch die Speiseröhre gestört, liegt eine *Ösophageale Dysphagie (ÖD)* vor (Frank et al., 2021a).

Laut Bartolome (2018a; ▶ Abb. 4) werden folgende pathophysiologische Veränderungen unterschieden, die sich auf den Transport des zu schluckenden Bolus beziehen und für die Schweregradbestimmung (▶ Kap. 6.3) einer Oropharyngealen Dysphagie relevant sind:

pathologische Symptome im Rahmen einer Oropharyngealen Dysphagie
- Leaking
- Pooling
- Residuen
- Penetration
- Aspiration

Abb. 4: Pathophysiologische Veränderungen einer Oropharyngealen Dysphagie (nach Bartolome, 2018a)

5.1 Leaking

Das Symptom des *Leaking* bezeichnet ein unkontrolliertes Entgleiten von Nahrung, Flüssigkeiten, Speichel oder Sekreten nach vorne aus dem Mund (*anteriores Leaking*, syn. *Drooling*). Ursächlich dafür können ein unzureichender Mund- und Lippenschluss, intraorale Sensibilitätseinschränkungen oder eine faziale Parese sein.

Gleitet ein Bolus vor Auslösung der Schlucksequenz in den hinteren Rachenraum, z. B. in die Valleculae oder die Sinus piriformes, wird dies als *posteriores Leaking* (syn. *pharyngeales Pooling*) bezeichnet. Posteriores Leaking geschieht somit *prädeglutitiv*, also vor Auslösung der eigentlichen Schlucksequenz, und geht mit einem erhöhten Penetrations- oder Aspirationsrisiko einher.

Im Gegensatz dazu können sog. *Residuen* (▶ Abb. 5) auftreten. Hierunter versteht man *Bolusreste*, die *postdeglutitiv*, also nach Auslösung der Schlucksequenz, im Mund- oder laryngopharyngealen Raum verbleiben, zunächst nicht ausreichend transportiert werden und ebenfalls mit einem erhöhten Penetrations- oder Aspirationsrisiko einhergehen (Frank et al., 2021a; Bartolome, 2018a; Bartolome 2014).

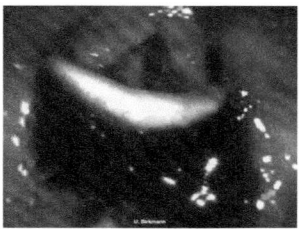

Abb. 5: transnasale endoskopische Sicht auf den Kehlkopf: Residuen (mit freundlicher Genehmigung von U. Birkmann)

5.2 Penetration

Kommt es zu einer *Penetration*, dringen Nahrung, Flüssigkeiten, Medikamente, Speichel, Sekrete oder Fremdkörper entweder in die Nase (sog. *nasale Penetration oder auch nasale Regurgitation*; ▶ Kap. 2.1.3) oder in die unteren Atemwege resp. den Larynxeingang ein (sog. *laryngeale Penetration*). Bei einer laryngealen Penetration (▶ Abb. 6) befindet sich das verschluckte Material *oberhalb* der Stimmbandebene (Frank et al., 2021a; Bartolome 2018a).

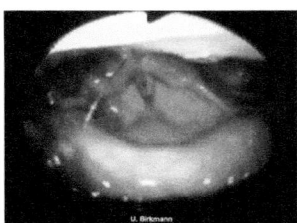

Abb. 6: transnasale endoskopische Sicht auf den Kehlkopf: laryngeale Penetration (mit freundlicher Genehmigung von U. Birkmann)

5.3 Aspiration

Bei einer *Aspiration*, die die bedrohlichste Folge einer Dysphagie darstellt, dringen Nahrung, Flüssigkeiten, Medikamente, Speichel, Sekrete oder Fremdkörper in die unteren Luftwege ein (▶ Abb. 7). Das verschluckte Material befindet sich dann *unterhalb* der Stimmbandebene (Frank et al., 2021a; Bartolome 2018a), wobei folgende Aspirationsformen unterschieden werden:

- *präglutitive* Aspiration: Aspiration vor Auslösen der Schlucksequenz
- *intradeglutitive* Aspiration: Aspiration während der Schlucksequenz
- *postdeglutitive* Aspiration: Aspiration nach Auslösen der Schlucksequenz

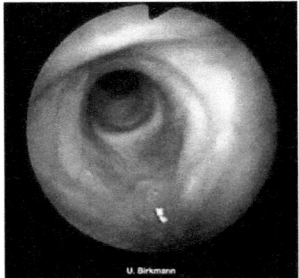

Abb. 7: transnasale endoskopische Sicht auf den Kehlkopf: Aspiration (mit freundlicher Genehmigung von U. Birkmann)

Neben aspiriertem Material durch den oropharyngealen Transportweg kann auch Mageninhalt aspiriert werden (Malik & Kaplan, 2003).

5.4 Stille Aspiration

Darüber hinaus kann es zu dem Symptom der *stillen Aspiration* kommen. Hierbei dringen ebenfalls Nahrung, Flüssigkeiten, Medikamente, Speichel, Sekrete oder Fremdkörper in die unteren Luftwege bis *unterhalb* der Stimmbänder ein. Der Patient unternimmt aufgrund einer Schwäche oder Dyskoordination der Pharynxmuskulatur, einer reduzierten pharyngolaryngealen Sensibilität oder aufgrund eines reduzierten Hustenreflexes (Schröter-Morasch, 2018b; Troche et al., 2014) keinen willkürlichen Reinigungsversuch. Das bedeutet konkret, dass der Patient trotz eines Aspirationsereignisses nicht reflektorisch hustet bzw. kein Hustenreiz ausgelöst wird, weil er nicht spürt, dass er sich verschluckt hat. Diese Patienten sind insbesondere gefährdet, eine Aspirationspneumonie zu entwickeln (▶ Kap. 7.5).

5.5 Zusammenfassung

Aufgrund einer Oropharyngealen Dysphagie kann es zu unterschiedlichen pathophysiologischen Symptomen kommen, die sowohl vor, während oder nach der Auslösung der Schlucksequenz auftreten können. Nicht all diese Symptome werden im Rahmen eines orientierenden Schluck-Screenings (▶ Kap. 9.5) oder einer Klinischen Schluckuntersuchung (▶ Kap. 9.6) sicher identifiziert, was eine instrumentelle Untersuchung zur Objektivierung des individuellen Schluckvermögens und der zugrundeliegenden Pathophysiologie erforderlich macht (▶ Kap. 9.7).

6 Dysphagien im Alter

Das Risiko, eine Oropharyngeale Dysphagie (OD) zu entwickeln, steigt bei älteren Menschen und geriatrischen Patienten mit zunehmendem Alter unabhängig von einer Grunderkrankung an (Muhle et al., 2019; Warnecke et al., 2019). Eine OD stellt einen unabhängigen Prädiktor für schwerwiegende Komplikationen im Behandlungsverlauf dar (Muhle et al., 2015), hat Auswirkungen auf die bedarfsdeckende und sichere orale Aufnahme von Essen und Trinken und kann zudem die regelmäßige und sichere Einnahme von Medikamenten in fester oder flüssiger Form beeinträchtigen. Darüber hinaus führt sie zu weitreichenden, teils lebensbedrohlichen oder lebensbegrenzenden Folgen und Komplikationen und schränkt die individuelle Lebensqualität der Betroffenen in erheblichem Maße ein. Demgegenüber schätzen mehr als 23 % der Betroffenen eine Dysphagie im Alter als Teil des normalen Alterungsprozesses ein (Chen et al., 2009).

6.1 Prävalenz von Dysphagien im Alter

Die Prävalenz, d. h. die Auftretenshäufigkeit von Dysphagien bei älteren Menschen bzw. geriatrischen Patienten, variiert stark je nach zugrundeliegender Grunderkrankung, Ausprägung und Schweregrad der Oropharyngealen Dysphagie, der sozialen und Lebenssituation (ob beispielsweise selbstständig zu Hause oder in einer Einrichtung lebend oder im Rahmen einer akutstationären Versorgung) und damit einhergehend mit dem individuell notwendigen Unterstützungsbedarf.

Im Allgemeinen besteht bei geriatrischen Patienten mit multifaktoriellen Erkrankungen eine hohe Dysphagieprävalenz, welche im Alter zunimmt und mit einer erhöhten Komorbidität, schlechteren Behandlungsoutcomes und einer erhöhten Mortalitätsrate einhergeht (Olesen et al., 2021; Warnecke et al., 2019; Melgaard et al., 2018; Smithard, 2016; Takizawa et al., 2016; Baijens et al., 2016).

Morbidität, Morbiditätsrate: bezieht sich auf die Häufigkeit von Erkrankungen innerhalb einer Population

Multimorbidität, syn. Komorbidität: zwei oder mehrere gleichzeitig auftretende, behandlungsbedürftige Erkrankungen bei einer Person

Mortalität, Mortalitätsrate: Sterblichkeit, Sterblichkeitsrate, bezieht sich auf die Anzahl der Todesfälle einer bestimmten Population in einem definierten Zeitraum

Nachfolgend werden die Prävalenzangaben von Dysphagien bei älteren Menschen und geriatrischen Patienten unter Berücksichtigung ihrer Lebenssituation und Grunderkrankung tabellarisch (▶ Tab. 1) zusammengefasst (Olesen et al., 2021; Espinosa-Val et al., 2020; Muhle et al., 2019; Prosiegel, 2018b; Baijens et al., 2016; Smithard, 2016; Alagiakrishnan et al., 2013):

Tab. 1: Prävalenzangaben von Dysphagien bei älteren Menschen und geriatrischen Patienten in % (Olesen et al., 2021; Espinosa-Val et al., 2020; Muhle et al., 2019; Prosiegel, 2018b; Baijens et al., 2016; Smithard, 2016; Alagiakrishnan et al., 2013)

Prävalenzangaben	Prozentualer Anteil (%)
selbstständig zu Hause lebend	11,4 % bis 40 %
institutionalisiert/in einer Einrichtung lebend	38 % bis 60 %
geriatrische Krankenhauspatienten	29,4 % bis > 70 %
im Krankenhaus mit erworbener Pneumonie	55 % bis 91,7 %
bei Z. n. akutem Schlaganfall	37 % bis 78 %
bei Z. n. Schlaganfall (chronisch)	25 % bis 81 %
bei Pat. mit M. Parkinson	82 %
bei Pat. mit Amyotropher Lateralsklerose (ALS)	47 % bis 86 %, im Verlauf fast immer
bei Pat. mit Multipler Sklerose (MS)	30 % bis 40 %
bei Pat. mit Demenz (abhängig von Stadium, Form und Untersuchungssetting)	13 % bis 93 %
bei Pat. mit progressiver supranukleärer Blickparese (PSP; syn. Steele-Richardson-Olszewski-Syndrom)	ca. 80 %
bei Pat. mit Multisystematrophie (MSA)	ca. 70 %

Neben neurologischen und neurodegenerativen Erkrankungen, die mit der höchsten Dysphagieprävalenz einhergehen (Warnecke et al., 2019), entwickeln außerdem folgende Patientengruppen eine Dysphagie:

- Patienten mit oder bei Z. n. Kopf-Hals-Tumoren zu 43,3 % (Pezdirec et al., 2019),
- mit Trachealkanülen oder (Langzeit-)Beatmung in über 80 %,
- mit orthopädischen Erkrankungen und Frakturen bzw. nach operativen Eingriffen im Bereich der Halswirbelsäule bis zu 80 % oder

- mit hohen Querschnittslähmungen und damit verbundenen Läsionen des Rückenmarks in bis zu 16,5 % der Fälle (Kirshblum et al., 1999; zitiert nach Prosiegel, 2018b).

Prävalenzdaten von geriatrischen Patienten mit Dysphagien im palliativmedizinischen Behandlungskontext liegen aktuell nur begrenzt vor. Bogaardt et al. (2015) berichten von einem höheren Auftreten von Dysphagien bei Patienten mit nichtmaligner im Vergleich zu jenen mit maligner Grunderkrankung. Zudem wird die Inzidenz von Schluckbeschwerden bei nichtsedierten, sterbenden Patienten 72 Stunden vor ihrem Tod mit bis zu 79 % angegeben (Bogaardt et al., 2015). Bausewein et al. (2012) beziffern das Auftreten von Dysphagien bei schwerstkranken Patienten im palliativen Kontext im Allgemeinen mit 90 %.

6.2 Klinische Hinweise auf eine Dysphagie im Alter

Verschiedenste klinische Hinweise und Symptome können auf eine Störung des Essens und Trinkens, auf eine beeinträchtigte Nahrungs- und Flüssigkeitsaufnahme bzw. auf eine Oropharyngeale Dysphagie hindeuten. Ebenso können unterschiedliche, am Sprechen oder an der Schlucksequenz beteiligte Strukturen oder Veränderungen im Mund-, Rachen- und Kehlkopfbereich auf eine Schluckstörung hinweisen, wie nachfolgender Kasten 1 überblickend zusammenfasst (▶ Kasten 1):

Kasten 1: Klinische Hinweise und Symptome einer Dysphagie (ergänzt aus: Hübner, 2021a, S. 24)

- eine feucht, brodelig oder nass klingende Stimme/Stimmgebung, sog. *wet voice*
- sich verändernde oder zunehmende inspiratorische oder exspiratorische Atemgeräusche
- ein vermehrtes oder zunehmendes Räuspern während des Essens oder Trinkens
- ein vermehrtes oder zunehmendes Husten während des Essens oder Trinkens
- ein vermehrtes oder zunehmendes Räuspern unmittelbar nach dem Essen oder Trinken
- ein vermehrtes oder zunehmendes Husten unmittelbar nach dem Essen oder Trinken
- eine verlängerte orale Kau- und Präparationsphase
- das Verbleiben von Nahrungsresten oder Medikamenten in Mund, Wangentasche oder auf bzw. unter der Zunge
- ein verzögerter oraler Transport von Essen, Trinken und/oder Medikamenten
- damit einhergehend ein verzögertes Abschlucken von Essen, Trinken und/oder Medikamenten
- das fehlende Auslösen der Schlucksequenz

- damit einhergehend die Unfähigkeit, Essen, Trinken, Medikamente oder Speichel und Sekrete im Mundbereich nach posterior zu transportieren und zu schlucken
- Essen und Trinken gelangen vor Auslösen der Schlucksequenz in den Rachen (*posteriores Leaking*)
- das Herauslaufen von Essen oder Trinken aus Mund (*anteriores Leaking*) oder Nase
- das pathologische Auslösen des Beiß- oder Würgereflexes
- das pathologische Hochbringen von Nahrung oder Flüssigkeiten aus der Speiseröhre oder dem Magen (sog. *Regurgitation*)
- eine vermeintliche Zunahme des Speichelflusses (sog. *Pseudohypersalivation*): Speichel sammelt sich im Mundbereich an und wird aufgrund einer herabgesetzten Schluckfrequenz nicht häufig genug abgeschluckt und läuft ggf. aus dem Mund heraus, muss ausgespuckt oder abgesaugt werden
- ein trockener oder ständig geöffneter Mund
- das Ablehnen bestimmter Nahrungsmittel und/oder Getränke
- die Verweigerung von Essen, Trinken und/oder der Medikamenteneinnahme
- Erbrechen bestimmter Nahrungsmittel
- Luftnot und Zyanose

Außerdem kann eine deutlich verlängerte Mahlzeiteneinnahme oder ein (unbeabsichtigter) Gewichtsverlust auf eine vorliegende Dysphagie hinweisen. Möglicherweise bereiten Essen und Trinken dem Betroffenen auch keine Freude und keinen Genuss mehr. Ein weiterer ernstzunehmender Hinweis auf eine Schluckbeeinträchtigung kann auch die subjektiv empfundene Sorge vor dem Verschlucken oder Ersticken sein (Dejaeger et al., 2015).

Erste Hinweise auf eine sich entwickelnde Oropharyngeale Dysphagie können Auffälligkeiten beim Schlucken gemischter Konsistenzen sein, wie Sheikhany et al. (2019) sie für das frühe Stadium einer Demenz vom Typ Alzheimer beschreiben. Gemischte Konsistenzen bestehen sowohl aus festen als auch aus flüssigen Nahrungsbestandteilen (z. B. Suppen mit Einlage, Obst mit hohem Flüssigkeitsanteil oder auch Medikamente, die mit Wasser eingenommen werden) und stellen eine enorme koordinative Anforderung an die orale Transportphase im Rahmen der Schluckinitiierung dar, da feste und flüssige Nahrungsbestandteile gleichzeitig oral kontrolliert, aber nacheinander geschluckt werden müssen.

Bei der oralen Aufnahme gemischter Konsistenzen wird in diesem Zusammenhang häufig das Phänomen des *consistency splitting mechanism* beobachtet (Sheikhany et al., 2019), welches sowohl bei dysphagischen als auch bei nicht dysphagischen geriatrischen Patienten auftritt. Hierbei kommt es augenscheinlich zu einem bewussten *Aussortieren* oder Ausspucken der festen Bestandteile einer Mischkonsistenz, möglicherweise aufgrund einer Beeinträchtigung der oralen Sensibilität und taktilen Wahrnehmung (Sheikhany et al., 2019). Kommt es bei der Einnahme gemischter Konsistenzen zusätzlich zu klinischen Anzeichen einer Dysphagie, sollten diese zur Minimierung des Aspirationsrisikos modifiziert oder zunächst nicht oral angeboten werden (▶ Kap. 12.3).

6.3 Dysphagieschweregrade

Je nach Ausmaß der Dysphagie und Ausprägung der pathophysiologischen Symptomatik kann die Schluckfunktion unterschiedlich schwer beeinträchtigt sein (▶ Abb. 8). Grob werden je nach klinischer oder instrumenteller Untersuchung folgende Dysphagieschweregrade unterschieden, auf deren Grundlage die weitere Diagnostik bzw. Therapieplanung basiert. Die Schwere einer Schluckstörung macht ggf. ein angepasstes Ess- und Trinkangebot erforderlich (Dziewas et al., 2020; ▶ Kap. 12).

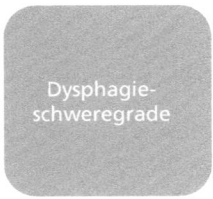

Abb. 8: Dysphagieschweregrade (eigene Darstellung)

6.4 Ursachen und assoziierte Risikofaktoren für das Entstehen von Dysphagien im Alter

Unterschiedliche Grund- und Begleiterkrankungen des geriatrischen Behandlungsspektrums können Beeinträchtigungen der Nahrungs- und Flüssigkeitsaufnahme und des Schluckens bei älteren, vulnerablen und multimorbiden Patienten begünstigen, hervorrufen oder aufrechterhalten.

So sind in einem Akutkrankenhaus stationär untergebrachte geriatrische Patienten mit Dysphagie signifikant älter, leiden signifikant häufiger an einem eingeschränkten Ernährungsstatus, einem unbeabsichtigten Gewichtsverlust und einem erhöhten Komorbiditätsindex, welcher u. a. mit zerebrovaskulären Erkrankungen, chronischen Lungenerkrankungen wie COPD (engl. *chronic obstructive pulmonary disease*), Asthma und Lungenfibrose oder mit Erkrankungen des rheumatischen Formenkreises assoziiert ist (Olesen et al., 2021; Schröter-Morasch, 2018a).

Insbesondere neurologische oder neurodegenerative Erkrankungen des *Zentralen Nervensystems* (ZNS), wie ischämische Blutungen, Hirninfarkte, Schädel-Hirn-Traumata oder idiopathische und atypische Parkinson-Syndrome, aber auch entzündliche Prozesse des ZNS wie das Krankheitsbild der Multiplen Sklerose (MS), degenerative Motoneuronerkrankungen wie die Amyotrophe Lateralsklerose (ALS) oder kognitive und hirnfunktionelle Abbauprozesse wie demenzielle Erkrankungen sind für das Entstehen von Oropharyngealen Dysphagien im Alter verantwortlich

(Olesen et al., 2021; Espinosa-Val et al., 2020; Muhle et al., 2019; Prosiegel, 2018b; Baijens et al., 2016; Smithard, 2016; Alagiakrishnan et al., 2013).

Raumforderungen im Kopf-, Mund-, Hals- und Rachenbereich oder in Teilen der Speiseröhre, die eine mechanische Barriere hervorrufen oder eine chirurgische Resektion und/oder radiochemotherapeutische Behandlung erfordern, orthopädische Erkrankungen und morphologische Veränderungen wie beispielsweise Osteophyten, Zenker-Divertikel, Frakturen oder operative Eingriffe im Bereich der Halswirbelsäule können darüber hinaus die Entstehung und Aufrechterhaltung von Oropharyngealen, Ösophagealen und Zervikogenen Dysphagien verursachen (Arens et al., 2015; Schröter-Morasch, 2018a; Prosiegel, 2018b).

Zervikogene Dysphagie: Schluckstörung aufgrund von funktionellen Störungen oder morphologischen Veränderungen der Halswirbelsäule oder postoperativ hervorgerufene Dysphagie nach HWS-Operation mit anteriorem Zugang zur Halswirbelsäule (Arens et al., 2015)

Bei intensivpflichtigen Patienten mit Z. n. endotrachealer Langzeitintubation oder bei Patienten mit Z. n. Schilddrüsen- oder Herzoperation kann es zudem zu iatrogen verursachten Störungen der Schluckfunktion kommen (Schröter-Morasch, 2018a; Rassameehiran et al., 2015). Erstgenannte Patientengruppe ist zudem gefährdet, eine sog. *Post-Extubations-Dysphagie (PED)* zu entwickeln. Hierbei führen traumatische Verletzungen des pharyngealen oder laryngealen Bereiches bei Z. n. nach endotrachealer Intubation mit mechanischer Beatmung zu lokalen Schleimhautläsionen, Entzündungen oder Schädigungen der Morphologie und Sensomotorik, die *nach* Entfernung des Beatmungstubus (sog. *Extubation*) in 3% bis 62% der Fälle zu schluckfunktionellen Beeinträchtigungen führen und vermutlich auch mit einem erhöhten Maß an stillen Aspirationen und einer eingeschränkten *Atem-Schluck-Koordination* einhergehen (Frank & Frank, 2022; Kim et al., 2015; Rassameehiran et al., 2015; Skoretz et al., 2010; ▶ Kap. 6.6; ▶ Kap. 9.4).

Gegebenenfalls ist es notwendig, geriatrische Patienten aufgrund einer Beatmungsindikation (z. B. im Rahmen einer COVID-19-Infektion), einer neurogen oder tumorbedingten Dysphagie mit einer Trachealkanüle zu versorgen. Diese wirkt sich auf die physiologische Atmung, die Schluck- und Reinigungsfunktionen sowie das Kommunikationsvermögen eines Patienten aus und erfordert ein systematisches, multiprofessionelles Trachealkanülenmanagement (Schwegler, 2016; Penner et al., 2010). Insbesondere im palliativen Behandlungskontext sollte das stimmhafte Sprechen durch die Verwendung eines Sprechaufsatzes ermöglicht und die Entfernung einer einliegenden Trachealkanüle in der Sterbephase (sog. *Dekanülierung*) erwogen werden, falls medizinisch möglich (Penner et al., 2010).

Die Auswirkungen unterschiedlicher Medikamente und Medikamentengruppen auf die Schluckfunktion stellt das folgende Kapitel ausführlicher dar.

6.5 Medikamenteninduzierte Beeinträchtigungen des Schluckens

Nahezu alle Medikamente können eine Dysphagie auslösen oder verstärken und sich akut, verzögert, direkt oder indirekt auf die unterschiedlichen Phasen des Schluckvorgangs auswirken. Die gleichzeitige und andauernde Einnahme mehrerer Wirkstoffe (sog. *Polypharmazie*) kann zudem zu einer Potenzierung von Wechsel- und Nebenwirkungen resp. der Zunahme einer bestehenden Dysphagiesymptomatik führen (Moßhammer et al., 2016; Schwemmle et al., 2015).

So werden Patienten mit Oropharyngealen Dysphagien beispielsweise häufiger mit Sedativa behandelt (Serra-Prat et al., 2012). Die dadurch verminderte Aufmerksamkeit und Wachheit während der Mahlzeiten- und Getränkeaufnahme wirkt sich ungünstig auf einen sicheren Schluckablauf aus und erhöht das Risiko von intraoralen und pharyngealen Residuen sowie von Penetrations- und Aspirationsereignissen. Medikamente mit anticholinerger Wirkung verursachen z. B. das Symptom der Mundtrockenheit (sog. *Xerostomie*) und mindern oder verändern das Geschmacksempfinden (Dejaeger et al., 2015). Weitere Auswirkungen und Nebenwirkungen auf das Schluckvermögen fasst Tab. 2 sortiert nach Medikamentengruppen zusammen (▶ Tab. 2).

Tab. 2: Einfluss von Medikamenten auf das Schluckvermögen (Dejaeger et al., 2015; Schwemmle et al., 2015; Lesourd, 2006)

Medikamentengruppe	Einfluss auf das Schluckvermögen
• Analgetika (Opiate, Morphine) • Anästhetika • Antidepressiva • Antihistaminika • Antihypertensiva • Antiemetika • Antiepileptika • Antikonvulsiva • Antipsychotika • Antitumormedikamente • Barbiturate • Benzodiazepine • Neuroleptika • Sedativa	beeinträchtigen aufgrund ihrer sedierenden Wirkung • die allgemeine Wachheit • die Reflexsteuerung • die Sensorik • die muskuläre Koordination und schränken die Schluckfrequenz und Schluckeffektivität ein
• Neuroleptika	rufen extrapyramidale Symptome hervor
• hypolipidiämische Medikamente • Kortikosteroide	schränken die Muskelaktivität ein
• ACE-Hemmer • Anticholinergika (Atropin, Scopalamin) • Diuretika • Opiate • trizyklische Antidepressiva	verringern die Speichelproduktion bzw. lösen eine Xerostomie aus

Tab. 2: Einfluss von Medikamenten auf das Schluckvermögen (Dejaeger et al., 2015; Schwemmle et al., 2015; Lesourd, 2006) – Fortsetzung

Medikamentengruppe	Einfluss auf das Schluckvermögen
• Serotoninwiederaufnahmehemmer	
• Toxine	reduzieren die oropharyngeale Sensibilität

Darüber hinaus können weitere, zur Osteoporosebehandlung eingesetzte Medikamente wie Antibiotika oder Bisphosphonate eine ösophageale Transportstörung bzw. eine Ösophageale Dysphagie durch direkten Kontakt mit der Speiseröhrenschleimhaut hervorrufen. Diese Symptomatik wird aufgrund der im Alter häufig bestehenden Ösophagusmotilitätsstörungen durch die Einnahme entsprechender Medikamente verstärkt (Schwemmle et al., 2015).

6.6 Dysphagien bei Patienten mit COVID-19 und Long-/Post-COVID-19

Die seit Beginn des Jahres 2020 anhaltende COVID-19-Pandemie führt bei infizierten Patienten aller Altersgruppen, und somit auch bei älteren und hochbetagten Menschen, u. a. zu Veränderungen der Stimme, des Sprechens und der Kommunikation, aber auch zu Beeinträchtigungen in den Funktionsbereichen Atmung, Schlucken und orale Nahrungs- und Flüssigkeitsaufnahme.

Schwer betroffene COVID-19-Patienten benötigten aufgrund von pulmonalen und Atemwegsproblematiken eine intensivmedizinische Versorgung zur Sicherstellung der Respiration, die eine Intubation zur invasiven Beatmung über den Mund oder die Anlage eines Tracheostomas erforderlich macht. Eine Intubation oder Extubation ruft in bis zu 34,7 % eine Dysphagie als eine der häufigsten Komplikationen bei COVID-19-Patienten hervor (Cano-Crespo et al., 2022; Royal College of Speech and Language Therapists, 2022). Eine aktuelle deutsche Untersuchung zu Long-/Post-COVID-19 beziffert die Prävalenz von Dysphagien nach einer COVID-19-Infektion mit 36,7 % (Winterholler et al., 2022). Als weitere Komplikationen tracheotomierter Patienten treten zusätzlich eine dysfunktionale Atemwegsmuskulatur, Entzündungen und Ödeme im Bereich des Kehlkopfes mit einhergehendem ineffektivem Husten und eingeschränkter Atemwegsprotektion, Dysphonien, pharyngeale und laryngeale Sensibilitätseinschränkungen oder ein reduzierter Würgereflex auf. Diese Symptomkomplexität führt zu einer Minimierung des Penetrations- und Aspirationsschutzes resp. zu einem erhöhten Aspirationsrisiko oder gar (stillen) Aspirationen (Cano-Crespo et al., 2022; Frank & Frank, 2022; Koczulla et al., 2022).

Ein logopädischer Schwerpunkt im Rahmen der interdisziplinären Versorgung intubierter bzw. tracheotomierter COVID-19-Patienten liegt deshalb zunächst im Bereich der Trachealkanülenentwöhnung und in der Begleitung des Dekanülierungsprozesses. In diesem Zusammenhang betonen Frank et al. (2021b) noch einmal das erhöhte Risiko einer *Post-Extubations-Dysphagie* (▶ Kap. 6.4).

Darüber hinaus beinhaltet das interdisziplinäre Dysphagiemanagement neben einer klinischen ggf. auch eine instrumentelle Schluckdiagnostik und das Ermöglichen einer oralen Nahrungs- und Flüssigkeitsaufnahme. Die Empfehlung eines geeigneten oralen Ess- und Trinkangebotes ist zudem essentieller Bestandteil der logopädischen Therapie, da Schwankungen im Bereich der Respiration und der Vigilanz zu einer unzureichenden oralen Nahrungsaufnahme führen und auch hier das Entstehen einer Mangelernährung begünstigen können (Koczulla et al., 2022).

Als weitere, das Essen und Trinken einschränkende Symptome werden Atembeschwerden (78,3%), Husten (38,3%), Störungen des Riechens (20%), Störungen des Schmeckens (15%) und Geschmacksverluste (11,7%) beschrieben (Winterholler et al., 2022). Letztgenannte begünstigen wiederum eine Inappetenz, führen zu einer reduzierten Nahrungsaufnahme und erschweren infolgedessen den oralen Kostaufbau (Frank & Frank, 2022).

6.7 Zusammenfassung

Dysphagien treten bei geriatrischen Patienten häufig auf und sind mit unterschiedlichen Krankheitsbildern assoziiert. Sie variieren in ihrer Schwere und Symptomatik und können weitreichende gesundheitliche Folgen und Komplikationen hervorrufen (▶ Kap. 7). Trotz ihrer hohen Prävalenz werden Oropharyngeale Dysphagien im Alter weiterhin aber nur ungenügend bzw. »unterdiagnostiziert« (Warnecke et al., 2019, S. 334). Auffälligkeiten der Schluckfunktion werden zudem von den Betroffenen häufig nicht als problematisch angesehen und als normale, physiologische Veränderungen im Rahmen des Alterungsprozesses interpretiert (Warnecke et al., 2019).

Aufgrund einer Kombination aus einer allgemein körperlichen Schwäche, einer reduzierten Vigilanz und Aufmerksamkeit, einer bestehenden Bettlägerigkeit und Immobilität, einem akuten Infektgeschehen und herabgesetzten funktionellen Kompensationsfähigkeiten und -reserven kann eine interventionsbedürftige Dysphagie auch als Sturz- bzw. Frakturfolge bei geriatrischen Patienten »entstehen«, wie folgendes Fallbeispiel illustriert:

Praxisbeispiel

Eine hochbetagte, multimorbide 89-jährige Patientin mit Z. n. Treppensturz wird postoperativ mit einer instabilen HWK-3-Fraktur (Bruch der Halswirbelsäule), Kompressionsfrakturen der Brustwirbelsäule, einer Rippenserienfraktur und einer Aspirationspneumonie zur frührehabilitativen Komplexbehandlung in die Akutgeriatrie verlegt. Nach dem Akuthausaufenthalt soll die Patientin eine geriatrische Rehabilitation antreten, um danach ins häusliche Umfeld zurückkehren zu können. Da anamnestisch keine Dysphagie vorbeschrieben war, hat die Patientin in der Vorklinik uneingeschränkt gegessen und getrunken.

Die vor Schmerzen immobilisierte Patientin trägt bei Erstkontakt eine starre Halskrause und kann zur KSU nicht in eine aufrechte Sitzposition mobilisiert werden. Neben einem nicht reinigenden willkürlichen Hustenstoß und dem klinischen Verdacht einer schweren Dysphagie mit Aspirations- und Luftnotgefahr imponiert zudem eine schwache und heisere Phonation. Die Patientin erhält zunächst orale Nahrungs- und Flüssigkeitskarenz. Ein HNO-Konsil bestätigt eine wahrscheinlich intraoperativ verursachte Rekurrensparese; eine PEG-Anlage zur Sicherstellung der Nahrungs-, Flüssigkeits- und Medikamenteneinnahme wird empfohlen und erfolgt zeitnah. Die Patientin erwirbt im weiteren Behandlungsverlauf zusätzliche Komplikationen wie einen Herzinfarkt und rezidivierende Pneumonien aufgrund von Speichel- und Sekretaspirationen einerseits und regurgitierter Sondenkost andererseits. Daraufhin erholt sich die Patientin nicht mehr und verstirbt nach 20 Behandlungstagen u. a. an der Schwere der Dysphagie.

7 Folgen von Dysphagien im Alter

Alle Phasen der schlucksequentiellen Abfolge unterliegen alterstypischen morphologischen Veränderungen, die bei einer nicht ausreichenden Kompensationsleistung zu einer Beeinträchtigung des Schluckvorgangs mit »Krankheitswert« (Nienstedt & Pflug, 2017, S. 22) führen können (Nienstedt & Pflug, 2017). Bestehende Dysphagien rufen dann bei älteren und multimorbiden Patienten verschiedenste, die Patientengesundheit im Allgemeinen betreffende und damit einhergehende teils lebensbedrohliche oder lebensbegrenzende Folgen hervor. Darüber hinaus wirken sich Dysphagien bei älteren Menschen auf ihren Ernährungsstatus, ihre funktionellen Fähigkeiten und somit ihre Teilhabe am sozialen Leben und ihre individuelle Lebensqualität aus (Baijens et al., 2016; Serra-Prat et al., 2012).

Wie von der European Society for Swallowing Disorders (Baijens et al., 2016; ▶ Kasten 2) überblickend zusammengefasst, führen Beeinträchtigungen des Schluckvermögens bei älteren Menschen zu folgenden schweren allgemeinen und spezifischen Auswirkungen und Komplikationen:

Kasten 2: Auswirkungen und Komplikationen einer Dysphagie bei älteren Menschen und geriatrischen Patienten (vgl. Baijens et al., 2016)

Auswirkung einer Dysphagie auf

- die Gesundheit im Allgemeinen
- den Ernährungszustand
- die funktionellen Fähigkeiten
- die Morbidität
- die Mortalität
- die Lebensqualität

Auswirkung einer beeinträchtigten Schluckeffizienz oder der ineffizienten Aufnahme von Nahrung und Flüssigkeit führt zu

- Dehydratation und Exsikkose
- Mangelernährung

Auswirkung einer beeinträchtigten Schlucksicherheit führt bei Penetrations- oder Aspirationsereignissen zu

- Infektionen der Atemwege
- Aspirationspneumonien
- Krankenhauseinweisungen

Eine Dysphagie führt zudem zu Schwierigkeiten bei der regelmäßigen Medikamenteneinnahme und beeinträchtigt den korrekten oralen und pharyngealen Transport sowie das Herunterschlucken von Tabletten in jedweder Form. Zudem kann eine Dysphagie die Pharmakokinetik, d. h. die Wirksamkeit eines Medikamentes, beeinträchtigen oder beim *Hängenbleiben* im Hals- oder Rachenbereich lokale Schleimhautreizungen verursachen (Nienstedt & Pflug, 2017). Das Risiko von Aspirationsereignissen während der Medikamenteneinnahme kann durch eine adaptierte Applikationsform reduziert werden, wenn Tabletten beispielsweise gemörsert oder in flüssiger Form verabreicht werden. Allerdings können Applikationsfehler bei unzureichend gemörserten Tabletten auftreten und zu Verätzungen der Speiseröhre oder Schädigungen der Magenschleimhaut führen, wenn unverträgliche Wirkstoffe miteinander kombiniert werden (Hanke et al., 2014). Darüber hinaus dürfen nicht alle Tabletten gemörsert oder Kapseln geöffnet werden, da dies eine veränderte Resorption und Pharmakokinetik sowie eine Veränderung des Wirkspiegels der verabreichten Medikamente bewirkt (Dziewas et al., 2020).

Eine Modifikation der Applikationsform aufgrund einer Dysphagie erfordert immer eine enge Rücksprache mit dem behandelnden Arzt oder Apotheker und ggf. eine Umstellung der Medikamente auf ein Generikum (Hübner, 2021b). Die direkten Auswirkungen von Medikamenten auf die Schluckfunktion wurden bereits in Kapitel 6.5 beschrieben (▶ Kap. 6.5).

7.1 Dehydratation und Exsikkose

Eine zu geringe orale Trinkmenge führt häufig zu einer *Dehydratation* (umgangssprachlich *Dehydration*), die das Symptom der Exsikkose hervorruft. Bei einer *Exsikkose* liegt ein »unphysiologisch niedrige[r] Wassergehalt des Organismus, der in der Regel mit einer eingeschränkten Leistungsfähigkeit des Betroffenen und ungünstigen klinischen Folgen verbunden ist« (Springer Medizin Verlag GmbH (e.Medpedia), o. J.), vor.

Das geriatrische Syndrom der Exsikkose ist zudem eine häufig auftretende Komplikation bei Patienten mit Oropharyngealer Dysphagie unterschiedlichster Genese. Die Prävalenzangaben reichen hierbei von 19 % bis 100 %, und es ist davon auszugehen, dass eine Schluckstörung mit einem erhöhten Exsikkoserisiko einhergeht. Aber auch bei nicht dysphagischen älteren bzw. geriatrischen Patienten ist eine hohe Exsikkoseprävalenz anzunehmen, wobei im Vergleich beider Gruppen ältere bzw. geriatrische Patienten mit OD einen signifikant niedrigeren Hydrationsstatus aufweisen. Dies unterstützt die klinische Relevanz der Exsikkose als Komplikation einer Schluckstörung (Viñas et al., 2022).

In diesem Zusammenhang ist zu beachten, dass die Maßnahme des Andickens von Getränken in Verbindung mit einer reduzierten oralen Trinkmenge zum Entstehen einer Exsikkose beiträgt (O'Keeffe, 2018). Eine zu geringe Trinkmenge wiederum begünstigt das Entstehen einer Hyponatriämie, von der 11,6 % der Menschen über 75 Jahre, 18 % der Bewohner der stationären Altenpflege und 16 % bis 35 % akutgeriatrischer Patienten betroffen sind. Eine Hyponatriämie ist ein unabhängiger Risikofaktor für das Entstehen einer Schwindelsymptomatik, eines Delirs, kognitiver und Vigilanzstörungen, ist assoziiert mit Einschränkungen der Alltagskompetenz und erhöht u. a. das Sturz-, Krampf- und Mortalitätsrisiko geriatrischer Patienten (Hofmann et al., 2020). Dies begünstigt vor dem Hintergrund einer abnehmenden Kompensationsleistung im Alter sowohl das Entstehen einer Ernährungs- als auch einer Schluckstörung.

Des Weiteren entstehen durch den Volumenmangel kardiovaskuläre und renale, d. h. die Niere betreffende Komplikationen wie beispielsweise eine Erhöhung des Kreatinin-Wertes oder Störungen des Bewusstseins. Diese Beeinträchtigungen können in Kombination mit einem geschwächten Immunsystem oder einer *Sarkopenie* (▶ Kap. 7.4; ▶ Kap. 7.4.1) u. a. zu dem Syndrom des *Frailty* (▶ Kap. 7.3; ▶ Kap. 7.3.1), zu alltagsfunktionellen Beeinträchtigungen, einer erhöhten Infektionsanfälligkeit oder einer gesteigerten Morbiditäts- und Mortalitätsrate führen (O'Keeffe, 2018; Rofes et al., 2011).

7.2 Mangelernährung

Ältere Menschen und geriatrische Patienten weisen neben Störungen der Schluckfunktion auch Beeinträchtigungen der Ernährung und Nahrungsaufnahme auf, welche in Konsequenz u. a. das Entstehen einer Mangelernährung begünstigen. Das Vorliegen einer Mangelernährung verschlechtert die allgemeine Prognose der Betroffenen und führt im Behandlungsverlauf zu einer höheren Komplikationsrate (Wirth et al., 2013).

Der Begriff *Mangelernährung* (syn. *Malnutrition*) wird gegenwärtig nicht einheitlich verwendet. Das *Deutsche Netzwerk für Qualitätsentwicklung in der Pflege (DNQP)* definiert in seinem Expertenstandard *Ernährungsmanagement zur Sicherung und Förderung der oralen Ernährung in der Pflege* (Bartholomeyczik et al., 2017) das Krankheitsbild der Mangelernährung als »anhaltendes Defizit an Energie und/oder Nährstoffen, im Sinne einer negativen Bilanz zwischen Aufnahme und Bedarf, mit Konsequenzen und Einbußen für Ernährungszustand, physiologische Funktion und Gesundheitszustand« (Bartholomeyczik et al., 2017, S. 11). Kernproblem mangelernährter Patienten ist demnach das anhaltende Defizit zwischen oraler Nahrungsaufnahme und Nährstoffbedarf, welches von dem vorherrschenden Symptom der *Appetitlosigkeit* (syn. *Inappetenz*) begleitet wird (Bartholomeyczik, 2019).

Zur Erfassung einer gesundheitsbezogenen resp. krankheitsspezifischen Mangelernährung können laut *Deutscher Gesellschaft für Ernährungsmedizin (DGEM)* drei unterschiedliche Parameter herangezogen werden (Bartholomeyczik, 2019; Valentini et al., 2013):

1. der Body-Mass-Index (BMI) < 18,5 kg/m^2 **oder**
2. ein unbeabsichtigter Gewichtsverlust von > 10 % in den letzten drei bis sechs Monaten **oder**
3. ein BMI < 20 kg/m^2 zusammen mit einem unbeabsichtigten Gewichtsverlust von > 5 % in den letzten drei bis sechs Monaten (Valentini et al., 2013),

wobei für ältere Erwachsene ab 65 Jahren andere Kriterien zur Berechnung des BMI und zur Einschätzung des Gewichtsverlustes diskutiert werden (BMI von < 20 kg/m^2, Gewichtsverlust von > 5 % innerhalb von drei Monaten) (Valentini et al., 2013). Neben der krankheitsspezifischen Mangelernährung mit ihren Subtypen *krankheitsspezifische Unterernährung, chronische krankheitsspezifische* und *akutkrankheitsspezifische Mangelernährung* unterscheidet die DGEM zusätzlich die Krankheitsbilder der *Kachexie* und *Sarkopenie* (Valentini et al., 2013; ▶ Kap. 7.4).

Geriatrische Patienten weisen bei Aufnahme in ein Akutkrankenhaus ein Risiko für eine Mangelernährung von 36,2 % und eine manifeste Mangelernährung in 12,7 % der Fälle auf. Bei dieser Patientenklientel wird bereits vorstationär eine unbeabsichtigte Gewichtsabnahme verzeichnet, die im Rahmen des Krankenhausaufenthaltes weiter fortschreitet, sodass der Anteil der Patienten mit erhöhtem Risiko für eine Mangelernährung nach Entlassung aus dem akutstationären Kontext auf 48,6 % und der Anteil der Patienten mit manifester Mangelernährung auf 14,3 % ansteigt (Graeb et al., 2021). Die Prävalenzangaben für eine Mangelernährung in Einrichtungen der stationären Altenpflege reichen von 2 % bis 48 % und werden für das Risiko einer Mangelernährung sogar mit 28 % bis 66 % angegeben (Bartholomeyczik et al., 2017). Selbst im häuslichen Umfeld lebende geriatrische Personen sind in 27,6 % von einem Risiko und in 20,1 % von einer manifesten Mangelernährung betroffen (Graeb & Wolke, 2021).

Zusammenfassend besteht bei älteren Menschen und geriatrischen Patienten ein erhöhtes Risiko für das Entstehen einer Mangelernährung oder diese Patientengruppe hat bereits eine manifeste Mangelernährung ausgebildet.

7.2.1 Wechselwirkung zwischen Dysphagie und Mangelernährung

Besteht bei o. g. Patientenklientel zusätzlich eine Oropharyngeale Dysphagie, weisen diese im Gegensatz zu Patienten ohne Schluckstörung einen schlechteren Ernährungsstatus auf (Baijens et al., 2016; Cabre et al., 2010; Marik & Kaplan, 2003). Zudem erhöht eine OD das Risiko einer Mangelernährung aufgrund einer reduzierten oralen Aufnahme von Essen und Trinken (Chen et al., 2021). Des Weiteren ist eine Schluckstörung häufig mit einer besonders schweren Form der Mangelernährung assoziiert, der sog. *protein-energy malnutrition (PEM)* (Hudson et al., 2000).

Die *PEM* begünstigt eine herabgesetzte körpereigene Immunabwehr und prädisponiert die Betroffenen in Konsequenz für das Entstehen von Aspirationspneumonien (Marik & Kaplan, 2003). Die allgemeine körperliche Schwäche stellt das Kardinalsymptom der *PEM* dar und ist ursächlich für den Abbau von quergestreifter Muskulatur verantwortlich, welche sich u. a. in den schluck- und reinigungsrelevanten Strukturen von Zunge und Atemmuskulatur befinden.

Kommt es zu einem Aspirations- oder Luftnotereignis, stellen eine intakte Atemmuskulatur und ein kräftiger Hustenreflex einen wichtigen Schutzmechanismus vor dem Verschlucken dar bzw. sind elementare Voraussetzung, um den Hals- und Rachenbereich sowie die unteren Atemwege kräftig und effektiv von aspiriertem Material zu reinigen (Marik & Kaplan, 2003). Eine reduzierte Hustenkraft führt im Umkehrschluss zu einem erhöhten Aspirationsrisiko, welches durch den ernährungsbedingten muskulären Abbauprozess im Rahmen einer *PEM* zu einer Wechselwirkung zwischen Dysphagie und Mangelernährung führt (Hudson et al., 2000; ▶ Abb. 9).

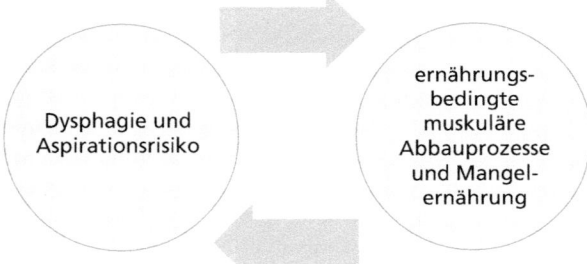

Abb. 9: Wechselwirkung zwischen Dysphagie und Mangelernährung (in Anlehnung an Hudson et al., 2000)

7.3 Frailty

Frailty, vielfach mit dem Begriff der Gebrechlichkeit übersetzt, bezeichnet ein bei älteren Menschen weit verbreitetes und mit erheblichen gesundheitlichen Folgen assoziiertes geriatrisches Syndrom. *Frailty* geht mit einer verminderten Reserve und Resistenz gegen allgemeine Stressoren, einem fortschreitenden Rückgang physiologischer Funktionen oder einer erhöhten Anfälligkeit im Hinblick auf das Entstehen eines Delirs einher. Darüber hinaus korreliert das Frailty-Syndrom mit einem erhöhten Sturz- und Frakturrisiko und den daraus resultierenden Komplikationen (de Sire et al., 2022; Yang et al., 2022; Glegg & Young, 2011; Fried et al., 2001). Von *Frailty* betroffene Patienten werden häufiger in die stationäre Langzeitpflege übernommen und weisen eine gesteigerte Hospitalisierungs- und Mortalitätsrate auf (de Sire et al., 2022; Glegg & Young, 2011).

Ebenso erhöht das Vorliegen einer Oropharyngealen Dysphagie das Risiko und ist potenzieller Risikofaktor für die Entwicklung und das Fortschreiten eines Frailty-Syndroms (Yang et al., 2022), sodass die Prävalenz von Dysphagien bei älteren Personen mit Frailty-Syndrom bei akutgeriatrischen Patienten mit 47,4 % und für diejenigen mit ambulant erworbener Pneumonie sogar mit 55 % angegeben wird (Baijens et al., 2016).

7.3.1 Orales Frailty

Schließt ein Frailty-Syndrom auch den intraoralen Bereich mit ein, wird dies als *Orales Frailty* bezeichnet, welches durch eine Kombination aus Sarkopenie (▶ Kap. 7.4) und Presbyphagie (▶ Kap. 4) begünstigt wird. Orales Frailty führt wiederum zu Defiziten im Bereich der oralmotorischen Artikulationsleistung, Schwierigkeiten in Bezug auf die orale Nahrungsaufnahme und der Schluckfunktion (de Sire et al., 2022; Morley, 2020).

7.4 Sarkopenie

Sarkopenie wurde zunächst als geriatrisches Syndrom definiert, ist gegenwärtig als eigenständige Erkrankung anerkannt und beschreibt einen altersbedingt fortschreitenden und generalisierten Verlust von Muskelmasse und Muskelfunktion bzw. Muskelkraft, eine verminderte Muskelquantität und -qualität sowie eine verminderte körperliche Leistungsfähigkeit. Zudem beeinflussen komplexe ernährungsphysiologische, hormonelle, metabolische und immunologische Faktoren das Entstehen einer Sarkopenie (Glegg & Young, 2011). Das Krankheitsbild geht mit einem erhöhten Sturz- und Frakturrisiko sowie Einschränkungen der Mobilität und selbstständigen Lebensführung einher, ist mit Beeinträchtigungen der Kognition assoziiert und schränkt die individuelle Lebensqualität der Betroffenen ein (Cruz-Jentoft et al., 2019).

Bei älteren Patienten führt eine Sarkopenie zu einer längeren Krankenhausverweildauer und erhöht sowohl das Risiko einer stationären Wiederaufnahme bzw. die Notwendigkeit einer dauerhaften pflegerischen Versorgung als auch das Mortalitätsrisiko (Cruz-Jentoft et al., 2019; Cruz-Jentoft et al., 2014).

Die Prävalenzangaben von Sarkopenien reichen von 1 % bis 33 %, wobei ältere in einer Einrichtung der stationären Altenpflege lebende oder akutstationär behandelte Patienten am häufigsten von einer Sarkopenie betroffen sind. Im Allgemeinen scheint die Prävalenz mit fortschreitendem Lebensalter zuzunehmen (Cruz-Jentoft et al., 2014).

7.4.1 Sarkopenische Dysphagie

Eine Sarkopenie erhöht das Risiko für das Entstehen einer Dysphagie und wirkt sich auf die an der Schluckfunktion beteiligten muskulären Strukturen aus (Chen et al., 2021). Bedingt durch ihr Vorliegen zeigen sich Auffälligkeiten hinsichtlich der Schlucksequenz insbesondere in einer beeinträchtigten oralen und pharyngealen Phase, einer verminderten Lippen- und Zungenkraft, einem reduzierten Zungendruck, einer eingeschränkten Zungenbeweglichkeit, einer Schwäche der Pharynxkonstriktoren und/oder einer reduzierten laryngealen Exkursion (Chen et al., 2021; Miyashita et al., 2020; Fujishima et al., 2019; Muhle et al., 2015). Darüber hinaus weisen Patienten mit Sarkopenie einen reduzierten Hustenreflex bzw. einen damit verbundenen abgeschwächten Hustenstoß auf, der die Reinigung der unteren Atemwege bei Aspiration reduziert (Pluschinski et al., 2021; Patino-Hernandez et al., 2016; ▶ Kap. 2.3).

Eine Dysphagie aufgrund einer Sarkopenie mit Abbauprozessen und Kraftdefiziten sowohl in der Skelett- als auch in der Schluckmuskulatur tritt bei insgesamt 32 % der Patienten auf und wird als *sarkopenische Dysphagie* bezeichnet (Chen et al., 2021; Miyashita et al., 2020; Fujishima et al., 2019). Obligat für die Diagnosestellung der sarkopenen Dysphagie ist der Beleg eines Abbaus schluckrelevanter muskulärer Strukturen durch ein bildgebendes Verfahren (Fujishima et al., 2019).

Eine Kombination aus Dysphagie- und Ernährungstherapie kann zu einer Gewichtszunahme und damit einhergehenden Verbesserungen in den Aktivitäten des täglichen Lebens (ADLs) sowie der Schluckfunktion führen (Fujishima et al., 2019). Letztere ist nach Entlassung aus dem Rehabilitationskontext jedoch schlechter als bei Patienten mit nicht sarkopenischer Dysphagie (Chen et al., 2021).

Zusammenfassend trägt eine Kombination aus unterschiedlichen, den Ernährungszustand, die Nahrungsaufnahme und die Schluckfunktion betreffenden Einflüssen ursächlich zur Entstehung und Manifestation einer sarkopenen Dysphagie bei (▶ Abb. 10).

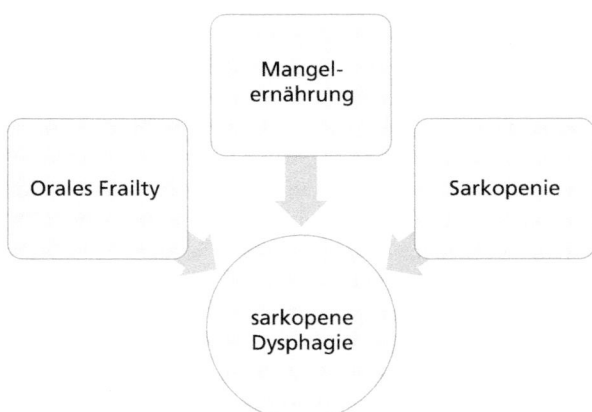

Abb. 10: Ätiologische Ursachen einer sarkopenen Dysphagie (nach de Sire et al., 2022)

7.5 Aspirationspneumonie

Nachgewiesene Aspirationen führen aufgrund multifaktorieller Ursachen wie beispielsweise Oropharyngealer Dysphagien mit laryngopharyngealen Sensibilitätsstörungen, reduziertem Hustenreflex oder stillen Aspirationen zu pulmonalen Komplikationen und rufen chronische Atemwegserkrankungen hervor (Schröter-Morasch, 2018b; Wirth et al., 2016; Marik & Kaplan, 2003). Darüber hinaus sind o. g. Ursachen in Kombination mit Speichelkontaminationen und mangelnder Mundhygiene neben einem geschwächten Immunsystem und Veränderungen der Lungenfunktion, wie z. B. einer verminderten Lungenelastizität oder Atemmuskelkraft, Prädiktoren für das Entstehen von dysphagie-assoziierten Lungenentzündungen (Dziewas et al., 2020; Marik & Kaplan, 2003), den sog. *Aspirationspneumonien* (Schröter-Morasch, 2018c; ▶ Abb. 11):

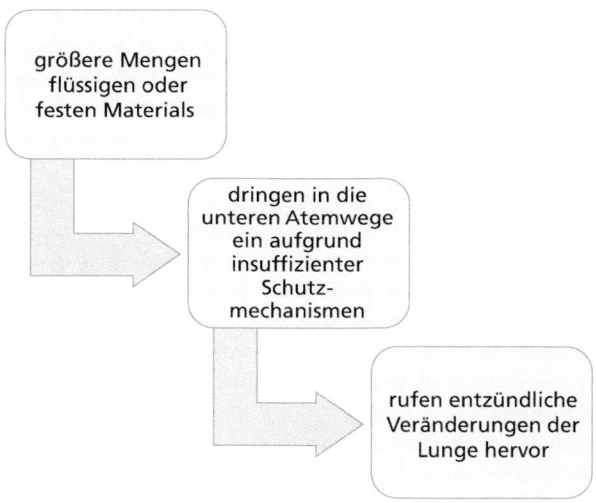

Abb. 11: Entstehung einer Aspirationspneumonie (in Anlehnung an Frank et al., 2021a)

Da insbesondere bei Patienten mit Z. n. akutem Schlaganfall eine Dysphagie-Prävalenz von 50 % oder höher und ein vierfach erhöhtes Risiko für das Entstehen von Aspirationspneumonien besteht, kommt dieser Patientengruppe hinsichtlich der Diagnostik, Prophylaxe und Therapie von Aspirationspneumonien eine besondere Aufmerksamkeit zu (Dziewas et al., 2020; Smithard, 2016). Bei akuten Schlaganfallpatienten wird deren Häufigkeit wird mit 6 % bis 10 % angegeben (Prosiegel & Weber, 2018).

Eine weitere gefährdete Patientengruppe für das Entstehen von Aspirationspneumonien sind Menschen mit fortgeschrittener Alzheimer-Demenz. Rezidivierende, d. h. wiederkehrende Aspirationspneumonien können allerdings bei Patienten mit schwerer Alzheimer-Demenz nicht verhindert werden, da sie mit dem natürlichen Progress einer demenziellen Erkrankung einhergehen (Vitale et al.,

2009). Eine Aspirationspneumonie stellt daher bei Menschen mit einer Alzheimer-Demenz, aber auch bei Patienten mit M. Parkinson oder bei mit einer PEG-Sonde versorgten Patienten eine der häufigsten Todesursachen dar (Deutsche Alzheimer Gesellschaft e. V. Selbsthilfe Demenz, 2018; Troche et al., 2014; Marik & Kaplan, 2003). Das Risiko eines pneumonie-assoziierten Todes bei Menschen mit fortgeschrittener Alzheimer-Demenz ist im Vergleich zu Patienten ohne demenzielle Entwicklung sogar doppelt so hoch (Manabe et al., 2019).

Orientierend an den Ergebnissen einer klinischen und/oder instrumentellen Diagnostik werden besonders schwer von einer Dysphagie betroffene Patienten zum Schutz vor Aspirationen bzw. Aspirationspneumonien oder zum Schutz vor einer Verlegung der unteren Atemwege auf *orale Nahrungs- und Flüssigkeitskarenz (NPO)* gesetzt. Das bedeutet, dass sie – zumindest temporär – *nichts oral* über den Mund bekommen. Im Umkehrschluss schließt *NPO* jedoch eine Aspiration oder das Entstehen einer Aspirationspneumonie nicht aus, da pulmonale Komplikationen trotz *NPO* aufgrund von oropharyngealen Speichel- oder Sekretaspirationen entstehen können (Schröter-Morasch, 2018c).

Aktuell ist noch nicht geklärt, aus welchen Gründen bestimmte Patienten eine Aspirationspneumonie entwickeln (Prosiegel, 2018b). Eine Kombination aus einer beeinträchtigten Schluckfunktion und nachfolgenden Faktoren scheint allerdings das Entstehen einer Aspirationspneumonie zu begünstigen (▶ Kasten 3):

Kasten 3: Faktoren für das Entstehen einer Aspirationspneumonie (nach Langmore, 1998, zitiert nach Prosiegel, 2018b; Hansjee et al., 2021)

- Unselbstständigkeit in der Nahrungsaufnahme
- Unselbstständigkeit in der Mundpflege und eine schlechte Mundhygiene
- Unterstützungsbedarf bei der Nahrungsaufnahme
- die Anzahl von mit Karies betroffener Zähne
- Sondenernährung
- mindestens zwei medizinische Diagnosen
- die Anzahl einzunehmender Medikamente
- Rauchen

Darüber hinaus sind männliche und untergewichtige Personen, Patienten mit neurologischer, zerebrovaskulärer und neurodegenerativer Grunderkrankung oder chronisch obstruktiver Lungenerkrankung (COPD), mit Epilepsie oder Stenosen im oberen Gastrointestinaltrakt, oropharyngealen Neoplasien, Hypopharynx- oder Ösophaguskarzinomen, Zenker-Divertikeln oder Achalasien insbesondere gefährdet, eine Aspirationspneumonie zu entwickeln. Als weitere Risikofaktoren werden Intoxikationen und Bettlägerigkeit genannt (Ewig et al., 2021; Marik & Kaplan, 2003).

Im Allgemeinen steigt die Prävalenz von Pneumonien mit zunehmendem Lebensalter an (Marik & Kaplan, 2003) und das Risiko, eine Pneumonie zu erwerben, ist bei Patienten mit gleichzeitig bestehender Dysphagie im Gegensatz zu Patienten ohne Schluckstörung doppelt so hoch (Serra-Prat et al., 2012). In diesem Zusam-

7.5 Aspirationspneumonie

menhang ist hervorzuheben, dass eine Aspirationspneumonie keine direkte und unvermeidliche Folge eines Aspirationsereignisses ist und nicht alle Patienten, die aspirieren, in linearer Konsequenz eine Aspirationspneumonie entwickeln (Hansjee et al., 2021; O'Keefe, 2018).

7.5.1 Diagnostik und Therapie der Aspirationspneumonie

Im Rahmen der medizinischen Diagnostik werden unterschiedliche Parameter erhoben, die in der Zusammenschau das klinische und objektivierte Bild einer Aspirationspneumonie ergeben. Dazu gehören

- die thorakale Auskultation der Lunge
- eine internistische Abklärung: Messen der Temperatur, Laboruntersuchung/Blutbild und Erhebung der Entzündungsparameter, wobei
  - eine Leukozytose (erhöhte Anzahl weißer Blutkörperchen) sowie ein
  - erhöhtes C-reaktives Protein (CRP) auf ein unspezifisches Entzündungsgeschehen hinweisen
- die obligatorische Durchführung einer Röntgen-Thorax-Untersuchung (Frank et al., 2021a; Schröter-Morasch, 2018c) zum Nachweis von dysphagie-typischen Infiltraten im rechten unteren Lungenflügel (▶ Abb. 12)

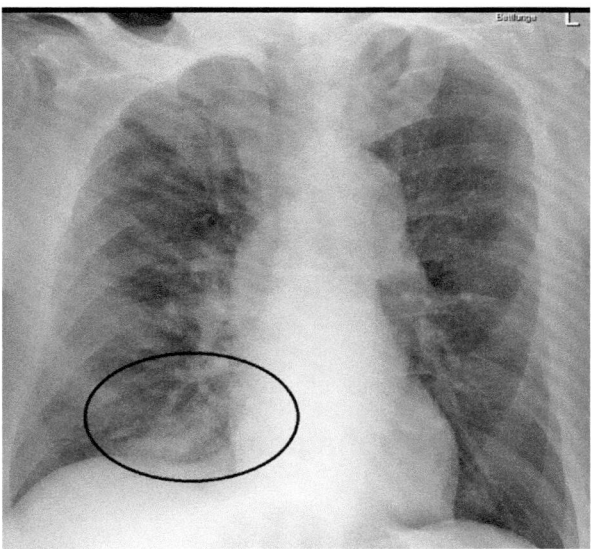

Abb. 12: Röntgen-Thorax-Aufnahme eines Patienten mit Aspirationspneumonie mit rechtsseitigen basalen Infiltraten (mit freundlicher Genehmigung von PD Dr. Dr. Gückel, Heidelberg; Bearbeitung im Bild: M. Hübner)

Die Behandlung der Aspirationspneumonie bei älteren Menschen und geriatrischen Patienten erfordert in der Regel einen akutstationären Aufenthalt und eine parenterale antimikrobielle Therapie (Ewig et al., 2021). Zur Vermeidung weiterer Komplikationen sollte die Durchführung einer klinischen und ggf. instrumentellen Schluckuntersuchung erfolgen und bei bestehender Oropharyngealer Dysphagie das Ess- und Trinkangebot zumindest bis zur pulmonalen Sanierung temporär adaptiert und ergänzend eine logopädische Schlucktherapie begonnen werden.

7.6 Soziale Aspekte und individuelle Lebensqualität

Dysphagien stellen gesundheitliche Risiken dar und beeinflussen neben körperlichen Symptomen außerdem weite Bereiche des psychosozialen und gesellschaftlichen Lebens. Einschränkungen der Schluckfunktion oder der Nahrungsaufnahme wie beispielsweise eine Konsistenzveränderung des Ess- oder Trinkangebotes führen bei betroffenen Patienten zu sozialem Rückzug, schränken ihre Teilhabe am alltäglichen Leben ein und wirken sich ungünstig auf ihre individuelle Lebensqualität aus (► Kap. 12).

Das Ausmaß der Schwere einer Dysphagie wirkt sich direkt auf die Parameter Aktivitäten des täglichen Lebens (ADLs) und individuelle Lebensqualität aus. Je schwerer die Dysphagiesymptomatik, desto mehr beeinflusst sie die individuelle Lebensqualität der Betroffenen und schränkt sie in ihrem Alltag ein (Oliveira et al., 2019). Eine Dysphagie wirkt sich zudem unmittelbar auf das näherstehende soziale Umfeld aus, welches gleichermaßen von den Auswirkungen einer Dysphagie betroffen ist und Einschränkungen seiner Lebensqualität erfährt (Takizawa et al., 2016).

Überdies leiden dysphagische Patienten häufiger an Depressionen (Serra-Prat et al., 2012) und sind aufgrund der bestehenden Schluckstörung und den damit einhergehenden Folgen und Komplikationen einem erhöhten Morbiditätsrisiko ausgesetzt (Baijens et al., 2016; Wirth et al., 2016).

7.7 Kosten von Dysphagien

Die Behandlung von Patienten mit Dysphagien verursacht höhere Gesundheitsausgaben resp. höhere monetäre Kosten im Rahmen einer Krankenhausbehandlung. So besteht bei dieser Patientengruppe unabhängig von ihrem stationären Einweisungsgrund eine zum Teil signifikant längere Krankenhausverweildauer und die vermehrte Notwendigkeit der Unterbringung in Einrichtungen der stationären Altenpflege nach Entlassung aus der stationären Krankenhausbehandlung (Attrill et al., 2018; Melgaard et al., 2018; Cabre et al., 2010).

Um die durch das Vorliegen einer Dysphagie entstehenden Krankenhaus- und Behandlungskosten zu minimieren, könnten Strategien, die aus der Behandlung von Schlaganfallpatienten mit Dysphagie bekannt sind, auf andere Patientengruppen mit Dysphagien übertragen und angewendet werden. Attril et al. (2018) schlagen hierzu eine dreistufige Vorgehensweise vor. Diese beinhaltet

1. die Implementierung validierter Screening-Instrumente zur Früherkennung von Dysphagien,
2. die frühzeitige Umsetzung eines Dysphagie-Managements mit dem Ziel, dysphagie-assoziierte Folgen wie Dehydrierung, Mangel- oder Unterernährung und das Entstehen von Aspirationspneumonien zu minimieren sowie
3. das Erkennen von Dysphagien als Qualitätsindikator mit regelmäßiger Auditierung und regelmäßigem Benchmarking durch die Implementierung von Screening-, Management- und Patientenergebnissen.

Ein standardisiertes Dysphagie-Screening zu Beginn einer Krankenhausbehandlung trägt somit dazu bei, neben der frühzeitigen Identifikation schluckgefährdeter Patienten mögliche durch Dysphagien assoziierte Komplikationen und Folgen zu verhindern und damit einhergehende Kosten zu reduzieren (Allen et al., 2020). Serra-Prat et al. (2012) betonen in diesem Zusammenhang, dass ältere Menschen routinemäßig aufgrund ihres erhöhten Risikos für das Entstehen einer Mangelernährung oder respiratorischer Komplikationen hinsichtlich des Vorliegens einer Oropharyngealen Dysphagie untersucht und behandelt werden sollten.

7.8 Zusammenfassung

Dysphagien bei älteren Menschen und geriatrischen Patienten verursachen schwerwiegende Folgen und Komplikationen, beeinträchtigen die psychische Gesundheit und individuelle Lebensqualität, führen zu sozialen Einschränkungen, gefährden den Genesungs- und zögern den Rehabilitationsprozess betroffener Patienten hinaus.

Sie gehen bei akutgeriatrischen Patienten konkret mit einem schlechteren Behandlungsergebnis, einer Zunahme von Frailty und Sturzneigungen sowie dem Entstehen ernährungsbedingter und respiratorischer Komplikationen wie Dehydratation, Gewichtsverlust, Mangelernährung und Sarkopenie einher (de Sire et al., 2022; Chen et al., 2021; Melgaard et al., 2018; Baijens et al., 2016; Smithard, 2016; Serra-Prat et al., 2012). Die Abnahme von Muskelmasse, Muskelkraft und Muskelfunktion wirkt sich darüber hinaus direkt auf die schluckrelevante Muskulatur, die Schluckeffizienz und Schlucksicherheit aus (Chen et al., 2021; ▶ Kap 9.6). Ein Ziel der pflegerischen Versorgung, neben der Sicherstellung einer bedarfsdeckenden und ausgewogenen Ernährung, ist demzufolge auch die Minimierung von Mangelernährung und Sarkopenie als die Dysphagie unterstützende und aufrechterhaltende Risikofaktoren.

Dysphagien im Alter begünstigen darüber hinaus das Entstehen von Aspirationspneumonien, führen zu einer Zunahme von Institutionalisierung und sind für eine erhöhte Morbiditäts- und Mortalitätsrate verantwortlich (Melgaard et al., 2018; Baijens et al., 2016; Smithard, 2016; Serra-Prat et al., 2012). Aspiriertes Material kann die unteren Luftwege verlegen, eine vitale Bedrohung für den Patienten darstellen und zu Luftnotereignissen oder gar zum Tod durch Ersticken führen (Schröter-Morasch, 2018c).

8 Wie unterstützen professionell Pflegende geriatrische Patienten mit Störungen der Nahrungsaufnahme konkret?

Eine elementare Aufgabe von Pflegenden ist, *Essen und Trinken* präventiv als »normale Alltagsaktivität« sicherzustellen (Bartholomeyczik, 2019, S. 305). Seitens der Pflege können ergänzende Maßnahmen getroffen werden, um von einem Gewichtsverlust oder einer Mangelernährung betroffene Patienten in Bezug auf die sichere und bedarfsdeckende orale Nahrungs- und Flüssigkeitsaufnahme zu unterstützen.

Ergänzende und unterstützende Maßnahmen sind:

- Mahlzeiten- und Umgebungsgestaltung (▶ Kap. 11)
- mithilfe verbaler Unterstützung zum regelmäßigen und selbstständigen Essen und Trinken auffordern
- Verzicht auf ein Tablettsystem (hierbei werden bereits vorportionierte Speisen auf einem Tablett bereitgestellt und angeboten)
- sondern optisch ansprechende Präsentation der Mahlzeiten, inkl. Entfernen der Warmhaltebehältnisse
- Anleitung, Assistenz oder Unterstützung beim Richten des Essens
- Anreichen des Essens und Trinkens bei Bedarf
- Wiederholtes Anbieten von Essen und Trinken
- Anbieten von Zwischenmahlzeiten oder oralen Nahrungssupplementen
- Anbieten einer Kombination aus würzigen, süßen und sauren Speisen, um den oral-sensorischen Input zu maximieren
- Erstellung einer Ess- oder Ernährungsbiografie (▶ Kap. 11.1)
- reflektierter und bedarfsorientierter Einsatz von Hilfsmitteln (▶ Kap. 13)
- Diskussion einer ergänzenden enteralen oder parenteralen Ernährung und deren Angebot bei vorliegender medizinscher Indikation (▶ Kap. 16)
- Initiierung unterstützender Therapieangebote wie Physiotherapie, Ergotherapie, Logopädie und Ernährungsberatung im Hinblick auf die Verbesserung der Nahrungsaufnahme und des Schluckens

Problematisch erscheint das rechtzeitige Erkennen eines notwendigen Interventionsbedarfs (Graeb et al., 2021; Bartholomeyczik, 2019), stehen doch verschiedene, auch explizit für den geriatrischen Bereich geeignete Instrumente zur Einschätzung des Ernährungszustandes zur Verfügung (exemplarisch seien das *Mini Nutritional Assessment* (*MNA*; vgl. Vellas et al., 2006), der *Short Nutritional Assessment Questionnnaire* (*SNAQ*; vgl. Kruizenga et al., 2005), das *Malnutrition Universal Screening Tool*

(*MUST*; vgl. Stratton et al., 2004) oder das *Nutritional Risk Screening* (*NRS*; vgl. Kondrup et al., 2003) genannt).

Mit dem *Mini Nutritional Assessment* (*MNA*; Vellas et al., 2006) steht ein Ernährungsscreening in Lang- oder Kurzversion zur Verfügung (Guigoz, 2006), welches primär zur Einschätzung der Ernährungssituation geriatrischer Krankenhauspatienten empfohlen wird (Bauer et al., 2005) und sich auch zur Erhebung des Ernährungszustandes von Menschen mit Demenz (MmD) eignet (Lauque et al., 1999). Je nach Schwere der kognitiven Beeinträchtigung sollten versorgende Angehörige oder Bezugspflegekräfte ergänzend befragt werden (Nourhashemi et al., 1999). Ungeachtet dessen belegt eine Untersuchung zur Diagnostik von Mangelernährung in geriatrischen Krankenhausabteilungen, dass sowohl die Lang- als auch Kurzversion nur unzureichend im klinischen Alltag eingesetzt werden (Smoliner et al., 2013).

Dabei ist bei ernährungsbedingten Problemen die Ableitung und zeitnahe Einleitung ernährungstherapeutischer Maßnahmen von klinischer Relevanz, um einem negativen Behandlungsergebnis aufgrund einer Mangelernährung vorzubeugen. Unbeantwortet bleibt allerdings in diesem Zusammenhang, inwiefern ein unbeabsichtigter Gewichtsverlust und eine Mangelernährung bereits Bestandteil des physiologischen Alterungsprozesses sind (Graeb et al., 2021).

Ist die Menge der oralen Nahrungs- und Flüssigkeitsaufnahme aufgrund einer reduzierten Wachheit oder Vigilanz, einer Dysphagie, Inappetenz oder Inakzeptanz eines modifizierten Ess- und Trinkangebotes zu gering, bietet sich außerdem das regelmäßige Führen von Ess- und Trinkprotokollen an, um die Menge der oralen Nahrungs- und Flüssigkeitsaufnahme zu quantifizieren. So sollte die Protokollierung von Gewichtsverläufen regelhafter Bestandteil der allgemeinen pflegerischen Versorgung sein, da ihre Aussagekraft höher als die Erhebung des BMIs zu bewerten ist (Bartholomeyczik, 2019) und ältere Patienten trotz altersentsprechendem BMI fehl- oder mangelernährt sein können.

Wird mithilfe eines Ernährungs-Screenings ein relevanter Interventionsbedarf identifiziert oder liegt ein Unterstützungsbedarf bei der Nahrungs- und Flüssigkeitsaufnahme vor, sollten Pflegende »geschützte Essenszeiten (protected mealtimes) sicherstellen, in denen keine weiteren pflegerischen oder sonstigen Maßnahmen durchgeführt werden sollten und alles vorhandene Personal für die Unterstützung während der Mahlzeiten eingesetzt werden kann« (Bartholomeyczik, 2019, S. 309).

Eine optimale Ernährungsversorgung kann nur im Rahmen einer engen interdisziplinären Zusammenarbeit aus Küche, Hauswirtschaft, Fachkräften für Ernährung, Medizin, Physiotherapie, Ergotherapie und Logopädie erfolgen (Bartholomeyczik et al., 2017). Insbesondere Diätassistenten oder Ökotrophologen können die Versorgung mangelernährter Patienten insofern unterstützen, als dass sie die Zusammensetzung der Mahlzeiten bzw. des Nahrungsangebotes optimieren und um relevante Komponenten und hochkalorische Zusatzprodukte ergänzen. Eine enterale oder parenterale Ernährungsoption kann bei manifester Mangelernährung oder einer sich abzeichnenden reduzierten oralen Kalorienzufuhr beispielsweise aufgrund einer Dysphagie im Einzelfall in Betracht gezogen oder empfohlen werden.

In diesem Zusammenhang ist zu betonen, dass auch bei älteren Menschen eine Inappetenz und Mangelernährung nicht mit einem freiwilligen Verzicht auf Essen und Trinken verwechselt werden darf. Bei Vorliegen einer *Phagophagie* (der Angst, sich zu verschlucken), bei Angst- oder Panikstörungen in Zusammenhang mit der Nahrungsaufnahme, bei Ablehnung oraler Nahrung und Getränke oder lebensmüden Gedanken sollte ggf. der psychologische Dienst hinzugezogen werden.

Verlieren geriatrische Patienten ihren Lebenswillen und stellen die orale Nahrungs- und Flüssigkeitsaufnahme daraufhin bewusst ein, sollte dies als Ausdruck einer autonomen Entscheidung in Bezug auf ein selbstbestimmtes und eigenverantwortliches Sterben interpretiert werden, der jedoch den Ausschluss einer psychiatrischen Erkrankung bedarf (Oehmichen et al., 2013).

9 Diagnostik von Dysphagien

Das Erkennen, die Diagnostik und die Behandlung von Dysphagien erfolgt immer auf Basis interdisziplinärer Zusammenarbeit (Eglseer & Lohrmann, 2016; ▶ Abb. 13) und beinhaltet darüber hinaus die Evaluation des Schluckens als multidisziplinäre Teamleistung (McCoy & Varindani Desai, 2018).

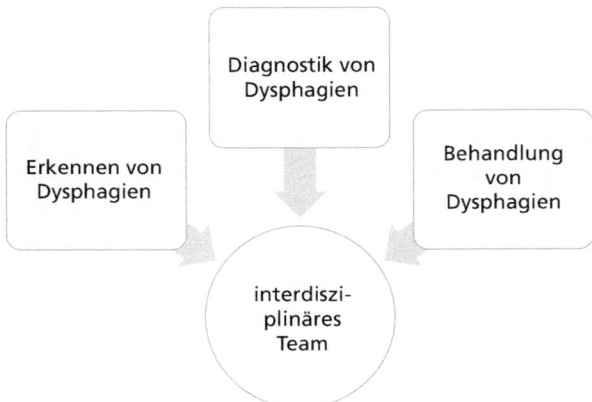

Abb. 13: Dysphagie interdisziplinär (in Anlehnung an Eglseer & Lohrmann, 2016)

9.1 Das multiprofessionelle geriatrische Dysphagieteam

Da eine Dysphagie für einen Patienten ein existentielles Problem darstellen kann, erfordert die Behandlung von Dysphagien insbesondere im geriatrischen Setting die Mitarbeit unterschiedlicher Professionen aus dem ärztlichen (Neurologe, Gastroenterologe, Psychiater, Hals-Nasen-Ohren-Arzt oder Phoniater, Radiologe), pflegerischen und therapeutischen (Physiotherapie, Ergotherapie, Logopädie) Bereich (Ludwig, 2020). Darüber hinaus wird das »Dysphagieteam« (Ludwig, 2020, S. 31) von weiteren Fachdisziplinen wie der Psychologie oder der Ernährungsberatung ergänzt (▶ Abb. 14). Im besten Fall werden alle an der Behandlung beteiligten

Berufsgruppen in Bezug auf das Krankheitsbild *Schluckstörung* durch ein umfassendes Schulungsangebot sensibilisiert und die Arbeit des multidisziplinären Teams durch die Einbindung versorgender Angehöriger unterstützt (Ludwig, 2020). Diese leisten einen wichtigen unterstützenden Faktor und stellen eine für die Dysphagiebehandlung bereichernde und unterstützende Ressource dar (▶ Kap. 20).

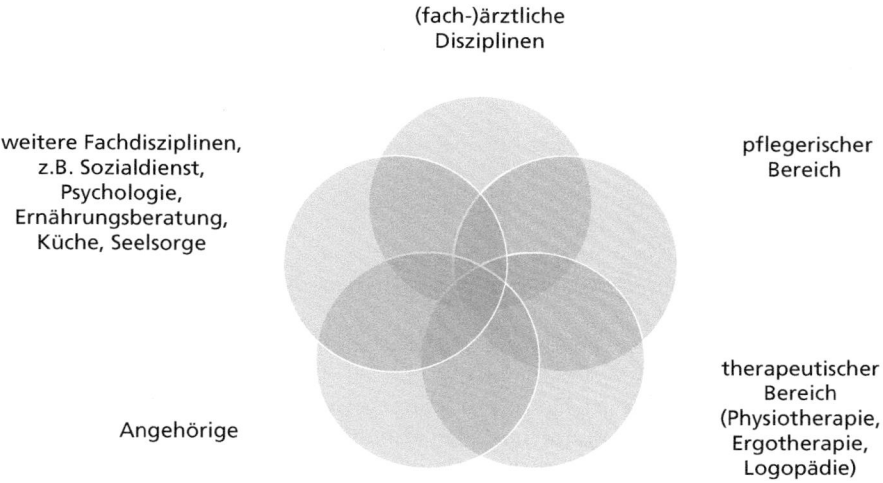

Abb. 14: Das multiprofessionelle geriatrische Dysphagieteam (in Anlehnung an Ludwig, 2020)

9.2 Untersuchungsschritte im Rahmen der Dysphagiediagnostik

Die komplexe Diagnostik von Oropharyngealen Dysphagien setzt sich aus mehreren Untersuchungsschritten im Rahmen einer strukturierten und standardisierten Vorgehensweise zusammen (▶ Abb. 15). Zu Beginn einer Behandlung wird ein orientierendes Schluck-Screening zur Identifizierung von gefährdeten Patienten durch ärztliches oder pflegerisches Personal mit dem Ziel durchgeführt, aspirationsgefährdete von nichtgefährdeten Patienten zu unterscheiden (▶ Kap. 9.5).

Bei auffälligem Screening und Hinweisen auf eine Oropharyngeale Dysphagie, bei anzunehmender Beeinträchtigung des Schluckvermögens oder Störung der sicheren Nahrungsaufnahme schließt sich die Durchführung einer klinischen Schluckdiagnostik durch die Logopädie resp. Sprachtherapie an.

Zur Objektivierung der Symptomatik kann ergänzend zur klinischen Diagnostik die Durchführung einer instrumentellen (syn. apparativen) Schluckdiagnostik sinnvoll sein. Hierzu stehen je nach Fragestellung die *Fiberoptische Endoskopische*

9 Diagnostik von Dysphagien

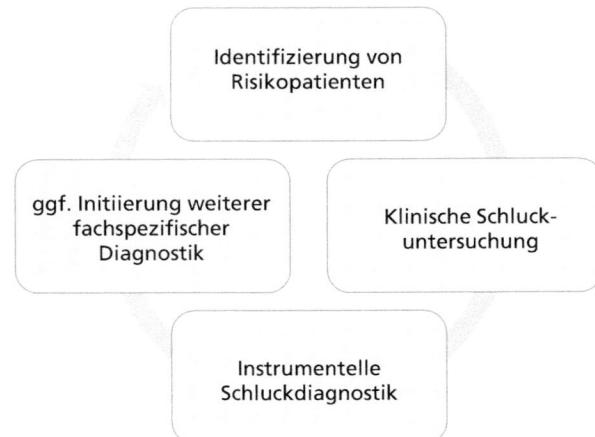

Abb. 15: Untersuchungsschritte im Rahmen der Dysphagiediagnostik (eigene Darstellung)

Evaluation des Schluckens (FEES) und/oder die *videofluoroskopische Untersuchung des Schluckaktes (VFSS)* zur Verfügung (▶ Kap. 9.7).

Zur Komplettierung der Diagnostik können weitere fachärztliche Disziplinen hinzugezogen und fachspezifische Untersuchungen veranlasst werden. Mithilfe bildgebender Verfahren wie der kranialen Computertomografie (cCT) oder kranialen Magnetresonanztomografie (cMRT) können zerebrale Läsionen wie ischämische oder hämorrhagische Schlaganfälle, aber auch Hirntumoren, entzündliche Prozesse oder (neuro-)degenerative Veränderungen im Gehirn dargestellt werden, die ätiologisch für eine Dysphagie verantwortlich sein können. Die Leitlinie *Neurogene Dysphagie* (Graf et al., 2017, zitiert nach Dziewas et al., 2020, S. 29 f.) empfiehlt zudem bei einer Dysphagie unklarer Genese ein interdisziplinäres diagnostisches Vorgehen. Demnach sollten je nach Fragestellung die in Abbildung 16 aufgeführten Fachdisziplinen in den Prozess der (Differential-)Diagnostik von Dysphagien miteinbezogen werden (▶ Abb. 16).

Problematisch bleibt das regelhafte Identifizieren von geriatrischen Patienten mit erhöhtem Aspirationsrisiko bzw. Oropharyngealer Dysphagie, da eine frühzeitige Einschätzung des Schluckvermögens derzeit nicht flächendeckend durchgeführt wird. Aus diesem Grund sollten Versorger für die Problematik von Schluckstörungen inkl. der potentiellen Risiken und Komplikationen sensibilisiert werden, da eine hohe Dunkelziffer an Betroffenen mit nicht entdeckter Dysphagie anzunehmen ist (Hanke et al., 2014).

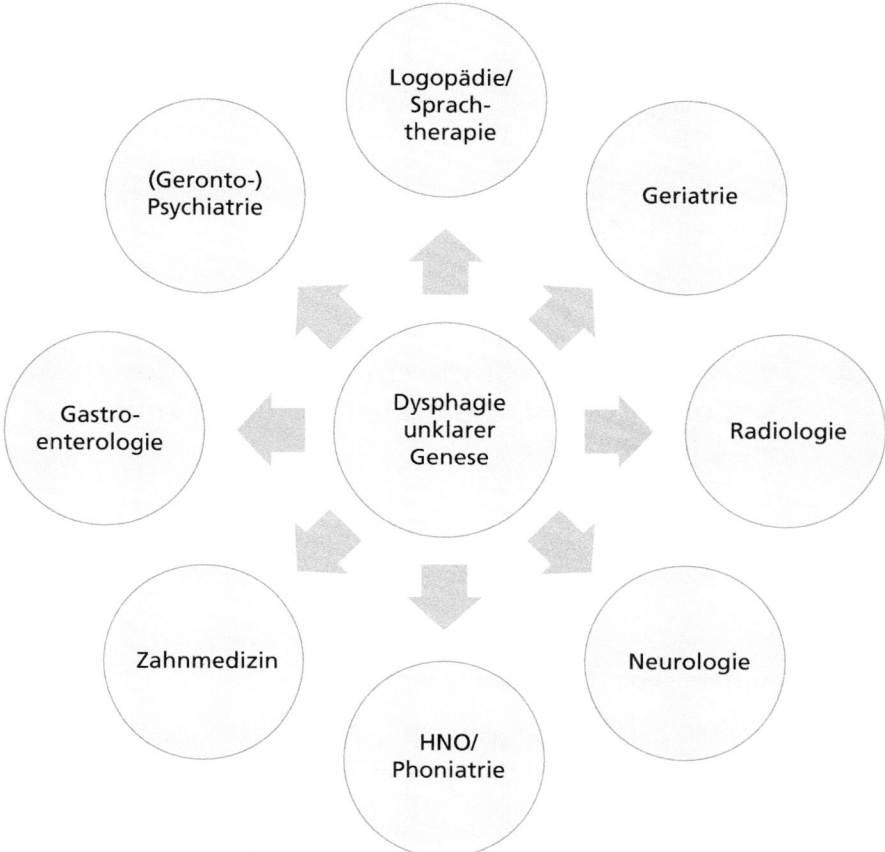

Abb. 16: mögliche an der Dysphagiediagnostik beteiligte Fachdisziplinen (eigene Darstellung)

9.3 Standardisiertes Vorgehen zur Einschätzung des Schluckvermögens

Wird bei einem Patienten eine Oropharyngeale Dysphagie vermutet, erfolgt zunächst eine orientierende Einschätzung des Schluckvermögens durch geschultes pflegerisches und/oder ärztliches Personal (sog. *Aspirationsschnelltest*, Bartolome, 2018b, S. 152; auch *Dysphagie-Screening*). Das Dysphagie-Screening sollte risikoarm, schnell durchführbar und kostengünstig sein mit dem Ziel, aspirationsgefährdete ältere und geriatrische Risikopatienten so frühzeitig wie möglich zu identifizieren und weitere notwendige fachspezifische Abklärungen und Untersuchungen zu initiieren (Rofes et al., 2011).

Damit ein orientierendes Schluck-Screening, eine Klinische Schluckdiagnostik oder eine weiterführende instrumentelle, objektivierende Untersuchung durchgeführt werden kann, muss der Patient bestimmte Voraussetzungen erfüllen (▶ Kap. 9.4), wobei sich das Vorgehen am jeweiligen Untersuchungsprotokoll und an der Fragestellung der Untersuchung (Ursache, Pathophysiologie, Kompensationsleistung) orientiert.

9.4 Voraussetzung für die Untersuchung des Schluckens bzw. die orale Nahrungs- und Flüssigkeitsgabe

Sowohl die orientierende Einschätzung eines geriatrischen Patienten als auch die weiterführende klinische Diagnostik der Schluckfunktion erfordert grundlegende Voraussetzungen:

1. Ausreichende Wachheit und Vigilanz

Zunächst sollte die zu untersuchende Person mindestens 15 Minuten ausreichend wach, ansprechbar und belastbar sein, um ihre Aufmerksamkeit auf die Untersuchungssituation resp. die Schluckversuche lenken zu können (Hofmayer et al., 2021), welche so gestaltet werden sollte, dass sie für den Patienten situativ verständlich ist. Bei Menschen mit demenzieller Erkrankung empfiehlt sich eine an das kognitive Leistungsniveau und das Situationsverständnis angepasste Vorgehensweise (▶ Kap. 9.6.6).

2. Aufrechte Positionierung

Bevor der Untersucher die schluckrelevanten Strukturen und im Anschluss daran die Schluckfunktion selbst überprüft, wird der Patient als Voraussetzung für ein sicheres Schlucken in einen aufrechten Sitz positioniert (▶ Kap. 11). Aufgrund einer allgemein reduzierten körperlichen Belastbarkeit, einer eingeschränkten Rumpfkontrolle oder einer angeordneten Bettruhe ist es nicht immer möglich, vulnerable und multimorbide Patienten zur Einschätzung und Beurteilung des Schluckvermögens aufrecht an die Bettkante oder in einen Stuhl zu transferieren. Diese Patienten können alternativ ins *Sitzbett* (syn. *Pilotensitz*; ▶ Kap. 11) mobilisiert werden.

3. Ruhebeobachtung

Durch die allgemeine visuelle Beobachtung des Patienten gewinnt der Untersucher bereits vor Beginn der direkten Schlucküberprüfung relevante Hinweise auf die Atem-, Sprech- und Schluckfunktion (sog. *Ruhebeobachtung*).

Zunächst werden der körperliche Allgemeinzustand eines Patienten, sein Reaktionsvermögen und seine Fähigkeit zur körperlichen Aufrichtung und posturalen Kontrolle visuell orientierend eingeschätzt. Darüber hinaus kann ein auffälliges oder gar pathologisches Atemmuster wie beispielsweise eine erhöhte Atemfrequenz, ein hörbares Ein- oder Ausatmen, eine ausschließliche Mund- oder paradoxe Atmung oder eine feucht bzw. brodelig klingende Ein- oder Ausatmung orientierend wahrgenommen werden. Dies ist von diagnostischer Relevanz, da eine beeinträchtigte Atemfunktion die *Atem-Schluck-Koordination* stört und sich auf alle an der Schlucksequenz beteiligten Phasen auswirkt.

Atem-Schluck-Koordination: präzise aufeinander abgestimmter Ablauf von Atmung und Schluckfunktion, der mit einem effektiven Verschluss der unteren Atemwege zum Ziel der Vermeidung von Aspirationen einhergeht (Frank et al., 2021a)

Des Weiteren werden das mimische Ausdrucksvermögen, das orofaziale Bewegungsausmaß sowie die Koordinationsfähigkeit der am Sprechen beteiligten Artikulationswerkzeuge eingeschätzt.

Ein nicht vorhandener Lippenschluss, eine eingeschränkte orale Speichelkontrolle oder ein Austreten des Speichels aus dem Mund im Sinne eines anterioren Leakings kann genauso bei einer aufgehobenen Gesichtssymmetrie aufgrund einer Lähmung der Gesichtsmuskulatur (sog. *Fazialisparese*) beobachtet werden. Eine Fazialisparese kann zentraler, peripherer oder ideopathischer Ursache sein (Heckmann et al., 2022), mit intraoralen Sensibilitätseinschränkungen einhergehen und insbesondere die prä-orale und orale Phase beeinflussen.

Im Rahmen der ausschließlichen Ruhebeobachtung wird zudem die Frage beantwortet, ob ein Patient einen Schluck initiieren bzw. seinen Speichel selbstständig schlucken kann (sog. *Speichelschluck*). Der Untersucher erkennt zudem, ob ein Patient mit einer naso-gastralen Ernährungssonde oder einem Tracheostoma bzw. einer Trachealkanüle versorgt ist (Bartolome, 2018b; Schröter-Morasch, 2018b).

4. Sprachlich-kommunikative Fähigkeiten

Neben der Einschätzung der Vigilanz und posturalen Kontrolle sowie der Beobachtung des Patienten in Ruhe werden zu Beginn der schlucktherapeutischen Untersuchung das allgemeine Kommunikationsverhalten sowie die rezeptiven und expressiven sprachlichen Fähigkeiten orientierend eingeschätzt.

Die Beantwortung folgender Fragen kann bei der Einschätzung der Sprachkompetenz hilfreich sein:

- Ist der Patient ausreichend wach und orientiert?
- Kann der Patient sprachlichen Aufforderungen nachkommen und diese adäquat umzusetzen? D. h., versteht er den Inhalt gesprochener Sprache?
- Liegt eine Hörminderung vor, die es dem Patienten erschwert oder unmöglich macht, gesprochene Sprache akustisch zu verstehen?
- Liegt eine kognitive Beeinträchtigung wie beispielsweise eine demenziell bedingte Sprach- und Kommunikationsstörung, ein akuter Verwirrtheitszustand (sog. *Delir*) oder eine geistige Beeinträchtig vor, die es dem Patienten erschwert, gesprochene Sprache inhaltlich zu verstehen und in einen situativen Kommunikationszusammenhang zu integrieren?
- Liegt eine neurologisch bedingte rezeptive (d. h. das *Sprachverständnis* betreffende Einschränkung) oder eine expressive Sprachstörung vor?
- Werden Instruktionen aufgrund einer bestehenden Sprachbarriere nicht verstanden (Patient ist beispielsweise kein Muttersprachler oder beherrscht die Sprache des Untersuchers nicht oder nicht ausreichend genug)?

Darüber hinaus gewinnt der Untersucher einen Eindruck über eine veränderte Stimmfunktion (*Phonation*) oder eine Beeinträchtigung des Sprechvermögens, der Artikulation und der Sprechverständlichkeit.

 Die Beantwortung folgender Fragen unterstützt die Einschätzung der Stimm- und Sprechfunktion:

- Klingt die Stimme leise, heiser, rau, belegt, behaucht, feucht oder wenig belastbar und tragfähig?
- Liegt möglicherweise eine *Presbyphonie* vor (▶ Kap. 4.1)?
- Wurde der Patient intubiert und/oder beatmet (bei Auffälligkeiten HNO-ärztliche Untersuchung zum Ausschluss einer Stimmbandverletzung initiieren)?
- Kann der Patient aufgrund einer Versorgung mittels Trachealkanüle keine Stimme produzieren?
- Erscheint das Gesagte artikulatorisch schwer verständlich oder ist das Sprechen »vernuschelt«?
- Hat der Patient eine *Sprechapraxie* (neurologisch bedingte Störung der Planung von Artikulations- und Sprechbewegungen)?
- Schränkt eine Fazialisparese die Sprechverständlichkeit ein?

Im Allgemeinen machen Auffälligkeiten in den Bereichen Sprache, Kommunikation(sverhalten), Artikulation, Sprechmotorik und Stimmfunktion eine logopädische und ggf. weiterführende fachärztliche Diagnostik (Neurologie, HNO) erforderlich, da auch sie das Schluckvermögen beeinflussen und beeinträchtigen können (▶ Kap. 9.6.4).

9.5 Identifizierung von Risikopatienten

Ein wichtiges Ziel im Rahmen der ambulanten oder stationären geriatrischen Regelversorgung ist die frühzeitige Identifizierung dysphagischer Risikopatienten durch geschultes pflegerisches oder ärztliches Personal (Hübner, 2021b), um das Entstehen respiratorischer, ernährungsbedingter und lebensqualitätsbezogener Folgen und Komplikationen zu minimieren und dadurch das allgemein-medizinische Behandlungsergebnis zu verbessern (Takizawa et al., 2016; Serra-Prat et al., 2012).

Wird eine Person im Rahmen einer geriatrischen Behandlung stationär aufgenommen, fällt den behandelnden Ärzten und Pflegekräften laut Dejaeger et al. (2015) eine Schlüsselrolle bei der Identifizierung von Patienten mit Schluckstörungen zu. Da Dysphagien im Rahmen des klinisch-geriatrischen Assessments häufig minderdiagnostiziert und übersehen (Takizawa et al., 2016) und in Konsequenz dessen zumeist nicht behandelt werden (Serra-Prat et al., 2012), sollte bereits die ärztliche Eingangsuntersuchung oder die pflegerische Anamnese und Aufnahme eines geriatrischen Patienten die orientierende Überprüfung der Schluckfunktion mittels Screenings standardisiert beinhalten.

Im Gegensatz zur ausschließlichen Befragung des Patienten oder seiner versorgenden Angehörigen mithilfe spezieller Fragebögen nach der Einschätzung des Schluckvermögens bzw. dem Vorliegen einer Dysphagie (▶ Kap. 9.8) stehen alternativ unterschiedliche praktische *Dysphagie-Screeningverfahren* in Form von Wasserschluck- oder Mehrkonsistenzentests zur Verfügung.

9.5.1 Wasserschlucktest

Mithilfe eines *Wasserschlucktests* wird überprüft, ob ein Patient eine definierte Menge Wasser ohne klinische Aspirationshinweise schlucken bzw. trinken kann (Dziewas et al., 2020). Die zu überprüfende Testflüssigkeit wird entweder durch den Untersucher angereicht oder der Patient wird zum selbstständigen Trinken aufgefordert. Der zu schluckende Bolus reicht von kleinen Mengen (5 ml; dies entspricht ungefähr der Menge eines mit Wasser gefüllten Teelöffels) über schluckweises bis hin zu konsekutivem Trinken (Mehrfachschlucke).

Zur orientierenden Einschätzung und Identifizierung aspirationsgefährdeter Patienten können beispielsweise das *Yale Swallow Protocol* (ehemals *3-oz Water Swallow Test* resp. *90-ml-Wasserschluck-Test*, Suiter et al., 2014) oder der *Toronto Bedside Swallowing Screening Test* (TOR-BSST; Martino et al., 2009) verwendet werden. Zur Einschätzung akuter Schlaganfallpatienten eignet sich hingegen das *Standardized Swallowing Assessment* (SSA, Perry, 2001).

Exemplarisch erfolgt die Vorstellung eines Wasserschlucktests, der durch professionell Pflegende leicht durchgeführt, ausgewertet und interpretiert werden kann.

9.5.1.1 Dysphagie Screening Tool Geriatrie (DSTG)

Mit dem *Dysphagie Screening Tool Geriatrie (DSTG)* steht ein für ältere und geriatrische Patienten entwickeltes Screening-Instrument zur Verfügung, welches zur Gruppe der Wasserschlucktests gehört und sowohl im ambulanten als auch im stationären Bereich schnell und praktikabel von medizinisch geschultem Personal im Rahmen der ärztlichen oder pflegerischen Aufnahme durchgeführt werden kann. Das von der *Arbeitsgemeinschaft Dysphagie* der Deutschen Gesellschaft für Geriatrie (DGG) entwickelte Screening-Instrument richtet sich explizit an alle Patienten über 70 Jahre und wurde für geriatrische Patienten validiert (Jäger et al., 2020). Eine besondere Qualifikation in Bezug auf die Diagnostik und Therapie von Schluckstörungen ist gemäß den Autoren keine Voraussetzung zur Durchführung des Screenings und der damit einhergehenden orientierenden Einschätzung des Schluckvermögens von Risikopatienten (AG Dysphagie der DGG, 2019; Jäger et al., 2020).

Aufgrund der hohen Prävalenz von Dysphagien in der Geriatrie (Olesen et al., 2021; Melgaard et al., 2018; Smithard, 2016; Takizawa et al., 2016; Baijens et al., 2016) sollten Patienten innerhalb von 24 Stunden nach Erstkontakt mithilfe des *DSTG* gescreent werden, um in dieser vulnerablen Patientengruppe diejenigen mit erhöhtem Dysphagierisiko oder manifester Dysphagie frühzeitig und ohne erhöhten Zeit- und Kostenaufwand identifizieren und entsprechende Maßnahmen ableiten zu können (DGG, 2019; Jäger et al., 2020).

Ergänzend stellen die Autoren eine Handlungsanweisung mit Hinweisen zu Durchführung und Ableitung erforderlicher Maßnahmen (▶ Abb. 17), einen Befundbogen (▶ Abb. 18) sowie ein strukturiertes Schulungsmaterial kostenfrei zur Verfügung (AG Dysphagie der DGG, 2019).

Da zur Durchführung des *DSTG* lediglich ein Glas Wasser und ein Teelöffel sowie ein geringer Durchführungs- und Auswertungsaufwand benötigt werden, eignet sich dieser orientierende Wasserschlucktest ebenfalls für den regelhaften Einsatz in Einrichtungen der Altenpflege oder der hausärztlichen Praxis (DGG, 2019).

9.5.1.2 Durchführung des Dysphagie Screening Tool Geriatrie (DSTG)

Die Durchführung des *DSTG* gliedert sich in drei Untersuchungsabschnitte: Zuerst schätzt der Untersucher den Allgemeinzustand des Patienten orientierend ein. Im Anschluss daran findet eine Inspektion des Mundes und die Überprüfung des willkürlichen Hustenstoßes statt. Das Screening endet mit der Einschätzung der Schluckfunktion mithilfe eines Wasserschlucktests.

Der Untersucher kann sich bei der Durchführung und Interpretation an klar formulierten Abbruchkriterien orientieren. Besteht der Verdacht auf eine Dysphagie, werden definierte Maßnahmen abgeleitet und ein Arzt und/oder eine Logopädin zur weiteren schluckdiagnostischen Abklärung hinzugezogen (▶ Abb. 18).

1. Untersuchungsabschnitt *Allgemeinzustand*

Als optimale Voraussetzung für ein physiologisches Schlucken werden zu Beginn des Screenings die Wachheit des zu Untersuchenden hinsichtlich seiner Vigilanz und Aufmerksamkeit eingeschätzt. Die zu untersuchende Person sollte für die Schluckuntersuchung mindestens 15 Minuten ausreichend wach, aufnahmefähig und mobilisierbar sein. Außerdem sollte sie eine aufrechte Sitzposition, ggf. auch mit Unterstützung, einnehmen können. Der Untersucher hat die Möglichkeit, jeden der beiden Untersuchungsparameter mit »Ja« (ausreichend wach, Sitzposition möglich) oder »Nein« einzuschätzen. Erfüllt der Patient bereits eine dieser beiden Voraussetzungen für ein sicheres Schlucken nicht (also wird mindestens einmal »Nein« im Untersuchungsbogen protokolliert), ist das Screening abzubrechen und es besteht gemäß Testauswertung bereits zu diesem Zeitpunkt das Risiko einer Dysphagie. Als Maßnahme empfehlen die Autoren die Anordnung einer oralen Nahrungs- und Flüssigkeitskarenz (die auch immer eine orale Karenz für die Medikamenteneinnahme bedeutet; Anm. d. A.). Das weitere Vorgehen wird durch den behandelnden Arzt und die Logopädin zusammen mit dem Patienten entschieden.

2. Untersuchungsabschnitt *Orale Inspektion und Hustenstoß*

Im zweiten Untersuchungsabschnitt werden anatomische und schluckfunktionelle Voraussetzungen überprüft und der Patient wird zunächst hinsichtlich des Parameters *Speichelschlucken* beobachtet. Der Untersucher überprüft, ob der Patient in der Lage ist, seinen Speichel spontan zu schlucken. Anschließend erfolgt eine orale Inspektion hinsichtlich sich im Mundinnenraum befindlicher Fremdkörper, Beläge oder Nahrungsreste, welche vor Durchführung des Wasserschlucktests entfernt werden müssen. Danach werden aktive, willkürliche Zungenbewegungen beurteilt und der Patient ggf. mittels verbaler oder nonverbaler Instruktion aufgefordert, willkürlich zu husten. Die Überprüfung des willkürlichen Hustenstoßes erlaubt dem Untersucher eine Einschätzung der Reinigungseffektivität und -effizienz im Falle eines Verschluckens. Analog zu Abschnitt 1 besteht bei Nichterfüllung eines der drei zu überprüfenden Kriterien (Protokollierung von mindestens einmal »Nein« im Untersuchungsbogen) der Verdacht auf eine Dysphagie. Das Screening ist abzubrechen und eine orale Nahrungs- und Flüssigkeitskarenz wird empfohlen. Gemeinsam mit dem behandelnden Arzt und der Logopädin wird über das weitere Vorgehen und die Sicherstellung der Ernährung entschieden.

3. Untersuchungsabschnitt *Wasserschlucktest*

Abschließend wird der *Wasserschlucktest* durchgeführt. Dem Patienten werden zur Überprüfung des Schluckens zunächst zweimal ein Teelöffel Wasser angereicht. Danach wird der Patient aufgefordert, mindestens zwei Schlucke Wasser aus einem Glas zu trinken. Besteht hierbei Unterstützungsbedarf, kann der Untersucher das Glas anreichen oder den Patienten mithilfe eines Trinkhalms trinken lassen. Verändert sich die Stimme resp. die Stimmqualität, räuspert oder hustet der Patient bis zu einer Minute nach dem Schluck (Protokollierung von mindestens einmal »Ja« im Untersuchungsbogen), ist das Screening abzubrechen. Gemeinsam mit dem behandelnden Arzt und der Logopädin wird über das weitere Vorgehen und die Sicherstellung der Ernährung entschieden. Die Autoren empfehlen jedoch aufgrund der hohen Fehlerquote beim *ersten* Schluck explizit, die Untersuchung auch bei einem positiven ersten Teelöffel Wasser (sog. *Einschlucken*) weiterzuführen, das Screening noch nicht abzubrechen und mit dem nächsten Teelöffel Wasser fortzufahren. Außerdem weisen sie darauf hin, im Rahmen der Untersuchung keinen Schnabelbecher einzusetzen.

9.5.1.3 Maßnahmen bei Abbruch des Dysphagie Screening Tool Geriatrie (DSTG)

Werden im ersten und zweiten Untersuchungsabschnitt *Allgemeinzustand* bzw. *Orale Inspektion und Hustenstoß* mindestens einmal ein »Nein« und im dritten Untersuchungsabschnitt *Wasserschlucktest* mindestens einmal ein »Ja« protokolliert oder die weitere Durchführung abgebrochen, besteht bei der untersuchten Person ein erhöhtes Risiko bzw. der Verdacht auf eine Dysphagie.

Bei erhöhtem Risiko, dem Verdacht auf eine Dysphagie oder dem Abbruch des Screenings wird zunächst eine orale Nahrungs- und Flüssigkeitskarenz angeordnet. Darüber wird der behandelnde Arzt informiert. Orale Nahrungs- und Flüssigkeitskarenz bedeutet, dass der Patient keine Nahrung und Getränke, aber auch keine Medikamente über den Mund einnehmen soll, bis eine Entscheidung über das weitere Vorgehen durch den behandelnden Arzt und die Logopädin getroffen wird. Das Vorgehen wird zudem eng mit dem Patienten und seinen Angehörigen bzw. gesetzlichem Vertreter besprochen und ein Einverständnis für die Maßnahme eingeholt.

Liegen ein negatives Screening-Ergebnis und somit kein Verdacht auf eine Dysphagie vor, wird eine für den Untersuchten passende Kostform angeordnet und der Patient im weiteren Behandlungsverlauf beobachtet. Bestehen indessen klinische Hinweise auf eine Dysphagie, wird ein klinisches Assessment bzw. eine instrumentelle Untersuchung durchgeführt (Jäger et al., 2020; AG Dysphagie der DGG, 2019; DGG, 2019).

9.5 Identifizierung von Risikopatienten

HANDLUNGSANWEISUNG DSTG

Dysphagie-Screening-Tool-Geriatrie: DSTG

Zielgruppe:
➢ Alle Patienten über 70 Jahre

Zeitpunkt der Untersuchung:
➢ Alle o. g. Patienten sollten innerhalb von 24 Stunden nach Erstkontakt mit DSTG untersucht werden!

Untersucher:
➢ Durchführung des DSTG: durch geschultes Personal aus ärztlichem oder pflegerischem Bereich!

Voraussetzung für die Durchführung, Allgemeinzustand:
➢ Ausreichende Vigilanz und Aufmerksamkeit für 15 Minuten
➢ Aufrechter Sitz, ggf. mit Hilfe möglich – hier kein Zeitkriterium
➢ **Abbruch:** bei Nichterfüllung einer der beiden Voraussetzungen

Durchführung – ohne Wasser, orale Inspektion und Hustenstoß:
➢ Mundinspektion incl. Beurteilung der Zungenbewegung
➢ Beobachtung von spontanem Speichelschluck
➢ Testung des willkürlichen Hustenstoßes (ggf. mit verbaler und nonverbaler Hilfe)
➢ **Abbruch:** bei Nichterfüllung eines der drei Kriterien

Durchführung – Wasserschlucktest:
➢ 2x Anreichen und Schlucken von Wasser über einen Teelöffel
➢ mind. 2 Schlucke aus einem Wasserglas trinken lassen (Hilfestellung beim Anreichen des Glases oder Benutzen eines Strohhalmes erlaubt) !!!! **BITTE KEINE SCHNABELBECHER benutzen!!!**
➢ **Abbruch:** bei veränderter Stimmqualität, Räuspern oder Husten (bis zu einer Minute nach dem Schluck)
➢ Aufgrund der hohen Fehlerquote beim ersten Schluck (Einschlucken), sollte die Untersuchung bei positivem ersten Teelöffel Wasser trotzdem weitergeführt werden.

Erforderliche Maßnahmen bei Abbruch:
➢ Empfehlung Nahrungskarenz
➢ Information an Arzt
➢ Entscheidung über weiteres Vorgehen durch Arzt bzw. Logopädie, Aufklärung von Patient, Angehörigen, Bevollmächtigten durchführen, Einverständnis einholen

Maßnahmen bei Verdacht auf Dysphagie: Nein
➢ Freigabe oraler Nahrungszufuhr, ggfs. Verlaufsbeobachtung
➢ Bei negativem Screening-Ergebnis **aber** anderen klinischen Dysphagie-Hinweisen und/oder Symptomen weiteres klinisches bzw. instrumentelles Assessment bzw. Maßnahmen wie Kostanpassung

Abb. 17: Handlungsanweisung Dysphagie Screening Tool Geriatrie (DSTG) (mit freundlicher Genehmigung von InfectoPharm Arzneimittel und Consilium GmbH)[2]

---

[2] Wissenschaftliche Redaktion: Arbeitsgemeinschaft (AG) Dysphagie der Deutschen Gesellschaft für Geriatrie (DGG). Arbeitsgruppenleitung: Dr. med. Martin Jäger, Chefarzt Geriatrie; Dr. rer. medic. Tanja Ritting, Dipl. Sprachtherapeutin. Herausgeber: InfectoPharm Arzneimittel und Consilium GmbH, 4. Auflage, 15.03.2021.

9 Diagnostik von Dysphagien

DYSPHAGIE SCREENING TOOL GERIATRIE: DSTG

Personalien			
Name:			
Geb. Datum:		Geschlecht:	
Untersuchungsdatum/ Uhrzeit:		Untersucher:	
Hauptdiagnose/ Symptom:			

Allgemeinzustand			
	Ja	Nein	Bemerkung
ausreichende Vigilanz und Aufmerksamkeit für 15 min:			bei mindestens 1 x NEIN: Risiko Dysphagie **Maßnahmen:** Empfehlung Nahrungskarenz, Entscheidung über weiteres Vorgehen durch Arzt bzw. Logopädie mit Patient
Sitzposition möglich (ggf. mit Unterstützung):			

Orale Inspektion und Hustenstoß			
	Ja	Nein	Bemerkung
Beobachtung Speichelschluck möglich:			bei mindestens 1 x NEIN: Verdacht auf Dysphagie **Maßnahmen:** Empfehlung Nahrungskarenz, Entscheidung über weiteres Vorgehen durch Arzt bzw. Logopädie mit Patient
Zungenbewegung möglich:			
effektiver Hustenstoß nach Aufforderung (verbal oder nonverbal) möglich:			

Wasserschlucktest (2 x 1 TL, 2 x Schluck aus Glas)			
	Ja	Nein	Bemerkung
Räuspern/ Husten direkt/ bis zu 1 min nach dem Schluck:			bei mind. 1 x JA: Verdacht auf Dysphagie **Maßnahmen:** Empfehlung Nahrungskarenz, Entscheidung über weiteres Vorgehen durch Arzt bzw. Logopädie mit Patient
Stimmveränderung direkt/ bis zu 1 min nach dem Schluck:			

Verdacht auf Dysphagie		Maßnahmen	
JA/ Abbruch		Entscheidung über weiters Vorgehen durch Arzt bzw. Logopädie	
NEIN		Freigabe oraler Nahrungszufuhr, ggfs. Verlaufsbeobachtung. Bei negativem Screening-Ergebnis **aber** anderen klinischen Dysphagie-Hinweisen und/oder -Symptomen weiteres klinisches bzw. instrumentelles Assessment bzw. Maßnahmen wie Kostenanpassung.	

Adressfeld/Stempel/Unterschrift

© AG Dysphagie der DGG, Stand 12/2019

Abb. 18: Befundbogen Dysphagie Screening Tool Geriatrie (DSTG) (mit freundlicher Genehmigung von InfectoPharm Arzneimittel und Consilium GmbH)

9.5.2 Mehrkonsistenzentest

Professionell Pflegende können aspirationsgefährdete Risikopatienten auf Ergebnisgrundlage eines durchgeführten Wasserschlucktests (z. B. DSTG) sicher identifizieren. Auf Basis eines dichotomen Ergebnisses erlauben die Auswertungskriterien jedoch nur die Empfehlung einer oralen Nahrungs- und Flüssigkeitskarenz oder die orale Aufnahme von Normalkost; eine angemessene bzw. adaptierte Kostform kann für den identifizierten Risikopatienten nicht abgeleitet werden.

Die Durchführung eines *Mehrkonsistenzentests* hingehen ermöglicht neben der Einschätzung der Schwere der Dysphagie außerdem eine Kost- und Trinkempfehlung, insbesondere auch für dysphagische Patienten, die keiner oralen Nahrungs- und/oder Flüssigkeitskarenz bedürfen und eine modifizierte Kostform zu sich nehmen können. Exemplarisch wird hierzu der Gugging Swallowing Screen (GUSS) von Trapl und Kollegen (2007) vorgestellt.

9.5.2.1 Gugging Swallowing Screen (GUSS)

Der *Gugging Swallowing Screen* (*GUSS*; Warnecke et al., 2017; Trapl et al., 2007) ist eine klinische Bedside-Schluckuntersuchung, die unterschiedliche Konsistenzen in breiiger, flüssiger und fester Form in einer vorgegebenen sequenziellen Abfolge überprüft. Der *GUSS*, entwickelt für akute Schlaganfallpatienten, kann sowohl von professionell Pflegenden als auch von Logopädinnen schnell und kostengünstig durchgeführt werden (Trapl et al., 2007), und eignet sich laut einer Untersuchung von Park et al. (2015) ebenfalls für den Einsatz im geriatrischen Bereich. Der *GUSS* erlaubt die Einschätzung des Dysphagieschweregrades und ermöglicht dem Durchführenden darüber hinaus die Ableitung einer an die Schwere der Schluckstörung angepasste Ess- und Trinkempfehlung (Trapl et al., 2007). Die Evaluation des Screenings beinhaltet bereits die Eingruppierung in die Grundstruktur der *International Dysphagia Diet Standardisation Initiative (IDDSI)* (Trapl et al., 2007; ▶ Kap. 12.4).

Der *GUSS* wurde in mehrere Sprachen übersetzt und seine Verwendung in unterschiedlichen Leitlinien empfohlen (Leitlinie der deutschen Gesellschaft für Neurologie (DGN), des National Institute for Health and Clinical Excellence (NICE) oder der Deutschen Gesellschaft für Ernährungsmedizin (DGEM)) (Trapl & Brainin, o. J.)).

> Die jeweils aktuelle deutschsprachige Version des *GUSS* und eine Durchführungsanleitung inkl. Videomaterial, die auch als Schulungsmaterial genutzt werden kann, können unter https://www.dysphagie-trapl.at/ kostenfrei heruntergeladen werden.

9.5.2.2 Durchführung des Gugging Swallowing Screen (GUSS)

Die praktische Durchführung des *GUSS* (Trapl et al., 2007; ▶ Abb. 19) gliedert sich in zwei Untersuchungsteile: die Voruntersuchung (Indirekter Schluckversuch) und den Direkten Schluckversuch. Letzterer erfolgt mittels unterschiedlicher Konsistenzen, die in einer vorgegebenen Untersuchungsabfolge nach bestimmten Abbruchkriterien verabreicht werden.

1. Untersuchungsabschnitt *Voruntersuchung/Indirekter Schluckversuch*

Im Rahmen des ersten Überprüfungsteils, der Voruntersuchung, werden zunächst die Parameter Wachheit (*Vigilanz*) und willkürliches Husten oder Räuspern eingeschätzt bzw. überprüft. Im Anschluss daran erfolgt der *Indirekte Schluckversuch*, der das willkürliche Speichelschlucken bewertet. Hierbei wird geprüft, ob ein Speichelschluck überhaupt auslösbar ist. Schluckt ein Patient seinen Speichel nach dem willkürlichen Husten oder Räuspern, ist dies auch als Speichelschluck zu bewerten. Außerdem werden ein etwaiges *anteriores Leaking* (syn. *Drooling*, ▶ Kap. 5.1) und eine Veränderung der Stimme nach Auslösen der Speichelschlucksequenz protokolliert. Sollte der Patient vor der Überprüfung des Speichelschluckens einen trockenen Mund bzw. trockene intraorale Schleimhautverhältnisse haben, wird vorbereitend eine Mundhygiene durchgeführt und der Mundraum befeuchtet.

Die drei Untersuchungsparameter *Vigilanz*, *Husten/Räuspern* und *Speichelschluck* werden binär mit »Ja« oder »Nein« bewertet und es werden jeweils 1 oder 0 Punkte vergeben. Erhält der Patient im ersten Untersuchungsteil in Summe 1 bis 4 Punkte, wird das Screening abgebrochen. Zur Interpretation des Ergebnisses und zur weiteren Vorgehensweise wird auf die *GUSS-Evaluation* verwiesen (Trapl et al., 2007; ▶ Abb. 20).

Zu beachten ist, dass Patienten mit kognitiver Beeinträchtigung wie einer (fortgeschrittenen) demenziellen Erkrankung häufig nicht in der Lage sind, an sie gestellte Fragen zu beantworten bzw. Anforderungen willkürlich auszuführen oder umzusetzen. Im Rahmen des ersten Untersuchungsteils kann der Untersucher das willkürliche Räuspern oder Husten vormachen (Trapl-Grundschober, o. J.). Dies kann unterstützend sein, da das Imitationsvermögen bei Menschen mit Demenz auch bis ins fortgeschrittene Stadium der Erkrankung erhalten bleibt (Weibler-Villalobos, 2005). Kann der Patient kognitiv bedingt nicht husten oder räuspern und hat keinen akuten Schlaganfall erlitten, darf dennoch ein Punkt vergeben werden. Analog zur Beurteilung der Reinigungsfunktion Husten bzw. Räuspern darf bei der Bewertung des Speichelschluckens bei fortgeschrittener Demenz ebenfalls ein Punkt vergeben werden, wenn ein Speichelschluck beobachtet wird. Alternativ kann ein mit Wasser benetzter Teelöffel zum Mund geführt werden. Wird eine Schlucksequenz ausgelöst, darf ebenfalls ein Punkt vergeben werden (Trapl-Grundschober, o. J.).

Dieses Vorgehen ist beispielsweise für Einrichtungen der Altenpflege insofern hilfreich, dass die Durchführung des *GUSS* nicht nach dem ersten Untersuchungsabschnitt abgebrochen und Patienten, die eine verbale Aufforderung aus kognitiven oder apraktischen Gründen nicht ausführen können, keine unbegründete orale Nahrungs- und Flüssigkeitskarenz verordnet werden muss.

2. Untersuchungsabschnitt *Direkter Schluckversuch*

Erreicht der Patient im ersten Untersuchungsteil das Maximum von fünf Punkten, schließt sich der zweite Teil des *GUSS* an, der die Parameter *Schluckakt, willkürliches Husten, Drooling* und *Stimmänderung* untersucht.

Im Unterschied zu einem reinen Wasserschlucktest erhält der Patient zunächst einen halben Teelöffel breiige Konsistenz (z. B. angedicktes Wasser/IDDSI 3). Zeigt der Patient hierbei keine Auffälligkeiten, werden drei bis fünf weitere Teelöffel derselben Konsistenz angeboten. Bleiben auch diese ohne klinische Aspirationszeichen (unauffälliges Schlucken, kein Husten, kein Räuspern, kein Drooling, keine Veränderung der Stimme) wird die nächste Konsistenzstufe (flüssig) überprüft. Bei klinischen Hinweisen auf ein Aspirationsgeschehen wird das Screening hingegen abgebrochen und zur Interpretation des Ergebnisses die *GUSS-Evaluation* herangezogen (▶ Abb. 20).

Wird das Screening weitergeführt, erhält der Patient nun unterschiedliche Mengen zu schluckendes Wasser, die in kleinen Mengen von 3 ml bis hin zum sequentiellen Schlucken von 50 ml angereicht werden. Ist eines der vier Untersuchungsparameter auffällig, wird das Screening abgebrochen und zur Interpretation des Ergebnisses und das weitere Vorgehen entsprechend der *GUSS-Evaluation* durchgeführt (▶ Abb. 20).

Zeigt der Patient keine Auffälligkeiten bei flüssiger Konsistenz, wird abschließend eine feste Konsistenz geprüft. Der Patient wird aufgefordert, ein Stück Brot oder Keks zu kauen und zu schlucken. Ein Abbruch erfolgt, wenn einer der vier o. g. Untersuchungsparameter auf klinische Aspirationszeichen hinweist (Trapl et al., 2007).

Zusammenfassend können pro zu schluckender Konsistenz maximal fünf Punkte erreicht werden, die die Fortsetzung des Screenings und die Überprüfung der nächsten Konsistenzstufe erlauben. Ein Erreichen von 1 bis 4 Punkten pro Konsistenz macht einen Abbruch des Tests erforderlich. Zur weiteren Vorgehensweise wird in diesen Fällen die *GUSS-Evaluation* (▶ Abb. 20) herangezogen. Die Summe der Punktwerte des ersten Untersuchungsteils *Indirekter Schluckversuch* (max. 5 Punkte) und die des zweiten Untersuchungsteils *Direkter Schluckversuch* (max. 15 Punkte) werden abschließend addiert, sodass eine maximale Summe von 20 Punkten im *GUSS* erreicht werden kann.

9 Diagnostik von Dysphagien

Patientenetikett	**G U S S** (Gugging Swallowing Screen)	Datum:_____ Zeit:_____ Untersucher:_____

1. Voruntersuchung / Indirekter Schluckversuch

		JA	NEIN
VIGILANZ	Der Patient muss mindestens 15 Minuten wach sein	1 ☐	0 ☐
HUSTEN und/oder RÄUSPERN	Willkürlicher Husten: Der Patient soll zweimal kräftig räuspern oder husten.	1 ☐	0 ☐
SPEICHELSCHLUCK • Schlucken möglich	Mundhygiene durchführen, wenn der Mund sehr trocken ist Wenn sich der Patient am Speichel verschluckt dann „nein" ankreuzen	1 ☐	0 ☐
• Drooling	Permanentes Speicheldrooling (Drooling = Austritt von Speichel aus dem Mund)	0 ☐	1 ☐
• Stimmänderung nach dem Speichelschluck?	Gurgelig, röchelnd, feucht (oder gurgelige Atmung bei zervikaler Auskultation) Heisere Stimme seit dem Insultgeschehen?	0 ☐	1 ☐
	SUMME:		(5)
		1 – 4 = Abbruch des Tests s.GUSS-Evaluation 5 = Fortsetzung Teil 2	

2. Direkter Schluckversuch (Material: Wasser, Eindickungsmittel, Teelöffel, Tasse, Spritze, Brot, Keks)

Reihenfolge	BREIIG →	FLÜSSIG →	FEST
	½ Teelöffel angedicktes Wasser (IDDSI 3) Wenn keine Symptome dann weitere 3-5 Teelöffel Abbruch sobald eines der 4 Aspirationszeichen auffällig	3, 5, 10, 20 ml Wasser in einer Tasse verabreichen dann 50 ml Wasser (sequentielle Schlucke) Abbruch sobald eines der 4 Aspirationszeichen auffällig	Ein trockenes Brot ohne Rinde und/oder ein Stück Keks (max. 1,5cm x 1,5cm) Abbruch sobald eines der 4 Aspirationszeichen auffällig
SCHLUCKAKT			
▪ Schlucken nicht möglich	0 ☐	0 ☐	0 ☐
▪ Verzögerter Schluckakt (Breiig, Flüssig > 2 sec. Festes > 10 sec.)	1 ☐	1 ☐	1 ☐
▪ Schlucken erfolgreich	2 ☐	2 ☐	2 ☐
HUSTEN (unwillkürlich) *(vor, während und nach dem Schlucken, bis 3 Minuten später)*			
▪ Ja	0 ☐	0 ☐	0 ☐
▪ Nein	1 ☐	1 ☐	1 ☐
DROOLING			
▪ Ja	0 ☐	0 ☐	0 ☐
▪ Nein	1 ☐	1 ☐	1 ☐
STIMMÄNDERUNG *(Vor und nach dem Schluck auf die Stimme hören- Patient soll „Ohhh" sprechen)*			
▪ Ja	0 ☐	0 ☐	0 ☐
▪ Nein	1 ☐	1 ☐	1 ☐
SUMME:	(5)	(5)	(5)
	1 – 4 = Abbruch des Tests s.GUSS-Evaluation 5 = Fortsetzung Flüssig	1 – 4 = Abbruch des Tests s.GUSS-Evaluation 5 = Fortsetzung Fest	

SUMME: (Indirekter und direkter Schluckversuch) _____ (20)

The Gugging Swallowing Screen. Stroke. 2007;38:2948 Michaela Trapl, SLT, MSc; Paul Enderle, MD, MSc; Monika Nowotny, MD; Yvonne Teuschl, PhD; Karl Matz, MD; Alexandra Dachenhausen; PhD Michael Brainin, MD

Abb. 19: Befundbogen Gugging Swallowing Screen (GUSS) (mit freundlicher Genehmigung von PhDr. Trapl-Grundschober, Trapl et al., 2007, https://www.dysphagie-trapl.at/)

9.5.2.3 Auswertung Gugging Swallowing Screen (GUSS)

Ein in der Untersuchung erreichter Punktwert wird in ein Ergebnis konvertiert, welches mit einem entsprechenden Dysphagieschweregrad assoziiert ist (keine – minimale, leichtgradige, mittelgradige oder hochgradige Dysphagie). Dem jeweiligen Schweregrad ist zum einen eine Ess- und Trinkempfehlung zugeordnet, die sich bereits an der IDDSI-Grundstruktur (▶ Kap. 12.4) orientiert. Darüber hinaus wird eine Empfehlung in Bezug auf das weitere Vorgehen im Umgang mit der Schluckbeeinträchtigung vorgenommen (Trapl et al., 2007).

Konnten keinerlei Auffälligkeiten in Bezug auf das Schlucken von breiigen, flüssigen und festen Konsistenzen festgestellt und ein maximaler Punktwert von 20 erreicht werden, besteht laut Auswertung keine oder höchstens eine minimale Dysphagie. Dem Ergebnis entsprechend wird ein uneingeschränktes Essen und Trinken empfohlen, wobei die erste eingenommene Mahlzeit durch eine Logopädin oder eine geschulte Pflegekraft supervidiert und im Rahmen dessen das Schlucken gemischter Konsistenzen überprüft werden sollte.

Bestehen lediglich Beeinträchtigungen bei festen Konsistenzen, liegt gemäß *GUSS-Evaluation* (▶ Abb. 20) eine leichte Dysphagie mit geringem resp. leichtem Aspirationsrisiko vor (Punktwert 15 bis 19). Der Patient erhält eine leicht konsistenzadaptierte Kost in pürierter oder weicher Form und kann alle Getränke schluckweise trinken. Gegebenenfalls wird diese Koststufe um eine ergänzende enterale oder parenterale Ernährung und ein energiereiches Zusatzangebot erweitert. Optional kann das Screening durch eine *Klinische Schluckuntersuchung* (▶ Kap. 9.6) ergänzt und eine instrumentelle Schluckdiagnostik (▶ Kap. 9.7) durchgeführt werden.

Weist der Patient keine klinischen Auffälligkeiten bei pürierter Kost, aber bei flüssiger Konsistenz auf (Punktwert 10 bis 14), besteht eine mittelgradige resp. mittelschwere Dysphagie mit Aspirationsrisiko. Diese erfordert die Gabe homogener Kost und angedickter Getränke. Da ein erhöhtes Aspirationsrisiko bei gemischten Konsistenzen anzunehmen ist, werden die einzunehmenden Medikamente gemäß Auswertung gemörsert und mit angedickter Konsistenz verabreicht. Medikamente in flüssiger Form (z. B. Tropfen, Säfte) werden nicht oral gegeben. Diese Koststufe kann um eine ergänzende enterale oder parenterale Ernährung und ein energiereiches Zusatzangebot erweitert werden, da bei der Einnahme von stark konsistenzadaptierter Kost von einem oralen Kaloriendefizit auszugehen ist. Das Screening sollte bei diesem Ergebnis ebenfalls durch eine *Klinische Schluckuntersuchung* (▶ Kap. 9.6) ergänzt und eine instrumentelle Schluckdiagnostik (▶ Kap. 9.7) durchgeführt werden.

Zeigt die *Voruntersuchung/Indirekter Schluckversuch* Auffälligkeiten in den Bereichen Vigilanz, Schutzmechanismen oder Speichelschluck besteht der Verdacht einer hochgradigen resp. schweren Dysphagie mit einhergehendem hohen Aspirationsrisiko. Der Patient erhält zunächst bzw. bis zur Re-Evaluation des *GUSS* eine *orale Nahrungs- und Flüssigkeitskarenz (NPO)*. Die Sicherstellung der Ernährungs- und Flüssigkeitsversorgung sollte gewährleistet und die betroffenen Patienten eine ergänzende enterale oder parenterale Ernährung erhalten. Optional sollte eine *Klini-*

sche Schluckuntersuchung (▶ Kap. 9.6) durchgeführt und die Voruntersuchung durch eine *instrumentelle Schluckdiagnostik* (▶ Kap. 9.7) ergänzt werden.

Abschließend wird der Gesamtsummenwert im *GUSS-Evaluationsbogen* abgelesen, der Dysphagieschweregrad bestimmt und eine entsprechende Kost- und Handlungsempfehlung abgeleitet (Trapl et al., 2007). Die vierstufige Auswertung des *GUSS* (sog. *GUSS-Evaluation*) ist dem unten aufgeführtem Evaluationsbogen zu entnehmen (▶ Abb. 20). Der Vorteil des *GUSS* gegenüber einem reinen Wasserschlucktest ist, dass der Untersucher direkt ein orales Kost- und Trinkangebot empfehlen sowie ergänzende Maßnahmen für den Patienten ableiten kann.

Laut Autorin ist es wünschenswert, bei empfohlener oraler Nahrungs- und Flüssigkeitskarenz eine instrumentelle Schluckdiagnostik sobald als möglich anzuschließen. Eine Untersuchung von Warnecke et al. (2017) konnte belegen, dass der *GUSS* bei Patienten mit Z. n. akutem Schlaganfall die Schwere der Dysphagie bzw. die Notwendigkeit einer enteralen Nahrungs- und Flüssigkeitsgabe via naso-gastraler Sonde überschätzt und diese Patienten nach fiberendoskopischer Schluckuntersuchung zumindest angepasst oral versorgt werden konnten. Es ist deshalb von entscheidender Relevanz, zwischen einer Dysphagie mit und ohne Aspirationsrisiko zu differenzieren, da dies in Konsequenz zu unterschiedlichen Ernährungsempfehlungen führen kann (Trapl et al., 2007).

9.5 Identifizierung von Risikopatienten

GUSS-EVALUATION
(Gugging Swallowing Screen)

ERGEBNISSE	SCHWEREGRAD	EMPFEHLUNGEN (in Anlehnung an IDDSI-Framework www.iddsi.org)
20 Breiige, flüssige und feste Konsistenzen erfolgreich	Minimale / Keine Dysphagie Minimales Aspirationsrisiko	• Normale Kost (IDDSI 7 oder 7 EC) • Normale Flüssigkeiten (IDDSI 0) • Das erste Essen sollte unter Supervision einer Logopädin oder einer, im Dysphagiemanagement geschulten Pflegeperson stattfinden, um die Schluckfähigkeit bei gemischten Konsistenzen während des Essens zu überprüfen
15-19 Breiig erfolgreich, Flüssiges erfolgreich, Festes beeinträchtigt	Leichtgradige Dysphagie mit einem geringen Aspirationsrisiko	• Dysphagie Kost (Pürierte und/oder weiche Nahrung) (IDDSI 5 oder 6) • Flüssigkeiten schluckweise (IDDSI 0) oder leicht angedickt (IDDSI 1-2) • *Optional:* Weiteres funktionelles Assessment (FEES, VFES)[1] • *Optional:* Zuweisung zur Logopädin[1] *Nahrungsergänzung via PEG, Nasogastraler Sonde oder parenteral + Zusatznahrung*
10-14 Breiig erfolgreich, Flüssiges beeinträchtigt	Mittelgradige Dysphagie mit Aspirationsrisiko	• Dysphagie Kost (Homogen breiige Nahrung) (IDDSI 3-4) • Alle Flüssigkeiten andicken (IDDSI 2-4) • Medikamente zermörsern und mit angedickter Konsistenz verabreichen (IDDSI 3-4) • Keine flüssigen Medikamente! • *Optional:* Weiteres funktionelles Assessment (FEES, VFES)[1] • *Optional:* Zuweisung zur Logopädin[1] *Nahrungsergänzung via PEG, Nasogastraler Sonde oder parenteral + Zusatznahrung*
0-9 Voruntersuchung auffällig oder Breischluck beeinträchtigt	Hochgradige Dysphagie mit einem hohen Aspirationsrisiko	• NPO (non per os = nichts über den Mund) • *Optional:* Weiteres funktionelles Assessment (FEES, VFES)[1] • *Optional:* Zuweisung zur Logopädin[1] *Nahrungsergänzung via PEG, Nasogastraler Sonde oder parenteral*

[1] Empfohlen werden funktionelle/instrumentelle Untersuchungsmethoden wie: Fiberoptic Endoscopic Evaluation of Swallowing (FEES), Videofluoroscopic Evaluation of Swallowing (VFES) sowie eine klinische Schluckuntersuchung durchgeführt von einer Logopädin

The Gugging Swallowing Screen. Stroke. 2007;38:2948 Michaela Trapl, SLT, MSc; Paul Enderle, MD, MSc; Monika Nowotny, MD; Yvonne Teuschl, PhD; Karl Matz, MD; Alexandra Dachenhausen; PhD Michael Brainin, MD

Abb. 20: Evaluationsbogen Gugging Swallowing Screen (GUSS) (mit freundlicher Genehmigung von PhDr. Trapl-Grundschober, Trapl et al., 2007, https://www.dysphagie-trapl.at/)

9.6 Klinische Schluckuntersuchung

Ein weiterer zentraler Aufgabenbereich im Rahmen der Diagnostik Oropharyngealer Dysphagien nach der Identifizierung von Risikopatienten ist die Durchführung einer sog. *Klinischen Schluckuntersuchung (KSU)*. Diese sollte insbesondere bei Patienten mit neurologischer Genese (z. B. bei akutem Schlaganfall) und auffälligem Screening zeitnah durchgeführt werden (Dziewas et al., 2020). Laut Bartolome (2018b, S. 152 ff.) besteht die KSU aus drei wesentlichen Elementen und beinhaltet:

1. die Erhebung der Anamnese unter Berücksichtigung der ganzkörperlichen Problematik,
2. die Ruhebeobachtung und die Überprüfung schluckrelevanter sensomotorischer Funktionen und
3. die direkte Überprüfung des Schluckens.

Die Durchführung einer *KSU* hat neben der klinischen Diagnosestellung außerdem die Einschätzung des Dysphagieschweregrades, der Schlucksicherheit und Schluckeffizienz sowie die Identifizierung des der Schluckstörung zugrundeliegenden Pathomechanismus zum Ziel (Baijens et al., 2016).

Schlucksicherheit: Der Patient nimmt genügend Kalorien und Flüssigkeit auf, ohne Komplikationen im Bereich der Atemwege zu erwerben (Baijens et al., 2016).

Schluckeffizienz: Der Patient nimmt genügend Kalorien und Flüssigkeit auf, um gut ernährt und hydriert zu sein (Baijens et al., 2016).

Eine Dysphagie mit ösophagealem Störungsschwerpunkt kann mithilfe einer KSU nicht diagnostiziert werden (Bartolome, 2018b) und bedarf einer gastroenterologischen oder neurologischen Abklärung.

9.6.1 Patientenanamnese

Im Rahmen einer *Anamnese* wird die Krankengeschichte eines Patienten erhoben. Sie beinhaltet

> »[...] 1. die durch Befragung des Patienten ermittelte Vorgeschichte seiner aktuellen Erkrankung sowie 2. patientenbezogene Aufzeichnungen des behandelnden Arztes in der Krankenakte einschließlich Stammdaten, erhobenen Untersuchungsbefunden und therapeutischen Maßnahmen« (Pschyrembel Redaktion, 2016).

Zu Beginn der klinischen Überprüfung der Schluckfunktion wird dementsprechend eine ausführliche Patientenanamnese (sog. *Eigenanamnese*) erhoben und das betreuende und versorgende Patientenumfeld in Bezug auf unterschiedliche, das Schlucken und die Nahrungsaufnahme betreffende Parameter befragt (sog. *Fremdanamnese*).

Es ist hilfreich, wertvolle Informationen im Rahmen der Anamnese zum Entstehen und Auftreten von Schluckstörungen zu erheben (vgl. Dziewas et al., 2020):

- Welche ursächliche Grunderkrankung liegt der Dysphagie möglicherweise zugrunde (Frage nach der Ursache einer Dysphagie)?
- Wann haben die Schluckstörungen erstmalig begonnen und wie wirken sich diese aus (Frage nach Krankheitsbeginn und Krankheitsverlauf)?
- Welche weiteren Erkrankungen liegen vor (Frage nach Komorbiditäten)?
- Welche Medikamente werden aktuell eingenommen (Frage nach der Arzneimittelanamnese, insbesondere nach der Einnahme von Neuroleptika und kürzlich zurückliegenden Veränderungen der Medikamentendosis)?
- Was isst und trinkt der Patient derzeit (Frage nach der aktuellen Kostform)?
- Welche diagnostischen Schritte wurden bereits unternommen (Frage nach bisher stattgefundener Diagnostik)?
- Wurde die Dysphagie bereits behandelt (Frage nach den bisher unternommenen Therapieversuchen/-verläufen)?
- Wie lebt der Patient? Wer unterstützt und versorgt ihn? (Frage nach der sozialen Situation)?

Daran schließen sich weitere spezifische Fragestellungen hinsichtlich der Schlucksymptomatik an (vgl. Dziewas et al., 2020):

- Hat sich das individuelle Ess- und Trinkverhalten seit dem Auftreten der dysphagischen Symptomatik verändert? Wenn ja, inwiefern?
- Werden bestimmte Nahrungsmittel und -konsistenzen vermieden?
- Werden bestimmte Getränke vermieden?
- Gibt es Schwierigkeiten beim Kauen?
- Verbleiben Nahrung oder Nahrungsreste nach dem Schlucken im Mund- oder Rachenraum?
- Bleiben Nahrung oder Nahrungsreste im Halsbereich stecken?
- Kommt es während des Essens oder kurz danach zu einem Räuspern, Husten oder zu Atemnot?
- Kommt es während des Trinkens oder kurz danach zu einem Räuspern, Husten oder zu Atemnot?
- Gibt es Schwierigkeiten bei der Einnahme von Medikamenten?
- Kommt es zu einer subjektiv wahrgenommenen Lokalisation der Schluckstörung (im oralen, pharyngealen oder ösophagealen Bereich)?
- Besteht ein Fremdkörpergefühl oder Missempfinden während des Essens oder unabhängig von der Nahrungsaufnahme im Halsbereich (sog. *Globusgefühl*)?
- Benötigt der Betroffene für die Mahlzeiteneinnahme mehr Zeit?
- Welche Körperhaltung nimmt der Patient während des Essens und Trinkens ein?
- Hat sich der Stimmklang im Allgemeinen verändert oder verändert er sich während oder kurz nach dem Essen oder Trinken (sog. *wet voice*)?
- Kommt es zu einer Regurgitation des Bolus?
- Kommt es zu einem Austreten von Speise oder Flüssigkeiten aus der Nase?

9 Diagnostik von Dysphagien

- Ist eine zeitliche Dynamik des Auftretens der dysphagischen Symptome beobachtbar (akut, subakut, chronisch-progredient, chronisch-rezidivierend)?
- Ist das Schlucken von bestimmten Bedingungen wie körperlicher und/oder psychischer Belastung oder der Tageszeit abhängig?

 Darüber hinaus sollten weitere, etwaige Komplikationen im Anamnesegespräch gezielt abgefragt werden (vgl. Dziewas et al., 2020):

- Gab es bereits Pneumonien, bronchopulmonale und/oder ungeklärte Infekte im Krankheitsverlauf bzw. der Vorgeschichte?
- Bestand bereits eine behandlungsbedürftige Dehydratation oder Exsikkose?
- Haben sich das Ess- und/oder Trinkverhalten des Patienten und sein Ernährungszustand verändert?
- Konnte ein unbeabsichtigter Gewichtsverlust beobachtet werden? Wenn ja, in welchem Zeitraum wurde wie viel an Gewicht verloren? Zudem können die Körpergröße und das Gewicht erfragt, der Body-Mass-Index (BMI) berechnet und ein Ernährungsscreening MNA (▶ Kap. 8) durchgeführt werden.

Außerdem sollte die Anamnese auch immer die Frage nach der Schluckbarkeit von Medikamenten enthalten und insbesondere bei bestimmten Erkrankungen wie M. Parkinson oder bei Z. n. Krampfgeschehen auch abgefragt werden, ob die Tabletten regelmäßig im Tagesverlauf eingenommen werden können. Zur Erhebung weiterer patientenbezogener Informationen können ergänzend spezifische Dysphagie-Fragebögen eingesetzt werden (▶ Kap. 9.8).

9.6.2 Ruhebeobachtung und Überprüfung schluckrelevanter Funktionen

Die *Ruhebeobachtung* des Patienten ermöglicht dem Untersucher sowohl im Rahmen des Schluck-Screenings als auch im Rahmen der Klinischen Schluckuntersuchung die orientierende Einschätzung unterschiedlicher Funktionen in Bezug auf Atmung und Schlucken (▶ Kap. 9.4).

Im Unterschied zu einem orientierenden Schluck-Screening beinhaltet die KSU zudem die Erhebung des *Hirnnervenstatus*, d. h. der genauen sensorischen und motorischen Überprüfung der an der Schlucksequenz beteiligten Hirnnerven, von denen insgesamt fünf am Schluckakt beteiligt sind: der N. trigeminus (V. Hirnnerv), der N. facialis (sog. *Gesichtsnerv*; VII. Hirnnerv), der N. glossopharyngeus (IX. Hirnnerv), der N. vagus (X. Hirnnerv) und der N. hypoglossus (XII. Hirnnerv).

Zunächst werden unterschiedliche willkürliche Bewegungen von Lippe, Zunge, Gaumensegel und Kiefer sowie u. a. deren Bewegungsumfang, Kraft und Tempo beurteilt und das Geschmacks- sowie intra- und extraorale Berührungsempfinden überprüft. Letzteres beinhaltet ebenfalls die Überprüfung der Stimm- und Reinigungsfunktionen, inkl. des willkürlichen Räusperns und Hustens sowie der Reinigung des Rachens. Daneben werden weitere Reflexe wie beispielsweise das Vorhandensein des Würgereflexes überprüft, der ebenfalls zu den Schutzmechanismen gehört und der bei Nicht-Auslösung nicht automatisch auf eine Sensibilitätsbeeinträchtigung hinweist (▶ Kap. 2.3). Bei Schwerstbetroffenen können zudem pathologische Reaktionen wie Zungenstoß oder Beißreflex ausgelöst werden (sog. *orale Primitivreaktionen*) (Hofmayer et al., 2021; Prosiegel, 2018a; Bartolome, 2018b; Schröter-Morasch, 2018b).

9.6.3 Praktische Durchführung

Im Anschluss an die Patientenanamnese, die Ruhebeobachtung und die Überprüfung schluckrelevanter Funktionen erfolgt die praktische und somit eigentliche Überprüfung des Schluckvermögens. Die Leitlinie *Neurogene Dysphagie* regt ergänzend die Zuhilfenahme validierter Protokollbögen an (Dziewas et al., 2020).

Da für die Durchführung einer Klinischen Schluckuntersuchung, die Interpretation der Untersuchungsergebnisse und die Auswahl einer individuellen und auf den Patienten abgestimmten Behandlung eine logopädische Expertise notwendig ist, sollte eine KSU ausschließlich von geschultem Personal durchgeführt und im Verlauf bzw. bei Progression einer Erkrankung in regelmäßigen Abständen wiederholt werden (Dziewas et al., 2020; Baijens et al., 2016). Aktuell besteht kein Goldstandard bzw. keine deutschsprachige Validierung für die Durchführung einer KSU (Hofmayer et al., 2021; Schröter-Morasch, 2018b).

9.6.4 Aspirationsprädiktoren

Eine etablierte Vorgehensweise zur Identifikation von Parametern, die auf eine Aspiration hinweisen, ist die *Klinische Schluckuntersuchung nach Daniels* (Daniels et al., 2007). Zusätzlich zu einer oropharyngealen Untersuchung, die die Überprüfung der Parameter *Würgereflex* und *willkürliches Husten* bewertet, beinhaltet sie die Beurteilung der *Sprech- und Stimmfunktion* und wird durch einen *Wasserschlucktest* komplettiert. Insgesamt werden sechs verschiedene Symptome, die sog. *Aspirationsprädiktoren*, beurteilt und im Rahmen der KSU erhoben (▶ Kasten 4; Hofmayer et al., 2021; Prosiegel & Weber, 2018; Daniels et al., 2007).

Kasten 4: Aspirationsprädiktoren (nach Daniels et al., 2007)

- Dysphonie
- Dysarthrie
- pathologischer Würgereflex
- Beeinträchtigung des willkürlichen Hustens
- Husten (nach dem Schlucken von Wasser innerhalb einer Minute)
- Veränderung der Stimmqualität (nach dem Schlucken von Wasser innerhalb einer Minute)

Vor Beginn der eigentlichen Schlucküberprüfung werden das Sprechen und die Stimme auditiv in Bezug auf Auffälligkeiten bewertet und das willkürliche Husten überprüft. Darüber hinaus werden abweichende Bewegungen des Gaumensegels protokolliert und dem Patienten im Anschluss daran 2 x 5 ml, 2 x 10 ml und 2 x 20 ml Wasser zum Trinken angeboten. Die Untersuchung wird abgebrochen, wenn es innerhalb einer Minute nach Auslösen der Schlucksequenz zu einer Hustenreaktion oder einer Veränderung der Stimme nach willkürlicher Phonationsprobe kommt.

Die *KSU nach Daniels* erlaubt abschließend eine Einteilung in *kein Aspirationsrisiko* vs. *Aspirationsrisiko*. Es besteht demnach eine hohe Aspirationswahrscheinlichkeit, wenn mindestens zwei der o. g. sechs Prädiktoren vorliegen. Dies wird in der englisch- bzw. deutschsprachigen Literatur als *2 out of 6* bzw. *2 aus 6* bezeichnet (Hofmayer et al., 2021; Prosiegel & Weber, 2018; Daniels et al., 2007).

9.6.5 Klinische Untersuchung der Schluckfunktion bei Menschen mit Demenz

Die *S3-Leitlinie Demenzen* (Deuschl et al., 2016) schlägt für die Diagnostik von Dysphagien bei Menschen mit Demenz eine den kognitiven Fähigkeiten der Betroffenen angepasste Vorgehensweise vor: Die Überprüfung des Schluckvermögens bei Menschen mit demenzieller Erkrankung sollte im Rahmen einer strukturierten Essensbeobachtung stattfinden und ergänzend eine strukturierte Befragung des betreuenden und versorgenden Umfeldes beinhalten (Deuschl et al., 2016). Die Schluckuntersuchung bei dieser speziellen Patientenklientel und insbesondere im fortgeschrittenen Stadium der Erkrankung konzentriert sich auf die *klinische Beobachtung* des Schluckens bzw. der Alltagsaktivität *Essen und Trinken* während der Mahlzeiteneinnahme und nicht auf eine konstruierte, für den Patienten nicht alltägliche und ggf. unverständliche oder überfordernde Testsituation.

Die zu untersuchenden Parameter variieren je nach Kooperationsfähigkeit und Compliance des Patienten. Hinsichtlich der Interpretation einer dysphagischen Symptomatik bei MmD bestehen zudem Unterschiede bei der Ableitung von Therapiezielen und im Umgang mit den jeweiligen Untersuchungsergebnissen (▶ Kap. 11.1; ▶ Kap. 18).

9.6.6 Limitierungen einer Klinischen Schluckuntersuchung

Bei Auffälligkeiten in der KSU und insbesondere bei spezifisch diagnostischen resp. therapeutischen Fragestellungen sollte die Durchführung einer instrumentellen Schluckdiagnostik zur objektiven und differenzierten Betrachtung des Schluckvermögens und zur weiteren störungsspezifischen Therapieplanung erfolgen (Hofmayer et al., 2021; Dziewas et al., 2020; Baijens et al., 2016), da nicht alle schluckrelevanten Symptome wie *posteriores Leaking*, *pharyngeale* und/oder *laryngeale Residuen*, *prä-*, *intra-*, oder *postdeglutitive Penetration* oder *Aspiration* und im Besonderen das Symptom der *stillen Aspiration* aufgrund einer reduzierten bzw. aufgehobenen Sensibilität im Kehlkopfbereich klinisch identifiziert werden können. Ebenso erfolgt im Rahmen der ausschließlich klinischen Schluckdiagnostik keine objektive und effektive Überprüfung von Reinigungsmechanismen wie Räuspern, Nachschlucken, Reinigung durch Nachtrinken, willkürlichem oder reflektorischem Husten oder des korrekten Einsatzes sowie der Effizienz von Kompensationsstrategien.

9.7 Instrumentelle Schluckdiagnostik

Liegt die Indikation für eine instrumentelle (syn. apparative) Schluckuntersuchung vor, können entweder eine endoskopische oder eine videofluoroskopische Schluckuntersuchung durchgeführt werden (*Fiberoptische Endoskopische Evaluation des Schluckaktes* oder *Videofluoroskopie des Schluckaktes*). Die instrumentelle Schluckdiagnostik leistet einen entscheidenden Beitrag

- zur Objektivierung des Schluckvorganges,
- zur Identifizierung von Pathomechanismen,
- zur Überprüfung der Umsetzbarkeit und Effektivität kompensatorischer Schluckmanöver und
- zur zielgerichteten Therapieplanung und Evaluation.

Die für einen Patienten geeignete instrumentelle Untersuchungsform sollte dann auf Basis der jeweiligen Fragestellung und nicht abhängig von ihrer Verfügbarkeit ausgewählt werden (Lücking & Wilmskötter, 2020). Eine aktuelle Untersuchung von Labeit et al. (2022) belegt, dass weder der Einsatz der *Fiberoptischen Endoskopischen Evaluation des Schluckaktes (FEES)* noch der der *Videofluoroskopie des Schluckaktes (VFSS)* im Rahmen der Diagnostik neurogen bedingter Dysphagien zu bevorzugen ist und gemäß den Ergebnissen eine große Übereinstimmung in Bezug auf die Parameter Penetration, Aspiration und pharyngeale Residuen bestehen, weshalb sowohl die FEES als auch die VFSS gleichermaßen als diagnostischer Goldstandard gelten (Labeit et al., 2022). Die Leitlinie *Neurogene Dysphagie* empfiehlt bei vorliegender Dysphagie sogar den komplementären Einsatz beider instrumenteller Diagnostikverfahren (Dziewas et al., 2020).

9.7.1 Fiberoptische Endoskopische Evaluation des Schluckens (FEES)

Die *Fiberoptische* oder auch *Flexible Endoskopische Evaluation des Schluckaktes* (*FEES*; engl. *fiberoptic endoscopic evaluation of swallowing*) stellt eine »sichere und für die Entscheidungsfindung im klinischen Alltag relevante Untersuchung« zur »direkten Visualisierung des Schluckakts« (Dziewas et al., 2020, S. 3 & S. 19) einer Oropharyngealen Dysphagie dar. Sie kann sowohl am sitzenden Patienten als auch im Rahmen einer Bedside-Untersuchung durchgeführt werden und eignet sich bevorzugt für Patienten mit Transport- und/oder Kooperationseinschränkungen, aber auch für schwer beeinträchtigte, wenig belastbare Patienten, die beispielsweise auf einer Intensivstation oder Stroke Unit versorgt werden (Dziewas et al., 2020; Dziewas et al., 2019; Bohlender, 2017). Da es sich bei einer FEES um ein invasives Diagnostikverfahren handelt, erfordert sie die medizinische Aufklärung des Patienten bzw. seines gesetzlichen Vertreters über Durchführung und mögliche Komplikationen und setzt dessen schriftliches Einverständnis voraus.

Eine *FEES* findet in der Regel als Tandem-Untersuchung durch geschultes ärztliches und logopädisches Personal statt und gliedert sich grob in drei Untersuchungsteile (Bohlender, 2017; Birkmann & Kley, 2015; Keller & Durwen, 2010):

1. Ein 3 bis 4 mm dickes flexibles Rhinopharyngolaryngoskop wird zur visuellen Beurteilung der an der Schlucksequenz beteiligten anatomischen Strukturen oder etwaiger morphologischer Abweichungen und Schleimhautverhältnisse und zur Einschätzung des Speichel- und Sekretverhaltens transnasal durch den unteren oder mittleren Nasengang bis in den Pharynx eingeführt (*Ruhebeobachtung*).
2. Es erfolgt die Überprüfung der Kehlkopffunktionen, die die Überprüfung der Stimmband- und Reinigungsfunktionen sowie die des Speichelschluckens beinhaltet (*Funktionstestung ohne orale Bolusgabe*).
3. Abschließend wird die Schluckfunktion mithilfe von in blauer Lebensmittelfarbe eingefärbten unterschiedlichen Konsistenzen und Bolusmengen überprüft (*Funktionstestung mit oraler Bolusgabe*).

Ein Untersucher übernimmt das praktische Führen des Endoskops, der zweite Untersucher erfüllt eine eher assistive Funktion und reicht die zu testenden Schluckkonsistenzen im Rahmen der Funktionstestung an. Zudem überprüft Letzterer die Wirksamkeit therapeutischer Interventionen (Bohlender, 2017), leitet Schlucktechniken an oder instruiert den Patienten hinsichtlich auszuführender Reinigungs- und Schutzfunktionen.

Das Laryngoskop ist mit einer Kamera verbunden, damit die Untersuchung aufgezeichnet, archiviert und retrospektiv ausgewertet werden kann. Bei Bedarf wird dem Patienten im Vorfeld der Untersuchung ein schleimhautabschwellendes Präparat und/oder ein lokales Schleimhautanästhetikum verabreicht, um die Einführung des Endoskops durch die Nase zu erleichtern und eventuelle Schmerzen zu reduzieren (Schröter-Morasch, 2018b; Birkmann & Kley, 2015). Eine *FEES* wird in der Regel seitens der Patienten gut toleriert und gilt als allgemein komplikationsarm. Eine einliegende naso-gastrale Ernährungssonde (NGS) oder die Versorgung mittels Trachealkanüle stellt kein Ausschlusskriterium für die Durchführung einer *FEES* dar (Schröter-Morasch, 2018b; Birkmann & Kley, 2015), konnte doch bei einem Viertel der kanülenversorgten Patienten im Rahmen der *FEES-Register-Studie* die Trachealkanüle nach endoskopischer Schluckuntersuchung entfernt werden (Dziewas et al., 2019). Für die Durchführung einer *FEES* spricht darüber hinaus, dass über die Hälfte der schluckendoskopisch untersuchten Patienten ein verändertes orales Ess- und Trinkangebot erhielten. So erfolgte bei 43,2 % der Untersuchten im Rahmen der *FEES-Register-Studie* eine Höherstufung der Kostform und lediglich

12,7 % erhielten aufgrund des Untersuchungsergebnisses eine Restriktion ihres Kostformangebotes (Dziewas et al., 2019).

Zusammenfassend sollten sowohl die Durchführung als auch die Auswertung einer *FEES* anhand eines standardisierten Protokolls erfolgen (vgl. Langmore, 2001). Aufgrund der erhöhten Aspirationsgefahr bei gemischten Konsistenzen und den damit einhergehenden Schwierigkeiten beim Schlucken von Medikamenten (Schiele et al., 2015) sollte eine *FEES* zudem routinemäßig die Überprüfung des Tablettenschluckens mithilfe eines Placebos beinhalten.

9.7.2 Videofluoroskopische Untersuchung des Schluckaktes (VFSS)

Bei der *Videofluoroskopischen Untersuchung des Schluckaktes*, kurz *Videofluoroskopie* (*VFSS*; engl. *videofluoroscopic swallowing study*) handelt es sich um ein radiologisches Untersuchungsverfahren, mithilfe dessen im Unterschied zur *FEES* alle an der Schlucksequenz beteiligten Phasen und darüber hinaus auch intradeglutitive Phänomene dargestellt werden können (Hofmayer et al., 2021). Es eignet sich jedoch nicht zur Beurteilung des Speichel- und Sekretmanagements (Duchac, 2020). Die *VFSS* wird alternativ auch als *modifizierter Bariumschluck* bezeichnet (*MBS*; engl. *modified barium swallow study*; Lücking & Wilmskötter, 2020), deren Einsatz sich primär zur instrumentellen Untersuchung einer Oropharyngealen und/oder Ösophagealen Dysphagie bzw. zur strukturellen Darstellung »bei der Boluspassage durch den Oropharynx und Ösophagus« (Lücking & Wilmskötter, 2020, S. 25) eignet (► Abb. 21).

Da es sich um ein radiologisches Diagnostikverfahren mit Kontrastmittelgabe und Strahlenexposition handelt, erfordert eine *VFSS* ebenfalls eine medizinische Aufklärung des Patienten bzw. seines gesetzlichen Vertreters über Durchführung und mögliche Komplikationen und setzt dessen schriftliches Einverständnis voraus. Daneben muss eine sog. *rechtfertigende Indikation* vorliegen, bei der der gesundheitliche Nutzen der Maßnahme dem der Strahlenexposition überwiegt (Hofmayer et al., 2021).

Die Durchführung einer *Videofluoroskopie* erfolgt analog zur *FEES* als Tandem-Untersuchung, bestehend aus Arzt (Radiologe) und Logopädin. Beiden kommen hierbei spezifische Aufgaben zu (Lücking & Wilmskötter, 2020): Die Logopädin positioniert den Patienten aufrecht sitzend oder stehend und in seitlichem Strahlengang zwischen der Röntgenquelle und dem Bildverstärker des Durchleuchtungs-Gerätes, sodass alle schluckrelevanten Strukturen wie Mundhöhle, Rachenraum und Kehlkopf ohne Überlagerung einsehbar sind (Hofmayer et al., 2021; Holzapfel, 2018). In ihren Zuständigkeitsbereich fallen außerdem die Durchführung der direkten Schluckuntersuchung am Patienten, inkl. der Auswahl der zu schluckenden Testkonsistenzen und des Einsatzes sowie der Überprüfung der Effektivität kompensatorischer Schlucktechniken. Abschließend nimmt sie eine Bewertung der strukturellen Bewegungen im Rahmen der Schluckfunktion vor (sog. *biomechanische Bild-für-Bild-Analyse*) (Hofmayer et al., 2021; Duchac et al., 2020). Der Radiologe verantwortet die technischen und radiologischen Aspekte der Röntgenschluckun-

9 Diagnostik von Dysphagien

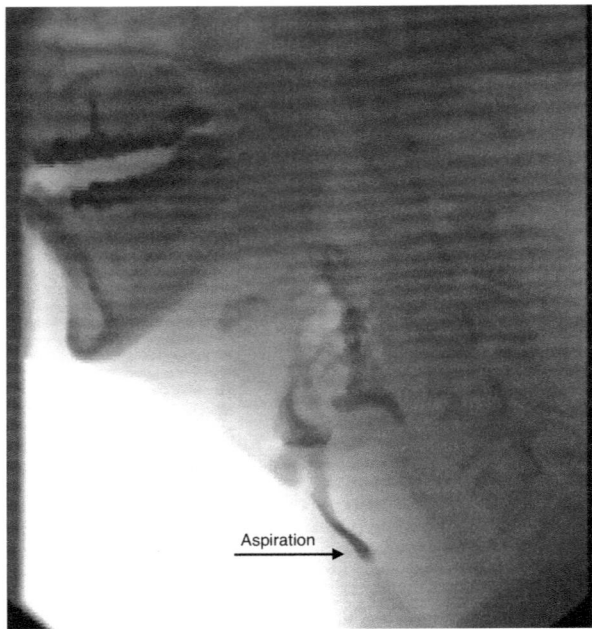

Abb. 21: Darstellung einer Aspiration im Rahmen einer VFSS (mit freundlicher Genehmigung von Prof. Dr. Duchac, SRH Klinikum Karlsbad)

tersuchung wie beispielsweise die Kontrastmittelauswahl oder die Beurteilung der schluckrelevanten Strukturen aus medizinisch-diagnostischer Sicht (Hofmayer et al., 2021).

Sowohl die Durchführung und Auswertung als auch die Interpretation einer *VFSS* sollte anhand standardisierter Protokolle erfolgen, auf deren Basis eine effiziente Therapieplanung erstellt werden kann (Hofmayer et al., 2021; Duchac et al., 2020).

9.7.3 Instrumentelle Untersuchung der Schluckfunktion bei Menschen mit Demenz

Auch wenn der Einsatz instrumenteller Untersuchungsverfahren als Goldstandard im schluckdiagnostischen Prozess angesehen wird, ist eine *FEES* oder *VFSS* nicht für jeden Patienten gleichermaßen geeignet.

Menschen mit demenzieller Erkrankung leiden u. a. an Beeinträchtigungen der Kognition und Wahrnehmung und können komplexe sprachliche Instruktionen oder Aufforderungen möglicherweise nur eingeschränkt verstehen oder eine Untersuchungssituation nicht korrekt einordnen. Da die Durchführung einer instrumentellen Schluckdiagnostik seitens des Patienten ein ausreichendes Situationsverständnis, eine aktive Mitarbeit und eine ausreichende Compliance erfordert, kann eine »transnasale Endoskopie (FEES) oder eine Videofluoroskopie möglicherweise nicht zielführend sein« (Deuschl et al., 2016, S. 96) bzw. sollte für MmD nicht als diagnostisches Mittel der Wahl herangezogen werden.

9.8 Dysphagie-Fragebögen

Zur Komplettierung der Anamnese von Patienten mit Schluckstörungen, ergänzend zur klinischen oder instrumentellen Schluckdiagnostik und zur Objektivierung von Wirksamkeit und Effizienz der Schlucktherapie, können spezielle Dysphagie-Fragebögen eingesetzt werden, die unterschiedliche Parameter in Bezug auf das individuelle Erleben von Patienten mit Dysphagien und damit einhergehenden Beeinträchtigungen erheben (Dziewas et al., 2020).
 Mithilfe des *Eating Assessment Tool-10* (*Eat-10*; vgl. Belafsky et al., 2008; dt. Version Zaretsky et al., 2018, validiert für dysphagische Patienten mit Tumoren im Kopf-Hals-Bereich) schätzen Betroffene exemplarisch ihren funktionellen Gesundheitsstatus bzw. den Dysphagieschweregrad ein.
Anhand des *SWAL-QOL* (dt. Version des *swallowing quality of life questionnaire G-SWAL-QOL*, vgl. Kraus et al., 2018) kann die gesundheitsbezogene Lebensqualität schluckgestörter Patienten erfasst werden.
Der patientenbezogene Lebensqualität-Fragebogen *Sydney Swallow Questionnaire* (*SSQ-G*; Bohlender et al., 2021; dt. Übersetzung Hotzenköcherle, 2011) bildet die subjektiv erlebten funktionellen, globalen, physischen oder mentalen Einschränkungen von Patienten mit neurogen, strukturell oder funktionell bedingten Schluckstörungen systematisch reliabel und valide ab.
Außerdem kann der *Dysphagia Handicap Index* eingesetzt werden, um emotionale funktionelle und körperliche Effekte von Dysphagien auf die individuelle Lebensqualität zu erfragen (Silbergleit et al., 2011).

9.9 Zusammenfassung

Das Schlucken betreffende Auffälligkeiten oder Veränderungen werden von allen Mitgliedern des multiprofessionellen geriatrischen Behandlerteams zusammengetragen und kommuniziert, damit umgehend weitere diagnostische Abklärungen und notwendige medizinisch-therapeutische Interventionen veranlasst werden können.
 Das primäre Ziel eines orientierenden Schluck-Screenings, beispielsweise mithilfe eines *Wasserschluck- oder Mehrkonsistenzentests*, ist die schnelle Identifizierung von potentiell aspirationsgefährdeten Patienten. Wird ein Risikopatient frühzeitig erkannt, schließen sich eine *Klinische Schluckuntersuchung* (*KSU*) und je nach Fra-

gestellung und therapeutischer Relevanz eine instrumentelle endoskopische (*FEES*) oder videofluoroskopische (*VFSS*) Schluckdiagnostik an, auf deren Basis eine fundierte Therapieplanung erfolgt.

Mithilfe dieser strukturierten Vorgehensweise werden dysphagie-assoziierte Komplikationen wie das Entstehen von Aspirationspneumonien oder Ernährungsstörungen minimiert und Kosten im Behandlungsverlauf gesenkt (Okuni & Ebihara, 2022; Attril et al., 2018; Baijens et al., 2016).

10 Die Behandlung von Dysphagien

Verschiedene logopädische Konzepte werden zur Behandlung von Dysphagien unterschiedlichster Genese eingesetzt und neben der ärztlich-medikamentösen Therapie durch weitere interdisziplinäre pflegerische, physio- und ergotherapeutische Angebote und Maßnahmen ergänzt. Wie eingangs in Kapitel 9 dargestellt, erfolgt je nach zugrundeliegender Pathophysiologie und auf Basis der Identifizierung von Risikopatienten sowie der klinischen und/oder instrumentellen Schluckdiagnostik eine patientenzentrierte Therapieplanung.

10.1 Logopädische Therapiekonzepte

Zur logopädischen Therapie von Oropharyngealen Dysphagien stehen insbesondere Behandlungsmethoden aus der *funktionellen Dysphagietherapie (FDT)* zur Verfügung (Bartolome, 2018c). Diese gliedern sich nach Bartolome (2018c; ▶ Abb. 22) methodisch in drei unterschiedliche Bereiche:

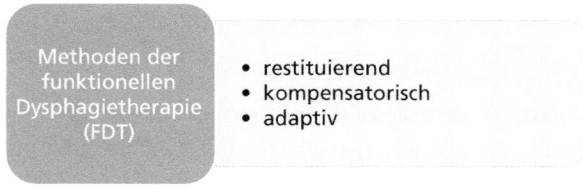

Abb. 22: Methoden der funktionellen Dysphagietherapie (nach Bartolome, 2018c)

1. Mithilfe *restituierender Behandlungsmethoden* werden die am Schlucken beteiligten sensorischen und motorischen Strukturen beübt und gekräftigt sowie und die neuromuskulären Voraussetzungen für ein physiologisches Schlucken angebahnt und erarbeitet. Isolierte Bewegungen und Bewegungsmuster werden *von außen* gezielt trainiert (vgl. Bartolome, 2018c; für eine ausführliche Darstellung vgl. ebd.).
2. Durch *kompensatorische Behandlungsmethoden* werden spezielle Schlucktechniken und Haltungsänderungen während des Schluckens gezielt eingesetzt, um dem Patienten ein sicheres Schlucken zu ermöglichen (vgl. Bartolome, 2018c; für eine

ausführliche Darstellung vgl. ebd.). Diese kompensatorischen Interventionen sind jedoch nur als kurzfristige Anpassung an die schluckfunktionellen Fähigkeiten eines Patienten zu verstehen mit dem Ziel, die Aufrechterhaltung seines Nährstoff- und Flüssigkeitsbedarfs zu gewährleisten (Sura et al., 2012).
3. *Adaptive Behandlungsmethoden* sind Hilfestellungen *von außen*, die der Vereinfachung des Schluckvermögens und der Minimierung des Aspirationsrisikos oder der von Aspirationen dienen. Adaptive Maßnahmen umfassen diätetische Maßnahmen, die Anpassung und Modifikation der Nahrungskonsistenz an die aktuelle Schluckfunktion, das Andicken von Getränken und Flüssigkeiten oder der individuell auf den Patienten abgestimmte Einsatz spezieller Ess- und Trinkhilfen (vgl. Bartolome, 2018c; für eine ausführliche Darstellung vgl. ebd.; ▶ Kap. 12; ▶ Kap. 13.1).

Kritisch anzumerken ist, dass vor allem der Einsatz restituierender und kompensatorischer Methoden ein komplexes Übungsverständnis aus Sicht des Betroffenen erfordert und insbesondere hochbetagte, geriatrische Patienten hinsichtlich der Umsetzbarkeit und Anwendbarkeit an ihre physischen, funktionellen und kognitiven Grenzen gebracht werden. Stattdessen können seitens des Patienten entwickelte oder etablierte Kompensations- und Adaptionsleistungen für eine zielgerichtete und patientenzentrierte logopädische Therapieplanung und Behandlung aufgegriffen werden (Wilmskötter & Stanschus, 2012, ▶ Kap. 11).

Darauf bezugnehmend empfiehlt die *S3-Leitlinie Demenzen* (Deuschl et al., 2016) eine dreistufige Vorgehensweise für den Einsatz logopädischer Interventionen bei Patienten mit Demenz und Dysphagie. Diese beinhaltet zunächst die Auswahl von sicher zu schluckenden Konsistenzen unter Beachtung einer ausgewogenen Zusammensetzung des Ernährungsangebotes. Getränke können im Bedarfsfall angedickt und geeignete Hilfsmittel zur unterstützenden Nahrungs- und Flüssigkeitsaufnahme eingesetzt werden. Außerdem soll das betreuende und versorgende Umfeld geschult und darüber hinaus das individuelle Patientenumfeld beachtet und in den Prozess der Nahrungsaufnahme und Mahlzeitengestaltung miteinbezogen werden (Deuschl et al., 2016).

Für schwer und schwerstbetroffene dysphagische Patienten mit reduzierter Wachheit, eingeschränkter Aufmerksamkeits- und Kognitionsleistung oder beeinträchtigten Kooperationsfähigkeiten stehen alternative logopädische und interdisziplinär ausgerichtete Therapieoptionen zur Anbahnung der Schlucksequenz und Stimulation und Verbesserung des Schluckens zur Verfügung. Exemplarisch seien in diesem Zusammenhang die *Therapie des Facio-Oralen Trakts* (F.O.T.T.®; Nusser-Müller-Busch, 2007) oder die *Manuelle Dysphagietherapie* (*MDT*; Heber, 2015; Nusser-Müller-Busch & Horst, 2011) genannt. Insbesondere o. g. Patientenklientel sollte im Rahmen der logopädischen Therapie jedoch nicht überfordert werden. Die Komplexität von Übungen sollte reduziert und an die individuellen (kognitiven) Fähigkeiten des jeweiligen Patienten angepasst werden, um einen Transfer des Geübten in die Alltagssituation zu ermöglichen (Hübner, 2021a). Manchmal findet auch eine Verlagerung des therapeutischen Schwerpunktes statt. Dieser liegt dann nicht mehr im rehabilitativen Bereich und verfolgt keinen explizit kurativen Behandlungsansatz, sondern er liegt im Ermöglichen von genussvollem Essen und Trinken und dem Erhalt der individuellen Lebensqualität.

Zusammenfassend konzentriert sich die logopädische Behandlung schwer und schwerstbetroffener sowie demenziell erkrankter Dysphagiepatienten auf Maßnahmen im adaptiven Bereich, die Anleitung und Beratung des versorgenden Umfeldes und setzt den therapeutischen Fokus auf alltagspraktisches Üben konkret durch Essen und Trinken.

10.2 Interdisziplinäres Arbeiten mit dysphagischen Patienten

Da neben der Identifikation und Diagnostik von Schluckstörungen auch ihre Behandlung die interdisziplinäre Zusammenarbeit des multiprofessionellen Dysphagieteams erfordert (▶ Kap. 9; ▶ Kap. 9.1), leisten neben der ärztlichen und pflegerischen Berufsgruppe auch die physio- und ergotherapeutische Disziplin einen unterstützenden Beitrag in der Behandlung von geriatrischen Patienten mit Dysphagie und tragen durch gezielte fachspezifische Angebote zu einer Verbesserung in den Bereichen selbstständige Nahrungsaufnahme und Schluckfunktion bei.

So werden beispielsweise durch physiotherapeutische Maßnahmen die gesamtkörperliche Aufrichtung, die Rumpf- und Kopfkontrolle oder der eigenständige und freie Sitz mit und ohne Unterstützungsflächen als Basis einer physiologischen und sicheren Schluckfunktion erarbeitet. Bei stark transfer- und bewegungseingeschränkten oder bettlägerigen Patienten unterstützen Physiotherapeuten Letztere durch eine aufrechte Positionierung im Bett oder Stuhl und einen stabilen Sitz. Atemtherapeutische Übungen zur Aspirationsprophylaxe oder die Förderung eines kräftigen Hustenstoßes als wichtige Voraussetzung für eine effiziente Reinigungsfunktion bei Aspiration ergänzen das physiotherapeutische Angebot im Rahmen der Dysphagietherapie.

Maßnahmen der Ergotherapie adressieren sich an unterschiedliche Funktionsbereiche wie z. B. die Förderung der Aufmerksamkeit, Körperwahrnehmung und (Tiefen-)Sensibilität oder die Verbesserung der feinmotorischen Fähigkeiten hinsichtlich des Aspekts der Mahlzeitenzubereitung, der Greiffunktion zur korrekten Benutzung von Besteck, des Führens und Haltens von Trinkgefäßen oder des selbstständigen Essens und Trinkens. Darüber hinaus ist die Erprobung und Versorgung mit Hilfsmitteln (z. B. Einhänderbrett, Spezialbesteck; ▶ Kap. 13.1) wichtiger Bestandteil der ergotherapeutischen Behandlung im Rahmen der Dysphagietherapie.

Darüber hinaus finden weitere pflegespezifische bzw. multidisziplinär ausgerichtete Therapiekonzepte zur unterstützenden Behandlung der Funktionskreise Wahrnehmung, Motorik, Bewegung, Atmung und Kommunikation von geriatrischen Patienten mit Schluckstörung Anwendung. Exemplarisch seien die Konzepte

Basale Stimulation® in der Pflege (Bienstein & Fröhlich, 2021; für eine ausführliche Darstellung vgl. ebd.), *Bobath* (für eine ausführliche Darstellung vgl. Friedhoff & Schieberle, 2014b) oder die darauf aufbauende *Therapie des Facio-Oralen Trakts* nach Coombes (*F.O.T.T.®*; Nusser-Müller-Busch, 2007; für eine ausführliche Darstellung vgl. ebd.) genannt. In herausfordernden Situationen oder im Umgang mit deliranten oder demenziell veränderten Patienten ist das kommunikativ-wertschätzende Konzept der *Integrativen Validation (IVA) nach Richard®* (vgl. Richard, 2004) hilfreich.

11 Wie können professionell Pflegende die sichere Aufnahme von Essen und Trinken konkret unterstützen?

Professionell Pflegende können ältere und geriatrische Patienten mit Dysphagie in unterschiedlicher und vielfältiger Weise während des (selbstständigen) Essens und Trinkens unterstützen und so einen wertvollen Beitrag zu einem sicheren Schlucken und einer genussvollen Nahrungsaufnahme leisten:

Gestaltung der Essenssituation/Mahlzeitengestaltung:
Ältere Menschen und geriatrische Patienten mit Dysphagie profitieren von einer klar und reizarm gestalteten Essenssituation. Insbesondere für Menschen mit Demenz ist es aufgrund ihrer bestehenden Orientierungs- und Konzentrationsschwierigkeiten und der erhöhten Ablenkbarkeit enorm wichtig, dass sie die Situation, in der es um Essen und Trinken geht, überhaupt als solche erkennen. Um ablenkende Momente zu reduzieren, sollten Stör- und Umgebungsgeräusche im Allgemeinen minimiert, das Radio oder der Fernseher ausgeschaltet und die Zeitung zur Seite gelegt werden, damit eine ruhige und zum Essen und Trinken einladende Atmosphäre entsteht.

Herstellen einer physiologischen Körperhaltung während des Essens und Trinkens:
Professionell Pflegende können ein sicheres Schlucken bereits vor der eigentlichen Nahrungs- und Flüssigkeitsaufnahme durch die Unterstützung der prä-oralen Phase (▶ Kap. 2.1.1) günstig beeinflussen. Dysphagische Patienten profitieren von einer aufrechten, physiologischen Sitzhaltung (▶ Abb. 23), welche beispielsweise begleitend im Rahmen der Physiotherapie angebahnt und erarbeitet werden kann. Im Allgemeinen ist eine je nach Körpergröße des Patienten angemessene Sitzhöhe zu beachten, damit die sich auf dem Tisch befindliche Mahlzeit bzw. das für die selbstständige Nahrungs- und Flüssigkeitsaufnahme zu verwendende Geschirr und Besteck gut erreichbar und zu greifen ist.

Mobilisation in den Stuhl:
Wenn möglich, wird der Patient also regelhaft zu den Mahlzeiten in einen Stuhl mobilisiert, damit er diese am Tisch oder alternativ an der Bettkante sitzend einnehmen kann. Die Füße nehmen hierbei einen guten und flächigen Kontakt zum Fußboden auf und die Stuhllehne stellt eine entlastende Unterstützungsfläche dar.

11 Sichere Aufnahme von Essen und Trinken

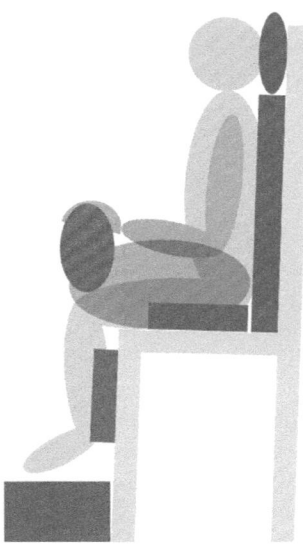

Abb. 23: physiologische Sitzhaltung (Darstellung: Michael Braun und Monika Hübner)

Mobilisation in den Rollstuhl:
Erfolgt die Mobilisierung eines Patienten zur Einnahme der Mahlzeiten »nur« in einen Rollstuhl, werden die Bremsen des Rollstuhls befestigt und die Fußrasten entfernt, damit beide Füße auch in dieser Sitzposition eine gute Kontaktfläche zum Boden herstellen können und somit eine sichere Sitzposition unterstützt wird.

Mobilisation an die Bettkante:
Gelingt (noch) kein Transfer vom Bett in den Sitz (Stuhl oder Rollstuhl), weil der Patient z. B. nicht ausreichend belastbar oder kreislaufstabil ist, wird er in eine aufrechte Sitzposition an die Bettkante mobilisiert. Zur unterstützenden Stabilisierung dieser Sitzposition werden bei Bedarf Lagerungswürfel und -kissen im Rücken- und ggf. Flankenbereich verwendet.

Mobilisation im Bett:
Besonders schwer betroffene Patienten mit reduzierter körperlicher Reserve, eingeschränkter Belastbarkeit oder angeordneter Bettruhe, beispielsweise bei Z. n. Sturz oder instabilen Frakturen, können oder dürfen nicht an die Bettkante oder in den (Roll-)Stuhl transferiert oder mobilisiert werden und müssen Nahrung und Flüssigkeiten liegend einnehmen. Dies stellt aufgrund der vertikalen Körperposition und dem damit einhergehenden erhöhten Aspirationsrisiko eine besondere Herausforderung an ein sicheres Essen und Trinken dar. Bevor der Patient Mahlzeiten und Getränke in ungünstiger Position einnimmt, erfolgt – falls möglich – eine Mobilisation ins Sitzbett (syn. Pilotensitz), die eine aufrechte Oberkörperpositio-

nierung, eine Unterstützungsfläche für den Rückenbereich und die Neutralstellung von Kopf und Hüfte beinhaltet. Hierzu eignen sich beispielsweise die pflegerisch-therapeutischen Konzepte nach Bobath (vgl. Friedhoff & Schieberle, 2014b; für eine ausführliche Darstellung vgl. ebd.) oder LiN – Lagerung in Neutralstellung (LiN-Arge e. V., 2022; für eine ausführliche Darstellung vgl. ebd.).

Allgemeines und interdisziplinäres Ziel von Haltungsveränderungen und Positionierungsmaßnahmen ist, die am Schlucken beteiligten sensomotorischen und ossären Strukturen in Kopf, Hals, Wirbelsäule und Becken in eine möglichst physiologische Aufrichtung zu bringen und eine leichte Anteflexion des Kopfes zu unterstützen (vgl. im folgenden *Haltungsveränderung Kopfanteflexion*), damit das Schlucken sicherer gelingt. Der Unterstützungsgrad während der Positionierung erfordert eine situations- oder tagesformabhängige Anpassung an den individuellen Patientenbedarf, ggf. einen unterstützenden Einsatz unterschiedlicher Lagerungsmaterialien und Positionierungshilfen und richtet sich bezüglich seiner kontinuierlichen Umsetzung an alle Mitglieder des Dysphagieteams.

Darf ein Patient während des Essens oder Trinkens nicht in eine aufrechte Sitzposition mobilisiert werden oder muss eine strenge Bettruhe einhalten, kann die Kostform temporär auf passierte oder pürierte, ggf. auch recht weiche, leicht zu kauende und gut zu transportierende orale Kost reduziert werden. Getränke werden behutsam und in kleinen Mengen, beispielsweise mittels Trinkhalm oder teelöffelweise, angeboten. Bei klinischen Anzeichen eines Verschluckens oder einer Luftnotgefahr wird auf die orale Gabe von Essen und Trinken in eingeschränkter oder liegender Position verzichtet, eine Klinische Schluckuntersuchung initiiert, Ernährung und Flüssigkeit substituiert und oral einzunehmende Medikamente alternativ verabreicht.

Unterstützung bei der Nahrungs- und Flüssigkeitsaufnahme:
Benötigt ein Patient Unterstützung bei der oralen Nahrungs- und Flüssigkeitsaufnahme bzw. ist in seiner Selbstständigkeit eingeschränkt, reicht die Pflegekraft Essen und Trinken an. Um eine möglichst physiologische Sitzhaltung und Kopfposition des Patienten während des Schluckens zu unterstützen, begibt sich die Pflegekraft auf die gleiche körperliche Höhe und setzt sich während des *Essen- und Trinken-Anreichens* neben die zu speisende Person. Nun ist es möglich, auf Augenhöhe miteinander zu interagieren und zu kommunizieren. Zudem wird dadurch ein Überstrecken des Kopfes nach hinten (sog. *Extension*) vermieden. Eine Extension des Kopfes beeinflusst die schluckrelevanten Muskeln, Nerven und Knochen im Zungen-, Hals- und Kehlkopfbereich ungünstig (Sticker & Gampp Lehmann, 2007), erschwert somit das physiologische Schlucken und erhöht das Risiko eines Leakings und einer *prä-*, *intra-* oder *postdeglutitiven Aspiration*.

Haltungsveränderung Kopfanteflexion, sog. chin down bzw. chin tuck:
Eine mögliche präventive und unterstützende, meist leicht umzusetzende Maßnahme ist die des chin down oder chin tuck (Bartolome, 2018c). Hierbei unterstützt die Pflegekraft den Patienten, seinen Kopf bzw. sein Kinn leicht nach unten (*chin down*) bzw. in Richtung Brust/Brustbein zu senken und dabei gleichzeitig den Nacken zu strecken (*chin tuck*). Durch diese kompensatorische Haltungsveränderung

können das Symptom des Leakings (Prosiegel & Weber, 2018), die Eindringtiefe eines Bolus im Rahmen einer Penetration und pharyngeale Residuen reduziert (Ko et al., 2021) oder Aspirationsereignisse minimiert werden (Ashford et al., 2009). Wendet ein Patient ein *chin down* oder *chin tuck* an, ist es hilfreich, ihn verbal dahingehend zu instruieren, seine Augen auf den Tisch resp. den Teller oder das Glas zu richten, um so die veränderte Kopfposition zu erleichtern (▶ Abb. 24).

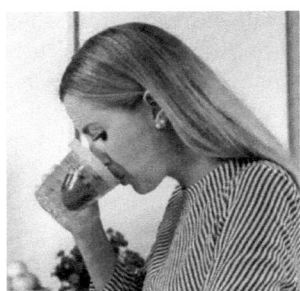

Abb. 24: medizinische Trinkhilfe sippa home mit Deckel ermöglicht die Neigung des Kopfes während des Trinkens in Richtung Brust (mit freundlicher Genehmigung von WGP/iuvas care)

Verbale Aufforderung:
Eine weitere Möglichkeit zur Unterstützung während des Essens oder Trinkens kann die verbale Aufforderung (sog. *verbaler cue*) zum gründlichen Kauen, willkürlichen Nachschlucken und Reinigen des Mundes sein, um prä- oder postdeglutive Residuen auf der Zunge, am Gaumen oder in den Wangentaschen zu entfernen. Diese können auch selbstständig mit der Zunge oder, ggf. unter Anleitung, mit dem Zeigefinger entfernt werden. Gelingt dies nicht, dürfen nicht kau- oder schluckbare Boli ausgespuckt werden. Eine postdeglutiv feuchte Stimme oder auffällige Atmung kann auf laryngeale Residuen hinweisen, die durch aktiv angeleitetes und willkürliches Räuspern, Hochhusten und Nachschlucken entfernt werden können.

Visuelle Inspektion des Mundes und Mundpflege:
Nach Beendigung der Mahlzeit erfolgt eine visuelle Inspektion der Mundhöhle. Der Patient wird aufgefordert, seinen Mund zu öffnen und ggf. die Zunge herauszustrecken. Zur Verbesserung der Sicht kann unterstützend eine Taschenlampe eingesetzt werden. Nach Entfernung postdeglutiver Bolusreste und Residuen aus der Mundhöhle wird anschließend eine Mund-, Zahn- und Lippenpflege, im Bedarfsfall auch eine Reinigung der Zunge beispielsweise mithilfe von Kugeltupfern oder speziellen Reinigungsbürstchen durchgeführt. Ist der Patient zahnprothetisch versorgt, werden die Ober- und Unterkieferprothese aus dem Mund genommen, die Mundhöhle und der Gaumen nochmals auf mögliche Residuen inspiziert sowie die Zahnprothese bei Verunreinigung gesäubert und wieder frisch eingesetzt.

Nach dem Essen:
Die Pflegekraft achtet darauf, dass der Patient nach Beendigung der Mahlzeit für

mindestens 15–20 weitere Minuten in aufrechter Sitzposition verbleibt bzw. der Oberkörper hochgelagert ist, um ein mögliches Verschlucken resp. Aspirieren von oralen oder pharyngealen Residuen oder eine Verlagerung der unteren Atemwege durch pharyngeale oder laryngeale Bolusreste oder regurgitiertes Material zu vermeiden.

Reduzierte orale Aufnahme von Essen und Trinken:
Bei vermindertem Appetit oder reduziertem Durstgefühl werden dem Patienten über den Tag verteilt mehrere kleine Mahlzeiten und/oder hochkalorische, energiereiche Zwischenmahlzeiten angeboten. Außerdem wird der Patient zum regelmäßigen Trinken angehalten. Bei bestehender Inappetenz oder zu geringer oraler Trinkmenge kann zur Objektivierung der gegessenen und getrunkenen Menge ein Ess- oder Trinkprotokoll über einen Zeitraum von ein bis drei Tagen geführt werden.

Rückmeldung und Austausch innerhalb des interdisziplinären und multiprofessionellen Dysphagieteams:
Die Arbeit des Behandlerteams zeichnet sich durch einen kontinuierlichen Austausch während der Übergaben, im Rahmen von interdisziplinären Teambesprechungen oder auch während der alltäglichen Arbeit auf Station aus. So kann sich das multiprofessionelle Dysphagieteam von folgenden Fragen und Beobachtungen hinsichtlich der Nahrungs- und Flüssigkeitsaufnahme schluckbeeinträchtigter Patienten leiten lassen (▶ Kasten 5), um zu einer qualitativen Verbesserung und Optimierung der Patientenversorgung beizutragen:

Kasten 5: Hilfreiche Fragen und Beobachtungen in Bezug auf eine sichere und bedarfsdeckende orale Nahrungs- und Flüssigkeitsaufnahme

- Zeigt der Patient Auffälligkeiten beim Essen oder Trinken?
- Gibt es während des Essens oder Trinkens klinische Hinweise auf ein Verschlucken?
- Bestehen Schwierigkeiten bei der (regelmäßigen) Medikamenteneinnahme?
- Räuspert oder hustet der Patient während oder nach dem Schlucken?
- Verändert sich die Stimme oder der Stimmklang während oder nach dem Schlucken?
- Muss der Patient zum regelmäßigen Essen und Trinken angehalten oder aufgefordert werden?
- Welche Portionsmengen nimmt der Patient oral zu sich?
- Ist die orale Aufnahme von Essen und Trinken ausreichend und bedarfsdeckend?
- Hat der Patient unbeabsichtigt und relevant an Gewicht verloren? (Ein Hinweis auf eine Gewichtsabnahme kann zu locker sitzende Kleidung sein. Eine nicht mehr festsitzende Zahnprothese kann ebenfalls auf eine Gewichtsreduktion hindeuten.)
- Besteht der Verdacht auf eine Mangelernährung?

- Lehnt der Patient bestimmte Konsistenzen oder Essen und Trinken im Allgemeinen ab?
- Müssen ernährungstherapeutische Maßnahmen zur Bedarfsdeckung und Sicherstellung einer ausreichenden Kalorien- und Flüssigkeitsaufnahme eingeleitet werden?
- Benötigt der Patient Unterstützung beim Essen oder Trinken? Wenn ja, wie äußert sich dieser Unterstützungsbedarf?
- Gibt der Patient an, Angst vor dem Verschlucken zu haben?
- Werden Veränderungen des Schluckens zu unterschiedlichen Tageszeiten beobachtet?
- Ist der Patient schnell ablenkbar oder ermüdet rasch?

Darüber hinaus informiert die Pflegekraft den zuständigen Arzt und/oder die behandelnde Logopädin, wenn bei einem Patienten eine Veränderung oder Verschlechterung der Schluckfunktion oder seines allgemeinen körperlichen Zustandes zu beobachten ist. Aktuell aufgetretenes Fieber, unklare Fieberschübe bzw. eine Fokussuche, pulmonale Auffälligkeiten oder klinische Hinweise auf Penetration oder Aspiration können ein Hinweis auf eine sich neu entwickelnde oder eine sich verschlechternde Schluckfunktion sein, die eine zeitnahe Re-Evaluation des Schluckens bzw. eine erneute Durchführung einer KSU erfordern. Durch ihre schnelle Rückmeldung leistet die zuständige Pflegekraft so einen wichtigen Beitrag zur Minimierung möglicher Komplikationen in der Behandlung dysphagischer Patienten und ermöglicht eine schnelle Intervention.

Analog zu dem von Wilmskötter & Stanschus (2012) postulierten *Aufgreifen von Kompensations- und Adaptionsleistungen* können professionell Pflegende durch genaues, alltagspraktisches Beobachten schluckfunktionell kompensierte und angepasste Verhaltensweisen eines Patienten während des Ess- und Trinkprozesses erkennen und ihn gezielt in seinem Vorgehen bestärken, wenn Essen und Trinken dadurch selbstständiger und sicherer gelingen:

- Benötigt ein Patient Zeit für die Nahrungsaufnahme, da aufgrund einer primären Presbyphagie die oralmotorischen und oralsensorischen Funktionen reduziert sind, wird ihm diese eingeräumt; erkaltet das Essen aus diesem Grund, wird entweder nur ein Teil der Portion angeboten oder das Essen im Verlauf der Mahlzeit erneut erwärmt.
- Zerdrückt ein Patient Nahrungsmittel mit einer Gabel und modifiziert dadurch die ursprüngliche Konsistenz des Essens, die ihm das Kauen, den oralen Transport oder das Schlucken erleichtert, erfordert dies möglicherweise keine Anpassung der aktuellen Kostform.
- Ist ein Patient nicht ausreichend zahnprothetisch versorgt und dementsprechend nicht in der Lage, feste Konsistenzen zu kauen oder oral zu transportieren, kann er z. B. ein Brötchen in seinen Kaffee eintunken und dadurch die Festigkeit des Bolus für sich anpassen.

- Trinkt ein Patient immer in kleinen Schlucken, kann er darin bestärkt und seine selbst vorgenommene Anpassung des Trinkvolumens an seine derzeitige Schluckfähigkeit beibehalten werden.
- Trinkt ein Patient zur Unterstützung des oralen Transportes nach einem gekauten Bissen immer einen Schluck nach, um den oralen Transport zu unterstützen, achtet die Pflegekraft immer auf ein gut gefülltes Glas.
- Benutzt ein Patient einen Trinkhalm zur Erleichterung des Trinkens oder zur Verbesserung seines Lippenschlusses, soll er dieses Hilfsmittel auch weiterhin einsetzen.

Eine Veränderung bzw. Anpassung von Bolusgrößen kann ebenfalls hilfreich sein, um das Schlucken zu erleichtern, ohne die Kostform direkt modifizieren oder reduzieren zu müssen: Fleisch, Fisch oder Brot kann z. B. stark zerkleinert, Kartoffeln und Gemüse sehr weich gekocht und mit der Gabel zerdrückt und passierte bzw. pürierte Kost nur mit einem Teelöffel angereicht werden. Ebenso kann ein Patient während des Trinkens zum Schlucken kleinerer oder einzelner Bolusmengen aufgefordert oder ihm diese in kleinen Mengen (z. B. teelöffelweise) angereicht werden.

11.1 Mahlzeitengestaltung bei Menschen mit Demenz

Alle im vorherigen Kapitel genannten Unterstützungsmöglichkeiten können auch bei Menschen mit Demenz Anwendung finden. Menschen mit demenzieller Erkrankung und damit einhergehender Störung oder Fluktuation der Gedächtnisleistung, der Orientierung, der Aufmerksamkeit oder des Verhaltens bedürfen hinsichtlich der bedarfsdeckenden und sicheren Nahrungs- und Flüssigkeitsaufnahme jedoch einer besonderen Aufmerksamkeit.

So profitieren MmD insbesondere von routinierten Abläufen und einer auf ihre Bedürfnisse abgestimmten Mahlzeitengestaltung ebenso wie von einer Anpassung des Ess- und Trinkangebotes an ihre schluckfunktionellen Fähigkeiten.

Gestaltung der Essenssituation bei Menschen mit Demenz:
Mahlzeiten stellen für Menschen mit Demenz wichtige Orientierungspunkte und Rituale innerhalb ihres Tagesablaufs dar (Blaser, 2019). In Bezug auf die Mahlzeitengestaltung ist es demnach für MmD besonders wichtig, dass sie den Kontext *jetzt-geht-es-um-Essen-und-Trinken* überhaupt situativ als solchen verstehen und erkennen. Aufgrund der schnellen Ablenkbarkeit und herabgesetzten Konzentrationsfähigkeit sollten vorbereitend die Lichtverhältnisse bei Tisch angepasst, laute Geräusche minimiert und heftige Bewegungen reduziert werden (Weibler-Villalobos, 2005).

Dann profitieren Menschen mit Demenz von einer ansprechend gestalteten Essenssituation in familiärer Atmosphäre. Das gemeinsame Einnehmen der Mahlzeiten wirkt sich signifikant auf die Parameter Körpergewicht, Feinmotorik und Lebensqualität aus. Da bei Menschen mit Demenz die Imitationsfähigkeit lange erhalten bleibt, können Pflegekräfte oder auch versorgende Angehörige *Modell sein*, die Mahlzeiten gemeinsam mit den Betroffenen einnehmen und zum selbstständigen Essen und Trinken anregen. Zudem gibt es Hinweise darauf, dass farbliche Unterschiede und visuelle Kontraste des Speisen- und Getränkeangebotes oder des verwendeten Geschirrs die Nahrungs- und Flüssigkeitsaufnahme bei MmD erhöhen (Deuschl et al., 2016; Weibler-Villalobos, 2005; ▶ Abb. 25; ▶ Abb. 26). Es gilt jedoch abzuwägen, ob herkömmliches und bekanntes Geschirr und Besteck nicht eher an den Kontext *Mahlzeit* erinnern und den situativen Bezug zu *Nahrungsaufnahme* somit leichter erfassbar und erfahrbar machen.

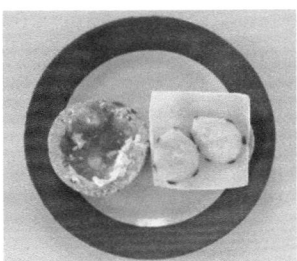

Abb. 25: Teller mit farblich abgesetztem Rand (Foto: M. Hübner)

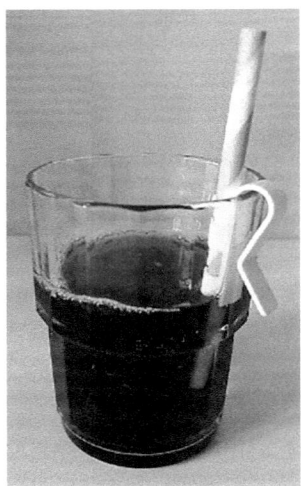

Abb. 26: farbiges Getränk (Saftschorle) im Glas mit Trinkhalmhalter (Foto: M. Hübner)

Um ein Überangebot oder eine Überforderung während der Mahlzeiteneinnahme zu vermeiden, werden Vor-, Haupt- und Nachspeise nacheinander angeboten und auf allgemeine *Tischmanieren* verzichtet. Ebenso liegt der Schwerpunkt nicht auf dem Aspekt der Einnahme gesunder Lebensmittel (Hübner 2021a; Easterling &

Robbins, 2008; Weibler-Villalobos, 2005). Aufgrund der Gefahr des Verkennens von Dingen und Situationen muss Nicht-Essbares (Easterling & Robbins, 2008) wie z. B. Blumen, Blumenerde, Servietten, Verpackungsmaterial, Medikamentenblister oder Desinfektionsmittel vom Tisch bzw. außer Reichweite gebracht werden, um ein Essen oder Trinken ungeeigneter, gesundheitsschädlicher oder giftiger Substanzen zu verhindern.

Außerdem sollten Menschen mit Demenz zum selbstständigen Essen und Trinken angeleitet bzw. so wenig wie nötig im Rahmen ihrer individuellen Möglichkeiten bei der selbstständigen Nahrungs- und Flüssigkeitsaufnahme unterstützt werden, steigt doch das Risiko einer Aspiration mit abnehmender Selbstständigkeit, abnehmenden funktionellen Fähigkeiten und zunehmendem Unterstützungsbedarf (Sura et al., 2012). Die funktionelle Selbstständigkeit verbessert sich hingegen, wenn die Betroffenen während des Essens und Trinkens verbal aufgefordert und in ihrem Tun positiv verstärkt werden. Dies führt jedoch nicht zu einer Zunahme der Häufigkeit des Essens (Deuschl et al., 2016).

Erstellen einer Essbiografie:
Im Rahmen der Pflegeanamnese kann durch eine frühzeitige Befragung der versorgenden Angehörigen oder betreuenden Bezugspersonen eine *Ess- oder Ernährungsbiografie* erstellt werden. Der Speiseplan kann um bekannte und favorisierte Mahlzeiten und Getränke ergänzt und bevorzugte Geschmacksrichtungen individualisiert angeboten werden. Auch im Hinblick auf ein sich veränderndes Essverhalten und verschlechterndes Schluckvermögen bei fortgeschrittener Demenz ist ein konkretes Wissen um frühere Ess- und Ernährungsgewohnheiten hilfreich (Biedermann, 2011; Weibler-Villalobos, 2005).

Fingerfood:
Sind MmD nicht mehr in der Lage, mit Besteck zu essen, kann bereitgestelltes *Fingerfood* in Form von kleinen herzhaften oder süßen und mit den Fingern gut greifbar portionierten Häppchen wie Obst, Kuchen, Schokolade, Gemüsesticks oder Käsewürfel die Dauer der selbstständigen Nahrungsaufnahme erhöhen (Weibler-Villalobos, 2005). Somit ist die selbstständige orale Aufnahme von mundgerecht zubereiteten Nahrungsmitteln als Bestandteil eines »aktivierenden Pflegekonzeptes« (Biedermann, 2011, S. 76) zu verstehen.

> *Fingerfood:* ca. 1,5 cm x 1,5 cm große, mundgerecht vorbereitete Lebensmittel, die zur direkten Nahrungsaufnahme von der Hand zum Mund dienen und mit einem Handgriff aufgenommen werden können; die angebotenen Lebensmittel sollten nicht zu heiß, klebrig, weich, hart oder brüchig sein (Biedermann, 2011)

Da auch MmD dahingehend sozialisiert sind, mit Messer und Gabel zu essen und dies in unseren Kulturkreisen üblich ist, sollte ihr Platz dennoch mit Geschirr und Besteck eingedeckt werden (Biedermann, 2011), auch wenn sie Nahrungsmittel primär oder ausschließlich mit den Händen aufnehmen.

Eat by Walking:
Wichtig im Umgang mit agitierten, unruhigen und umherwandernden Betroffenen ist, dass sie nicht forciert, angehalten, überredet oder »gezwungen« werden, sich zu den Mahlzeiten resp. zur Mahlzeiteneinnahme an einen Tisch zu setzen, da dies ein reaktiv abwehrendes und herausforderndes Verhalten begünstigt oder verstärkt (Hübner, 2021a). Alternativ kann *Fingerfood* nach dem Konzept des *Eat by Walking* (Biedermann, 2011) auf den Laufwegen der Patienten bereitgestellt werden. Dies ermöglicht es ihnen, sich im Vorbeigehen, also en passant, selbstständig mit unterschiedlichen Essenshäppchen zu versorgen.

Gelingt dies nicht, unterstützt die Pflegekraft oder Bezugsperson die orale Nahrungsaufnahme insofern, als sie neben der von Demenz betroffenen Person hergeht und ihr während des *Nebeneinander Hergehens* mundgerechte Nahrungsportionen und Getränke anreicht (Hübner, 2021a), ihr diese direkt an die Lippen resp. den Mund führt oder diese direkt in den Mund gibt, sofern der Patient diese Vorgehensweise zulässt.

Da das viele Umherlaufen besonders kraft- und energiezehrend ist und einen unbeabsichtigten Gewichtsverlust begünstigt, profitieren agitierte und herumwandernde MmD von einem »ergänzenden Angebot an Fingerfood, Zwischenmahlzeiten oder hochkalorischer Trinknahrung« (Hübner, 2021a, S. 19).

11.2 Zusammenfassung

Professionell Pflegenden kommt eine grundlegende Verantwortung im Rahmen der Versorgung dysphagischer Patienten zu. Sie unterstützen die Betroffenen vorbereitend, indem sie die Essenssituation einladend gestalten und die Nahrung optisch ansprechend präsentieren. Die Pflegekraft beachtet eine physiologische Körperhaltung und setzt notwendige Hilfsmittel mit Bedacht ein. Außerdem motiviert sie den betroffenen Patienten nonverbal oder verbal zum Essen und Trinken, portioniert oder reicht bei Bedarf oder Inappetenz wiederholt Essen und Trinken an. Zeigt ein Patient klinische Hinweise auf eine Dysphagie, teilt die versorgende Fachkraft dem multiprofessionellen Behandlerteam ihre Beobachtungen mit und trägt so entscheidend zu einer sicheren Patientenversorgung bei.

12 Adaptive Konsistenzveränderung von Essen und Trinken bei Patienten mit Dysphagie

Um das Schlucken von Essen und Getränken bei Patienten mit Dysphagie einfacher und sicherer zu gestalten und um mögliche gesundheitliche und Aspirationsfolgen zu minimieren, besteht die Möglichkeit, Speisen und Getränke in ihrer ursprünglichen Konsistenz, Oberflächenbeschaffenheit (sog. *Textur*) und Fließgeschwindigkeit (sog. *Viskosität*) zu modifizieren. Diese *diätetischen Adaptions- und Modifikationsmaßnahmen* stellen eine häufig verbreitete Intervention im Bereich des Dysphagiemanagements dar (Dziewas et al., 2020; vgl. Bartolome, 2018c). Da die Modifikation von Speisen und Getränken bzw. eine Einschränkung eines oralen Ess- und Trinkangebotes sowohl mit gesundheitlichen als auch psychosozialen Folgen für die Betroffenen einhergeht (▶ Kap. 7), sollten *diätetische Adaptions- und Modifikationsmaßnahmen* nicht dauerhaft empfohlen und umgesetzt werden.

12.1 Speisen- und Getränkemodifikation bei Patienten mit Dysphagie

Elementarer Bestandteil der logopädischen Therapie bei bestehender Dysphagie oder Kaubeeinträchtigung ist die Veränderung von Nahrungsmitteln und Getränken in ihrer Konsistenz und Viskosität mit dem Ziel eines möglichst sicheren und aspirationsfreien Schluckens. Nahrungsmittel werden dann z. B. in weicher, pürierter oder passierter Form angeboten und die Fließgeschwindigkeit von Getränken mithilfe von speziellen Andickungspulvern verändert.

Nach wie vor problematisch ist die Verwendung von Begrifflichkeiten in Bezug auf o. g. Adaptions- und Modifikationsmaßnahmen. Deshalb schlug die American Dietetic Association bereits im Jahr 2002 eine *National Dysphagia Diet (NDD)* vor, um die Terminologie für texturveränderte Speisen und Getränke zu vereinheitlichen (McCullough et al., 2003). Diesem Vorschlag entsprechend werden grob folgende Kost- und Flüssigkeitsstufen unterschieden (▶ Tab. 3; ▶ Tab. 4; vgl. hierzu auch Bartolome, 2018c; Bartolome, 2014):

12 Adaptive Konsistenzveränderung von Essen und Trinken bei Patienten mit Dysphagie

Tab. 3: Koststufen und Beschreibung der Nahrungsbeschaffenheit (in Anlehnung an McCullough et al., 2003)

Koststufe	Beschreibung der Nahrungsbeschaffenheit
Dysphagie-Koststufe 1	püriert-homogene Kost, puddingartig
Dysphagie-Koststufe 2	weiche, halbfeste, leicht zu kauende Kost (kann mit der Zunge am Gaumen zerdrückt werden)
Dysphagie-Koststufe 3	weiche Lebensmittel (bei gebesserter Dysphagie, ein Mehr an Kaufunktion erforderlich)
Koststufe 4	Normalkost/Vollkost (uneingeschränktes Essen ohne Einschränkungen möglich)

Tab. 4: Flüssigkeitsstufen und Beschreibung der Viskosität (in Anlehnung an McCullough et al., 2003)

Koststufe	Beschreibung der Viskosität
Flüssigkeitsstufe A	löffeldick
Flüssigkeitsstufe B	honigartig
Flüssigkeitsstufe C	nektarartig
Flüssigkeitsstufe D	dünnflüssig

Praktisch zu beachten ist, dass eine empfohlene Dysphagie-Koststufe keine automatischen Rückschlüsse auf eine Flüssigkeitsstufe erlaubt, d. h. eine Beeinträchtigung beim Schlucken von Nahrung bedeutet nicht gleichermaßen eine Beeinträchtigung im Rahmen des Trinkprozesses. Deshalb ist sowohl die Überprüfung des Essens als auch die des Trinkens immanenter Bestandteil einer klinischen und/oder instrumentellen Schluckdiagnostik.

12.2 Adaption von Getränken bei Patienten mit Dysphagie

Das Andicken von Getränken mithilfe spezieller Andickungspulver ist eine häufige therapeutisch-adaptive Maßnahme in der Versorgung von geriatrischen Dysphagiepatienten und hat eine verbesserte Kontrolle der Fließgeschwindigkeit, Richtung, Dauer und Reinigungseigenschaft (sog. *Clearance*) des Flüssigkeitsbolus zum Ziel (Eglseer & Lohrmann, 2016).

Das Aspirationsrisiko unterschiedlicher Patientengruppen verringert sich durch die Reduktion der Fließgeschwindigkeit durch eine veränderte Flüssigkeitsviskosität sofort. Allerdings trägt die Maßnahme des Andickens nicht zu einer substanziell verbesserten Flüssigkeitsaufnahme dysphagischer Patienten bei. Das bedeutet, obwohl das Risiko laryngealer Penetration und Aspiration von Flüssigkeiten aufgrund der Zunahme der Viskosität reduziert wird, nehmen Patienten *nicht mehr* an oraler Flüssigkeit zu sich (Dziewas et al., 2020; Newman et al., 2016; ▶ Abb. 27). Die Maßnahme des Andickens von Flüssigkeiten erfordert deshalb eine strenge Überwachung der oralen Volumenaufnahme, um den Hydratationsstatus dysphagischer Patienten zu verbessern (Viñas et al., 2022).

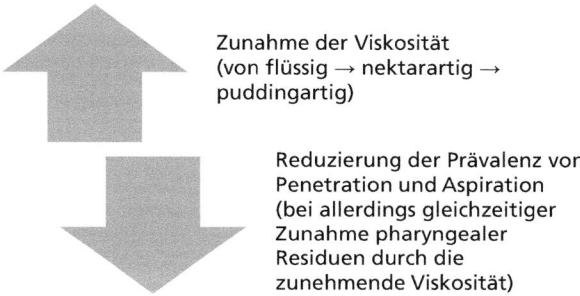

Abb. 27: Korrelation zwischen Viskosität und Reduzierung von Penetration/Aspiration (in Anlehnung an Dziewas et al., 2020; Newman et al., 2016)

Laut Flynn et al. (2018) haben stark angedickte Getränke eine direkte positive Auswirkung auf die Schluckfunktion, wie eine Untersuchung mittels videofluoroskopischer Diagnostik bei Menschen mit Demenz belegt. Durch das Andicken von Getränken konnte das Aspirationsrisiko bei dieser Patientengruppe unmittelbar minimiert werden. Eine größere Probandenzahl entwickelte trotz der Einnahme stark angedickter Getränke in honigartiger Konsistenz dennoch eine Aspirationspneumonie im Behandlungsverlauf. Im Vergleich dazu entwickelten Probanden mit nektarartig angedickten Getränken bzw. diejenigen mit nicht angedickten Getränken weniger pulmonale Komplikationen. Die Probanden mit nicht angedickten Getränken nahmen diese in Kombination mit der Kompensationsmaßnahme *chin tuck* zu sich (Flynn et al., 2018). Da also auch Patienten mit angedicktem oralen Getränkeangebot eine Aspirationspneumonie entwickeln können, erfordert die Maßnahme des Andickens eine regelmäßige Kontrolle und Anpassung im Behandlungsverlauf.

In diesem Zusammenhang ist zu beachten, dass das Risiko oraler und pharyngealer Residuen bei starker Andickung aufgrund der zunehmenden Flüssigkeitsviskosität zuzunehmen scheint (Dziewas et al., 2020; Newman et al., 2016). Um dem entgegenzuwirken, kann beispielsweise das Bolusvolumen verringert werden, da sich das Aspirationsrisiko bei oralen Flüssigkeitsgaben von weniger als 5 ml im Gegensatz zu Bolusmengen von über 10 ml zu verringern scheint (Dziewas et al., 2020). Eine geringe Bolusmenge von 5 bis 10 ml geht für den Patienten jedoch mit der Herausforderung einher, seinen Flüssigkeitshaushalt ausreichend oral zu decken. Da sich eine erhöhte orale Aufnahme von Getränken wiederum ungünstig auf die Sicherheit des Schluckens auswirken kann (Newman et al., 2016), muss eine Gewichtung des individuellen Risikos und eine Abwägung von möglichem Nutzen und Schaden vorgenommen werden (▶ Kap. 17.5.2). Das bedeutet konkret, dass das Risiko einer Dehydrierung mit dem eines erhöhten Aspirationsrisikos patientenzentriert diskutiert werden sollte.

Bei der Verwendung von Andickungspulvern sollte praktisch darauf geachtet werden, dass sich die angedickten Getränke bei Kontakt mit Speichel nicht wieder verflüssigen und sog. *amylaseresistente* Andickungspulver verwendet werden, damit sich der angedickte Flüssigkeitsanteil im Glas nicht nach unten Richtung Boden absetzt. Die erwünschte Maßnahme der Viskositätszunahme und der damit einhergehenden Abnahme der Fließgeschwindigkeit würde damit einen gegenteiligen Effekt bewirken. In Bezug auf die Einnahme von Medikamenten in Kombination mit angedickten Getränken ist zu beachten, dass diese verzögert auflösen oder zerfallen können, was zu einer reduzierten Bioverfügbarkeit, d. h. Resorption des jeweiligen Medikamentes führen kann (O'Keeffe, 2018).

12.3 Medikamenteneinnahme

Die Auswirkungen von Medikamenten auf die Schluckfunktion und die Schwierigkeit der sicheren und regelmäßigen Medikamenteneinnahme bei gleichzeitig vorliegender Oropharyngealer Dysphagie wurde bereits dargestellt (▶ Kap. 6.5). Auf Nachfrage beschreiben Patienten zudem häufig, dass sie Schwierigkeiten mit dem Herunterschlucken von Tabletten haben. Dies ist insofern relevant, da etwa 42 % der über 65-Jährigen von dem Problem der *Polypharmazie* betroffen sind (Moßhammer et al., 2016; ▶ Kap. 6.5).

Um ein sicheres Schlucken von Medikamenten zu unterstützen, können professionell Pflegende diese beispielsweise mit pürierter Konsistenz wie z. B. Apfelmus oder speziellen Medikamentengels (Medizinprodukt) vermischen und anreichen. Sind einzelne Tabletten zu groß, können diese bei Vorliegen einer Bruchkerbe geteilt oder geviertelt werden. Muss ein Medikament gemörsert werden (und ist dies pharmakokinetisch möglich), kann es ebenfalls mit Obstbrei vermischt angeboten werden. Um die Pharmakokinetik nicht ungünstig zu beeinflussen, sollten Tabletten in ganzer, geteilter oder gemörserter Form einzeln verabreicht und nicht mit eiweißhaltigen Produkten wie Joghurt oder Milch vermischt werden, um unerwünschte Nebeneffekte wie beispielsweise eine verringerte Wirksamkeit der beinhalteten Wirkstoffe zu vermeiden.

Liegt das Phänomen des *consistency splitting mechanism* (▶ Kap. 6.2) oder ein erhöhtes Penetrations- oder Aspirationsrisiko bei der Gabe gemischter Konsistenzen vor, kann es außerdem hilfreich sein, feste und flüssige Nahrungsbestandteile wie Tabletten und Wasser nicht miteinander zu vermischen (Hübner, 2021b). So zeigte eine Studie von Schiele et al. (2015), dass die Gabe gemischter Konsistenzen (Tablette plus Brei oder Tablette plus Flüssigkeit) zu einem verstärkten Leaking, einer Zunahme von Residuen und damit einhergehend zu einem erhöhten Aspirationsrisiko unabhängig von der Form oder Beschaffenheit der Tablette führt. Zudem ist insbesondere bei älteren Patienten von Ermüdungseffekten bei der Einnahme mehrerer Medikamente auszugehen (Schiele et al., 2015).

12.4 Die International Dysphagia Diet Standardisation Initiative (IDDSI)

Eine aktuelle und objektive Adaptions- und Modifikationsmaßnahme, die sowohl die Veränderung von Nahrungsmitteln als auch von Flüssigkeiten beinhaltet, ist die International Dysphagia Diet Standardisation Initiative (IDDSI).

Die Adaption von Speisen und Getränken mit der Intention, Essen und Trinken sicherer zu gestalten, stellt trotz geringer Evidenz eine weit verbreitete logopädische Intervention dar (O'Keeffe, 2018). Hinsichtlich der Nomenklatur und Terminologie besteht eine große Varianz, die zu Inkonsistenzen in Bezug auf die terminologische Vergleichbarkeit modifizierter Koststufen führt. Eine sprachliche Vereinheitlichung erleichtert die einrichtungs- oder organisationsübergreifende Kommunikation im Umgang mit einem texturadaptierten Speisen- und Getränkeangebot und führt zu einer verbesserten Informationsweitergabe innerhalb der Behandlungsdisziplinen. Modifizierte und nichtmodifizierte Speisen und Getränke sind dann terminologisch in Bezug auf ihre Konsistenz, Viskosität und ihr Texturverhalten besser beschreib- und vergleichbar. Dies wirkt sich auf die direkte Patientensicherheit aus, da durch eine vereinheitlichte Vorgehensweise gesundheitliche Risiken vermieden werden können. Dies zu erreichen hat sich die *International Dysphagia Diet Standardisation Initiative (IDDSI)* zur Aufgabe gemacht (vgl. www.IDDSI.org).

Anspruch und Ziel der *IDDSI* ist, die Sicherheit und Versorgung von Patienten mit Dysphagien durch eine einheitliche Nomenklatur bzw. eine gemeinsame, standardisierte Terminologie für texturmodifizierte Nahrungsmittel und angedickte Flüssigkeiten inkl. ihrer unterschiedlichen Dickungsgrade für alle Altersgruppen in allen Pflegesituationen und allen Kulturen sprach- und länderübergreifend zu verbessern (Lam et al., 2021; Cichero et al., 2013).

Mithilfe der sich an der Schluckphysiologie orientierenden evidenzbasierten Prüftechniken und ihren standardisierten Messmethoden werden sowohl Getränke/Flüssigkeiten als auch Speisen/Lebensmittel hinsichtlich ihrer Textur identifiziert. Diese werden dann in eine farbige, achtstufige pyramidenförmige Grundstruktur, das *IDDSI-Framework*, eingruppiert (Kraemer et al., 2019; Cichero et al., 2013; ▶ Abb. 28).

12 Adaptive Konsistenzveränderung von Essen und Trinken bei Patienten mit Dysphagie

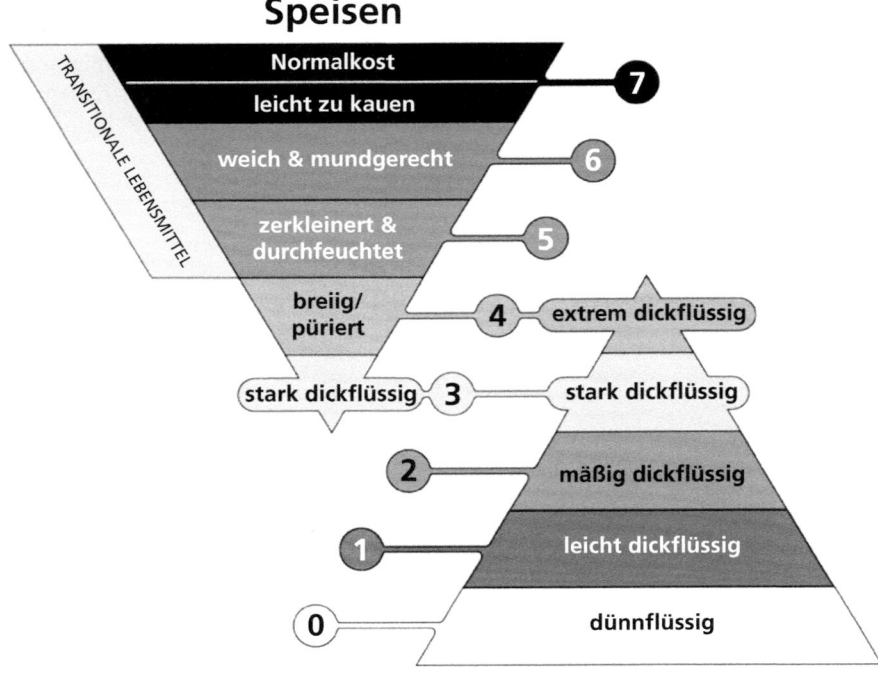

Abb. 28: vollständige IDDSI-Grundstruktur und Beschreibung 2.0 (© The International Dysphagia Diet Standardisation Initiative 2019 @ https://iddsi.org/framework/ Licensed under the CreativeCommons Attribution Sharealike 4.0 License https://creativecommons.org/licenses/by-sa/4.0/legalcode. Derivative works extending beyond language translation are NOT PERMITTED.)

12.4.1 Dickungsgrade und Fließverhalten von Getränken/Flüssigkeiten

Die IDDSI-Grundstruktur gruppiert die unterschiedlichen Dickungsgrade von Getränken/Flüssigkeiten, inklusive dünnflüssiger, d. h. nicht angedickter Getränke, in fünf Stufen ein (IDDSI 0 bis IDDSI 4). Jeder Stufe wird dementsprechend eine farbig hinterlegte Stufe inklusive der dazugehörigen Bezeichnung und Zahl zugeordnet, welche das Fließverhalten der jeweiligen Flüssigkeit beschreibt (z. B.: IDDSI 3 beschreibt ein Getränk von stark dickflüssiger Konsistenz). Mithilfe eines *Fließtests* resp. der *Fließrate* der einzugruppierenden Flüssigkeit wird die entsprechende IDDSI-Stufe bestimmt (▶ Abb. 29a; ▶ Kasten 6). Zur Durchführung des Fließtests wird an Material entweder eine 10-ml-Spritze oder der sog. *IDDSI-Trichter*, der eigene Zeigefinger zum Verschließen und Öffnen der Spritzenspitze bzw. des IDDSI-Trichters und eine Stoppuhr zur Messung der Fließgeschwindigkeit in Sekunden benötigt (▶ Abb. 29b; ▶ Kasten 6).

12.4 Die International Dysphagia Diet Standardisation Initiative (IDDSI)

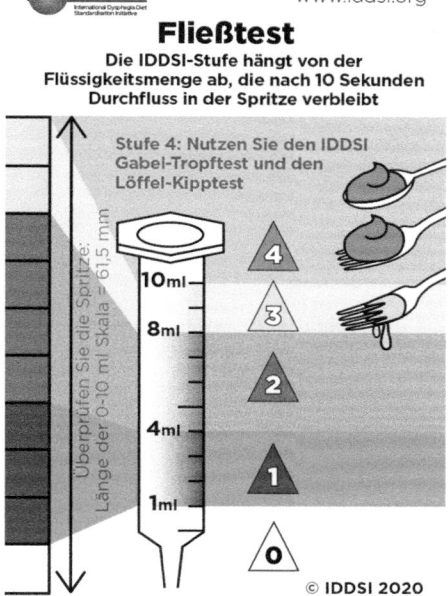

Abb. 29a: IDDSI-Fließtest (© The International Dysphagia Diet Standardisation Initiative 2019 @ https://iddsi.org/framework/ Licensed under the CreativeCommons Attribution Sharealike 4.0 License https://creativecommons.org/licenses/by-sa/4.0/legalcode. Derivative works extending beyond language translation are NOT PERMITTED.)

Kasten 6: Interpretation IDDSI-Fließtest

Mithilfe einer 10-ml-Spritze oder dem IDDSI-Trichter wird gemessen, wie viel Milliliter an Flüssigkeit die Spritze oder den IDDSI-Trichter nach zehn Sekunden passiert. Dieser Menge wird eine entsprechende IDDSI-Stufe zugeordnet:

1 bis 4 ml pro 10 Sek.:	IDDSI-Stufe 1
4 bis 8 ml pro 10 Sek.:	IDDSI-Stufe 2
8 bis 10 ml pro 10 Sek.:	IDDSI-Stufe 3
0 ml (keine Flüssigkeit) pro 10 Sek.:	IDDSI-Stufe 4

Zur Beurteilung der Bindefähigkeit (*Kohäsion*) bei Flüssigkeiten kann ergänzend der *Gabel-Tropftest* (engl.: Fork Drip Test) durchgeführt werden, der insbesondere die Entscheidungsfindung zwischen IDDSI-Stufe 3 und 4 erleichtert. Hierbei wird getestet, ob stark oder extrem dickflüssige Getränke und stark dickflüssige oder breiig/ pürierte Speisen durch die Zinken einer Gabel fließen bzw. tropfen. Fließt bzw. tropft der Testbolus durch die Zinken hindurch, entspricht dies IDDSI-Stufe 3. Verbleibt der Testbolus in gewölbter Form auf der Gabel, entspricht dies IDDSI-

12 Adaptive Konsistenzveränderung von Essen und Trinken bei Patienten mit Dysphagie

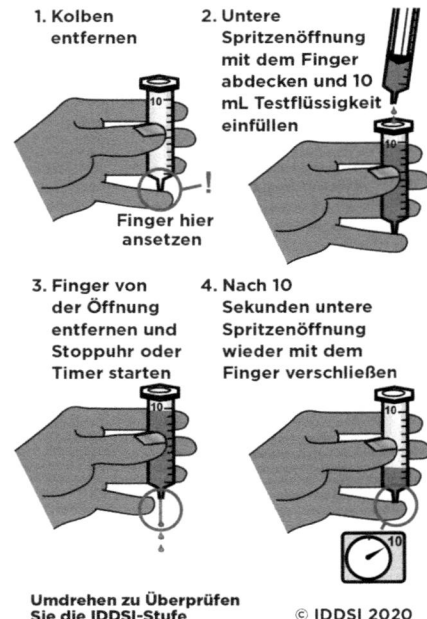

Abb. 29b: IDDSI-Fließtest (© The International Dysphagia Diet Standardisation Initiative 2019 @ https://iddsi.org/framework/ Licensed under the CreativeCommons Attribution Sharealike 4.0 License https://creativecommons.org/licenses/by-sa/4.0/legalcode. Derivative works extending beyond language translation are NOT PERMITTED.)

Stufe 4, wobei sich eine kleine Menge zwischen den Zinken der Gabel befindet, aber nicht kontinuierlich hindurchtropfen darf (IDDSI, 2019a). Um die Praktikabilität des Andickens von Getränken und die Benutzertransparenz zu erhöhen, haben bereits einige Hersteller ihre Produkte mit den IDDSI-Dosierungsempfehlungen versehen.

12.4.2 Konsistenzadaption von Speisen

Analog zur adaptiven Konsistenzveränderung von Getränken/Flüssigkeiten können Speisen ebenfalls modifiziert und in fünf IDDSI-Stufen eingruppiert werden (▶ Abb. 28). Zur Bestimmung der Konsistenzstufe kommen der *Löffel-Kipptest* (engl.: Spoon Tilt Test) und der *Gabel-Drucktest* zum Einsatz (engl.: Fork Pressure Test), um die Klebrigkeit (*Adhäsion*) und Bindefähigkeit (*Kohäsion*) sowie die Festigkeit bzw. Weichheit des jeweiligen Lebensmittels zu bewerten. Ein weiterer Parameter ist die Partikelgröße, der insbesondere im geriatrischen Kontext eine wichtige Rolle zukommt (vgl. *consistency splitting mechanism*, ▶ Kap. 6.2). Entsprechend der Konsistenz der Speise wird dem Lebensmittel eine Stufe (IDDSI-Stufe 3 bis IDDSI-Stufe 7) zugeordnet.

Der *Löffel-Kipptest* wird überwiegend zur Bestimmung von Testboli der IDDSI-Stufen 4 und 5 verwendet. Der Bolus sollte von seiner Beschaffenheit und Form auf dem Löffel verbleiben, welcher seitlich gekippt bzw. gedreht wird. Der gleitfähige Bolus sollte ohne Rückstände vom Löffel rutschen.

Um weiche, feste und harte Lebensmittel der IDDSI-Stufen 6 und 7 zu beurteilen, wird der *Gabel-Drucktest* durchgeführt (je nach Kulturkreis ist auch die Verwendung eines Löffels möglich). Eine Gabel wird so lange auf den Testbolus gedrückt, bis sich der vor den Zinken platzierte Daumen bzw. Daumennagel weiß verfärbt. Der Druck, der hierbei durch den Daumen aufgewendet wird, entspricht dem Druck der Zunge während des Schluckens an den Gaumen (IDDSI, 2019a).

12.4.3 Besonderheit der IDDSI-Grundstruktur

Die IDDSI-Stufen 3 (stark dickflüssig sowohl für Getränke/Flüssigkeiten als auch für Speisen) und 4 (extrem dickflüssig für Getränke/Flüssigkeiten und breiig/püriert für Speisen) kreuzen sich, da sowohl Getränke/Flüssigkeiten als auch Speisen in beide Konsistenzstufen eingruppiert werden können (Lam et al., 2021; Cichero et al., 2017).

Eine weitere Besonderheit stellen sog. *transitionale Lebensmittel* dar, deren Eingruppierung mithilfe des *Gabel-Drucktests* (engl.: IDDSI Fork Pressure Test for Transitional Food) erfolgt. Hierbei handelt es sich um Nahrungsmittel der IDDSI-Stufen 5, 6 und 7, die ihre Form und Konsistenz bei Kontakt mit Flüssigkeit oder Speichel oder durch Temperaturveränderung im Rahmen ihrer Zubereitung verändern. Nahrungsmittel dieser Stufen wie beispielsweise Butterkekse, Eiscreme oder Kartoffelchips erfordern kein Abbeißen, ein geringes Kauvermögen und können mithilfe der Zungenkraft am Gaumen zerkleinert werden. Auf ein 1,5 cm x 1,5 cm x 1,5 cm großes Stück Testbolus (dies entspricht der Breite einer Gabel) wird 1 ml Wasser gegeben. Um sicherzustellen, dass der Testbolus weich genug ist, schließt sich nach einer Wartezeit von einer Minute wiederum die Durchführung des Gabel-Drucktests an. Handelt es sich um ein transitionales Lebensmittel, kann der Bolus vollständig durchgedrückt oder auseinandergebrochen werden und nimmt seine ursprüngliche Form nicht wieder an (IDDSI, 2019b).

Zur detaillierten Beschreibung der Testmethoden und Vertiefung hinsichtlich der Implementierung der IDDSI-Grundstruktur vgl. beispielsweise IDDSI, 2019a, die Pilotstudie *The Kempen Pilot* (Lam et al., 2017) oder Sollereder (2021).

12.5 Herausforderung Konsistenzveränderung

Texturmodifizierte und an eine beeinträchtigte Kau- und Schluckfähigkeit adaptierte Nahrungsmittel sowie angedickte Getränke können mit einer verringerten Akzeptanz des angebotenen Essens und Trinkens, einem eingeschränkten Verständnis für die essens- und getränkeveränderten Maßnahmen oder gesundheitlichen Risiken einhergehen.

Die optische Veränderung des Essens in seiner Farbe und Form führt zu einem reduzierten sensorischen Input, einer Abnahme des intraoralen Gefühl- und Geschmackempfindens und schließlich zu einer Beeinträchtigung des Appetits. Dies führt in Konsequenz dazu, dass betroffene Patienten insgesamt weniger essen und trinken. Zudem ist insbesondere die Zusammensetzung passierter und pürierter Kost aufgrund ihrer starken Konsistenzveränderung kaloriendefizitär und beinhaltet im Vergleich zu nichtmodifizierter Kost weniger Proteine, Nähr- und Mikronährstoffe, was wiederum die Entstehung einer Mangelernährung begünstigt (O'Keeffe, 2018; Sura et al., 2012). Aufgrund der reduzierten oralen Einfuhr besteht zudem das Risiko einer Dehydratation (O'Keeffe, 2018).

Konsistenzverändertes Essen und modifizierte Getränke begünstigen bei nahezu der Hälfte der Patienten mit eingeschränktem Ess- und Trinkangebot ein ablehnendes und nichtkooperatives Verhalten und führen zu einer signifikanten Verschlechterung ihrer Lebensqualität (O'Keeffe, 2018). Um dieser Problematik entgegenzuwirken, bedarf ein modifiziertes Ess- und Trinkangebot einer regelmäßigen Überprüfung im Behandlungsverlauf und einer Anpassung bei Verbesserung oder Verschlechterung der Schluckfunktion. Dann können ernährungsbedingte Komplikationen wie Mangelernährung und Dehydratation oder das Entstehen von Aspirationspneumonien und darüber hinaus soziale und lebensqualitätsbezogene Belastungen reduziert werden.

Außerdem ist eine regelmäßige und an den Patienten und seine versorgenden Angehörigen angepasste Kommunikation notwendig, um die Relevanz und die Hintergründe einer Konsistenzanpassung zu erläutern. Auch mögliche, ggf. letale Komplikationen wie die Verlegung der Luftwege bei schwerer Aspiration oder die Möglichkeit des Erstickens sollten dargestellt werden. Durch transparente Information kann das multiprofessionelle Dysphagieteam die Akzeptanz auf Seiten des Patienten und seiner Angehörigen für die Notwendigkeit der Maßnahme erhöhen.

Bei Nicht-Akzeptanz oder Nicht-Aushalten einer Kosteinschränkung oder empfohlenen Nahrungs- und Flüssigkeitskarenz, bei Ablehnung eines modifizierten Ess- und Trinkangebotes oder aber auch bei Ablehnung einer künstlichen Ernährungsoption müssen alternative Versorgungsmöglichkeiten erörtert, gefunden und umgesetzt werden (▶ Kap. 18).

12.6 Zusammenfassung

Obwohl der Einsatz texturmodifizierter Kost und angedickter Flüssigkeiten zur Reduzierung von Aspirationspneumonien bei geriatrischen Patienten mit Oropharyngealen Dysphagien unterschiedlicher Ätiologien, geriatrischen Schlaganfallpatienten und Menschen mit Demenz nicht explizit empfohlen wird (Dziewas et al., 2020), kommen *diätetische Adaptions- und Modifikationsmaßnahmen* im Rahmen der logopädischen Therapie häufig zum Einsatz und können einen unmittelbaren und starken therapeutischen Effekt auf die Schluckfunktion haben (Newman et al., 2016).

Neben weiteren Untersuchungen in diesem Bereich bedarf es also einer sorgfältigen und individuell auf den Patienten abgestimmten Vorgehensweise, ob und in welchem Maße Konsistenz-, Textur- und Viskoseanpassungen vorgenommen und empfohlen werden, wie folgendes Fallbeispiel unterstreicht:

Praxisbeispiel

Eine 86-jährige Patientin befindet sich mit Z. n. akutem rechtshemisphärischem Insult und infolgedessen erworbener Aspirationspneumonie in stationärer Krankenhausbehandlung. Anamnestisch ist u. a. ein fortgeschrittener M. Parkinson vorbeschrieben. Im Rahmen der KSU wird neben einer lediglich leichten Einschränkung der Artikulation und Sprechverständlichkeit der V. a. eine Dysphagie diagnostiziert und mithilfe einer FEES eine schwere Dysphagie mit stiller Aspiration von Flüssigkeiten nachgewiesen. Während des Krankenhausaufenthaltes nimmt die Patientin pürierte und weiche, mit der Zunge am Gaumen zerdrückbare Kost ohne klinisch erhöhtes Penetrations- und Aspirationsrisiko oral zu sich und weist im Behandlungsverlauf keine pulmonalen Komplikationen auf. Basierend auf den Ergebnissen der FEES wird eine orale Flüssigkeitskarenz, ein ergänzendes Angebot von Wasser aus einer Sprühflasche (▶ Abb. 37) und eine bedarfsdeckende Flüssigkeitssubstitution durch subkutane Infusionen empfohlen.

Da weder eine Patientenverfügung noch eine Vorsorgevollmacht vorliegen, wird hinsichtlich der Entlassplanung ein Gespräch mit der Tochter, der behandelnden Ärztin und Logopädin und der kognitiv entscheidungsfähigen Patientin anberaumt. Es kristallisiert sich heraus, dass die Mutter trotz erhöhten Pflegebedarfes nicht in die geriatrische Rehabilitation, sondern zurück in die häusliche Versorgung zur Tochter entlassen werden soll.

Folglich entschließen wir uns dem Behandlungswunsch der Patientin entsprechend gemeinsam für folgendes Prozedere: Während des Krankenhausaufenthaltes erhält die Patientin zur Minimierung des weiterhin bestehenden Aspirationsrisikos keine oralen Getränke, subkutane Infusionen zur Sicherstellung der Hydration werden gegeben sowie eine hochfrequente Dysphagietherapie durchgeführt. Bei Entlassung nach Hause werden auf Wunsch der Patientin alle Getränke schluckweise zur Verbesserung ihrer Lebensqualität oral freigegeben, da die Patientin explizit keine dauerhafte künstliche Flüssigkeitsversorgung via PEG-Sonde wünscht. Die Patientin wird hinsichtlich der Risiken und möglichen Komplikationen aufgeklärt, die Aufnahme einer ambulanten logopädischen Therapie wird empfohlen, ist aber ebenfalls nicht erwünscht. Die Patientin begründet ihre Entscheidung folgendermaßen: »Wissen Sie, ich möchte diesen Sommer noch einmal in Ruhe in meinem Garten sitzen und die Sonne genießen.« Die Patientin wird deshalb mit folgender Ess- und Trinkempfehlung nach Hause entlassen: pürierte Kost und alle Getränke oral in kleinen Schlucken. Keine subkutanen Infusionen.

13 Allgemeiner Einsatz von Hilfsmitteln

Alterstypische Abbauprozesse und Veränderungen führen bei älteren Menschen und geriatrischen Patienten u.a. zu Einschränkungen im Bereich der sensorischen Wahrnehmung (Muhle et al., 2019), die beispielsweise das Seh- und Hörvermögen betreffen. Vor Beginn der Nahrungsaufnahme wird deshalb darauf geachtet, etwaige Hilfsmittel wie Brille oder Hörhilfe auf- bzw. einzusetzen und auf ihre Funktion hin zu überprüfen. Dies erleichtert die Kommunikation, trägt zu einer verbesserten Orientierung bei und kann möglicherweise ein herausforderndes Verhalten bei Menschen mit Demenz reduzieren.

Ist ein Patient zahnprothetisch versorgt, ist es sinnvoll, vor Beginn der Nahrungsaufnahme den korrekten Sitz der oberen und unteren Zahnprothese zu überprüfen. Sitzen diese zu locker, sollten sie unterstützend mit Prothesenkleber befestigt werden, um ein effizientes Abbeißen der Nahrung, mahlende Kaubewegungen und ein kraftvolles Kauen zu ermöglichen und dadurch die sequentielle Schluckabfolge zu erleichtern. Vor der Nahrungsaufnahme bzw. vor dem Einsetzen und Befestigen der Zahnprothese sollte die Mundhöhle inspiziert, auf eventuelle Residuen hin überprüft und sowohl die Zahnprothese als auch der Mundinnenraum bei Bedarf gereinigt werden.

13.1 Ess- und Trinkhilfen

Ein therapeutischer Schwerpunkt im Rahmen der Funktionellen Dysphagietherapie ist der Einsatz adaptiver Verfahren (vgl. Bartolome, 2018c; für eine ausführliche Darstellung vgl. ebd.). Neben den sog. *diätetischen Maßnahmen*, die die Modifikation der Nahrung und die Veränderung der Viskosität von Flüssigkeiten beinhalten, können bei geeigneter Indikation unterschiedliche, speziell auf den individuellen Unterstützungsbedarf ausgewählte Hilfsmittel eingesetzt werden. Diese sollen ein möglichst selbstständiges Essen und Trinken unterstützen und das Schlucken des Betroffenen erleichtern bzw. sicherer gestalten.

Ergonomisches Essbesteck und Spezialgeschirr:
Möglicherweise benötigt ein Patient zur selbstständigen Nahrungsaufnahme weiteren Unterstützungsbedarf. Aufgrund von Einschränkungen in Bezug auf die Feinmotorik und Koordination oder von Paresen der oberen Extremitäten kann es

notwendig sein, spezielle Hilfsmittel wie Spezialbesteck oder -geschirr (z.B. Besteck mit rutschfestem Griff oder Griffverdickung; ▶ Abb. 30) oder rutschfeste Teller oder Teller mit erhöhtem oder farblich abgesetztem Rand (▶ Abb. 25) einzusetzen. Diese werden üblicherweise durch die Kollegen der Ergotherapie erprobt und ggf. verordnet.

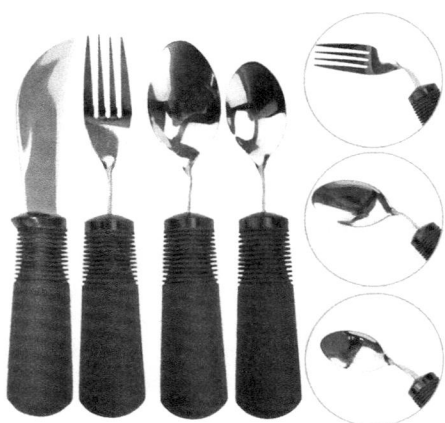

Abb. 30: Good Grips Besteck mit rutschfester Griffverdickung und gebogener Gabel-/Löffelspitze (mit freundlicher Genehmigung von WGP/iuvas care)

Bei motorischen Beeinträchtigungen oder einem einseitigen Funktionsausfall der Handfunktion kann der Einsatz eines Einhänderbretts sinnvoll sein. Es vereinfacht und ermöglicht z.B. das Schneiden oder Zubereiten von Nahrung. Zudem erleichtern rutschfeste Unterlagen aus speziellen Kunststoffen wie Polyethylen- oder Polyvinylchloridfolie das Wegrutschen von Gläsern, Tellern oder sonstigem Geschirr. Diese Hilfsmittel reduzieren den Unterstützungsbedarf einer beeinträchtigten Person und tragen zum Erhalt der Fähigkeit der selbstständigen Nahrungsaufnahme bei.

Trinkhilfen:
Insbesondere bei Patienten, die ein Glas aus motorischen Gründen nicht zum Mund führen können (z.B. bei M. Parkinson), kann der Einsatz von Trinkhalmen den Prozess des selbstständigen Trinkens erleichtern. Auch Patienten mit einer einseitigen, mundastbetonten Fazialisparese und damit einhergehendem nichtsuffizientem Lippenschluss profitieren ggf. von der Verwendung eines Trinkhalms (▶ Abb. 26). Auch der Einsatz von farbigen Bechern oder mit farbigen Getränken gefüllte Gläser (▶ Abb. 26) können hilfreich sein, um ein Gefäß bzw. ein Getränk visuell besser zu erkennen und zum Trinken zu animieren.

Geht die Funktion des Trinkens mit einem erhöhten Aspirationsrisiko einher, werden ergonomische Trinkbecher zur Optimierung der physiologischen Kopfposition und somit des physiologischen Schluckablaufs eingesetzt. Je nach Bedürfnis und Unterstützungsbedarf stehen unterschiedliche Trinkhilfen (z.B. Trinkbecher mit speziellen Griff- und Haltevorrichtungen, ▶ Abb. 31) mit unterschiedlichen Aufsätzen (▶ Abb. 32) oder Hilfen zur Flüssigkeitsdosierung (▶ Abb. 33) zur Verfügung.

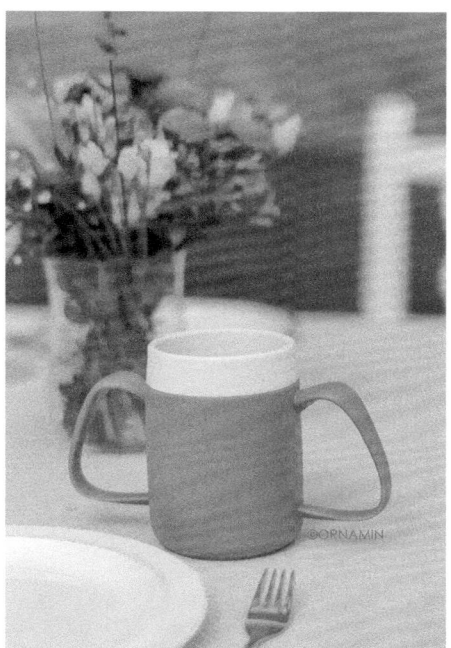

Abb. 31: Fotografie des ORNAMIN 2-Henkel-Bechers mit Trink Trick, grün (mit freundlicher Genehmigung von Ornamin-Kunststoffwerke GmbH & Co. KG)

Durch ihren Einsatz soll der physiologische Trinkprozess unterstützt und die Gefahr einer Aspiration während des Trinkens reduziert werden. Die sowohl ungünstige als auch korrekte Position des Kopfes während des Trinkvorganges verdeutlicht schematisch die Abbildung 34 (▶ Abb. 34).

Auf den Gebrauch herkömmlicher Schnabelbecher wird hingegen verzichtet. Ihre Verwendung ist deshalb ungeeignet, da Schnabelbecher eine veränderte, unphysiologische Kopfposition während des Trinkvorgangs begünstigen (Retroflexion des Kopfes). Dies führt zu einer veränderten Zungenbewegung und eingeschränkten oralen Kontrolle während des Schluckablaufs, wodurch sich die Gefahr des Verschluckens beim Trinken erhöht (Hübner, 2021a).

13 Allgemeiner Einsatz von Hilfsmitteln

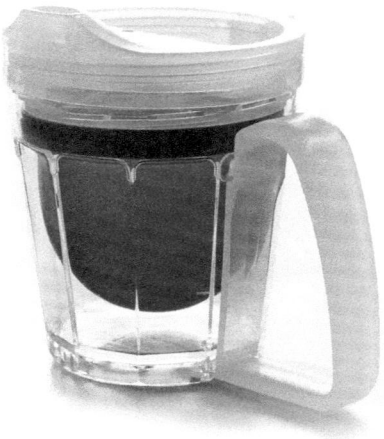

Abb. 32: medizinische Trinkhilfe sippa home mit Deckel (mit freundlicher Genehmigung von WGP/iuvas care)

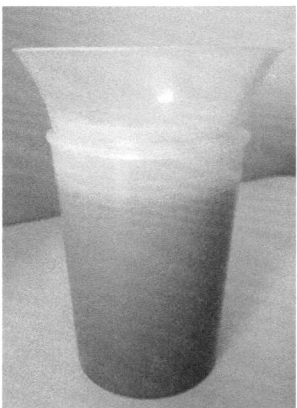

Abb. 33: farbiges Getränk im F.O.T.T.®-Becher (Foto: M. Hübner)

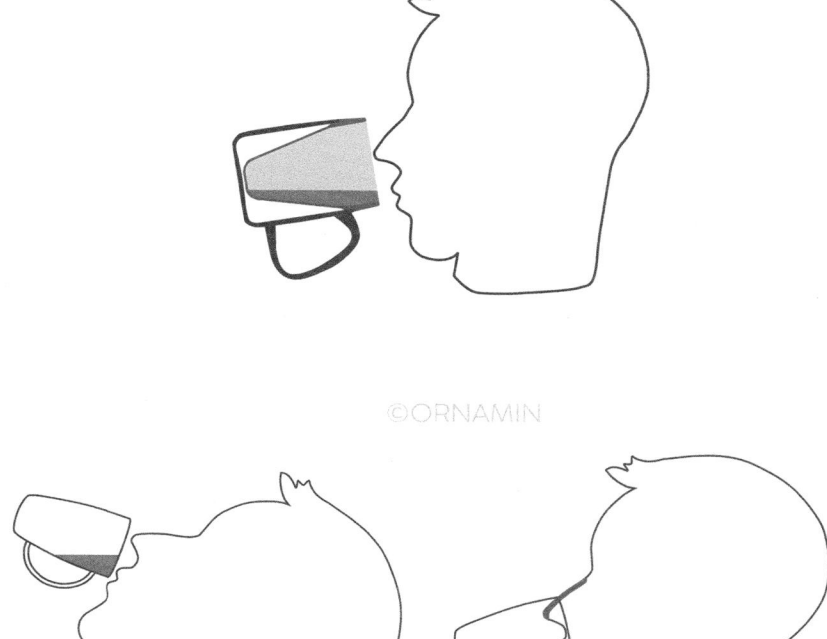

Abb. 34: schematische Darstellung des ORNAMIN Trink-Tricks (mit freundlicher Genehmigung von Ornamin-Kunststoffwerke GmbH & Co. KG)

13.2 Zusammenfassung

Der reflektierte Einsatz unterschiedlicher und individuell ausgewählter Hilfsmittel kann zur Förderung des selbstständigen Essens und Trinkens und zur Sicherheit im Rahmen der Nahrungs- und Flüssigkeitsaufnahme von geriatrischen Patienten mit Dysphagie beitragen.

14 Mundgesundheit und Mundpflege

Eine gesunde Mundflora und ein intakter Zahnstatus sind Voraussetzung für eine gute Mundgesundheit und tragen zum persönlichen Wohlbefinden und zur individuellen Lebensqualität pflegebedürftiger Personen bei (Sirsch et al., 2021). Ein gesunder Mund ist darüber hinaus Grundlage für eine gelingende Kommunikation und Nahrungsaufnahme.

Analog dazu definiert das *Deutsche Netzwerk für Qualitätsentwicklung in der Pflege (DNQP)* in seinem Expertenstandard *Förderung der Mundgesundheit in der Pflege* (Sirsch et al., 2021) Mundgesundheit als »Fähigkeit ohne Einschränkungen zu kauen und zu essen, deutlich sprechen und lächeln zu können« (Sirsch et al., 2021, S. 25) und beschreibt folgende pflegerisch ausgerichteten Ziele, um die Mundgesundheit von pflegebedürftigen Personen zu erhalten bzw. um sie bei der Mundpflege zu unterstützen (▶ Kasten 7):

Kasten 7: Pflegerische Ziele zur Förderung der Mundgesundheit (DNQP (Hrsg.) Expertenstandard Förderung der Mundgesundheit in der Pflege; Sirsch et al., 2021, S. 27)

- Vorbeugung von Erkrankungen der Zähne und des Zahnhalteapparates
- Vorbeugung von Entzündungen, unerwünschten Veränderungen oder Verletzungen von Mund und Mundschleimhaut
- Vorbeugung von Komplikationen im Zusammenhang mit Zahnersatz

Das komplexe Feld der Mundpflege und Mundhygiene umfasst zudem weitere pflegerische und therapeutische Aufgabenbereiche. Die Abbildung 35 stellt die interprofessionell ausgerichteten Versorgungsziele dar und unterstreicht, dass *Mundpflege* neben dem Aspekt der Reinigung und Pflege auch den der Schluckanbahnung und Schluckstimulation (sog. *therapeutische Mundpflege*) beinhaltet (▶ Abb. 35).

Mundpflege schließt darüber hinaus die Durchführung einer Lippen- und Zahnpflege mit ein und ist bei dysphagischen Patienten gleichermaßen essentieller Bestandteil von Maßnahmen zur Aspirationsprophylaxe. Dabei sollte immer beachtet werden, dass der Mund ein hochsensibler Bereich ist und gleichzeitig eine Intimzone des Menschen darstellt (Augustyn & Kern, 2006).

Aus diesem Grund ist bei der Durchführung einer Lippen-, Zahn- und Mundpflege immer ein behutsames, ruhiges und an den Patienten angepasstes Vorgehen nützlich. Es kann hilfreich sein, einzelne Pflege- und Behandlungsschritte verbal anzukündigen oder patienteneigenes Pflegematerial wie Zahnbürste, Zahnpasta oder Mundwasser zu verwenden, um die Pflege angenehm zu gestalten. Die Reak-

14 Mundgesundheit und Mundpflege

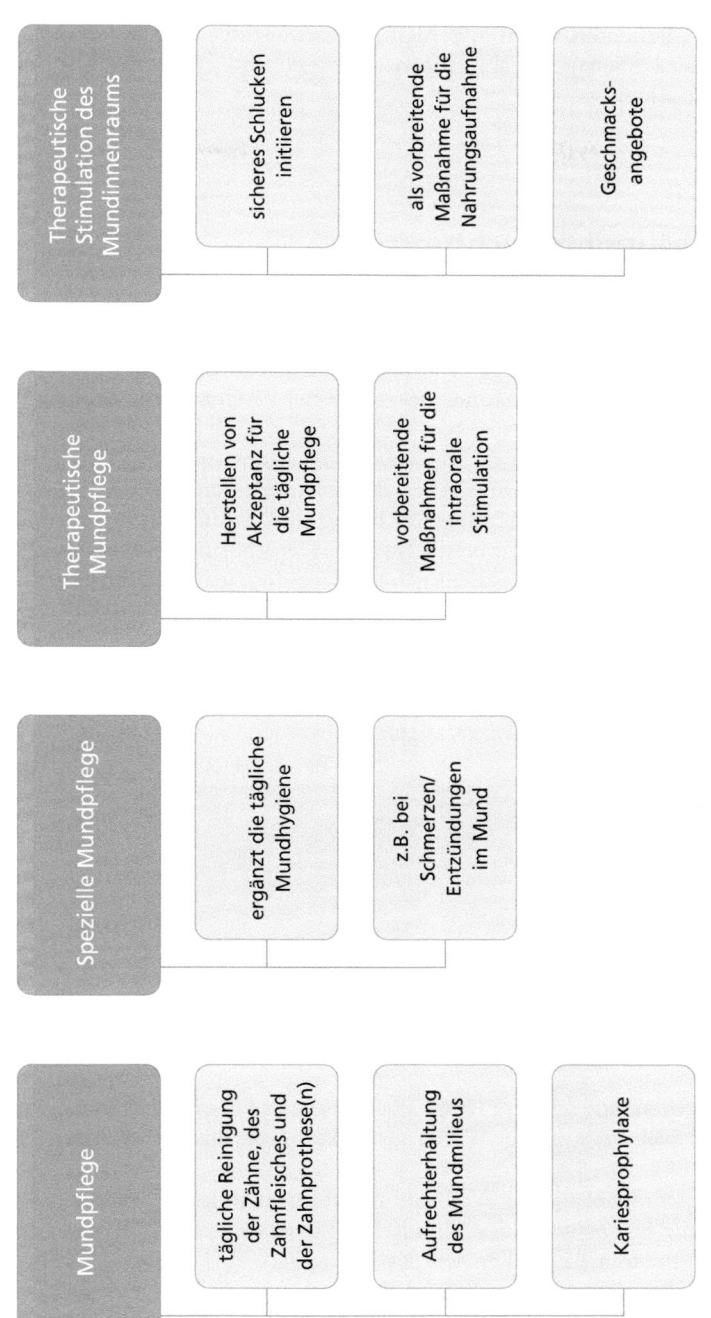

Abb. 35: interprofessionelle Aufgabenbereiche und Versorgungsziele: Mundpflege (in Anlehnung an Winterholler & Barthel, 2022)

tionen des Patienten sollen außerdem gut beobachtet werden, um ein Missempfinden oder Unbehagen rechtzeitig zu erkennen und ggf. notwendige Pausen einlegen zu können.

14.1 Mundbefeuchtung

Der Befeuchtung des Mundinnenraums und der intraoralen Schleimhäute kommt im Rahmen der Mundpflege eine besondere Bedeutung zu, auch um dem teils quälenden Symptom der Mundtrockenheit bei Patienten mit Schluckstörung begegnen zu können.

Bei bestehender Dysphagie, aber zuverlässig auslösbarer Schlucksequenz können dem Patienten nach Rücksprache mit der behandelnden Logopädin Eis-Chips oder Eislollis (▶ Abb. 36) zur Mundbefeuchtung und Schluckstimulierung angeboten werden. Hierzu kann Wasser beispielsweise in Diagnostikabnahmeröhrchen gefüllt, eingefroren und wie ein Wassereis gelutscht werden. Je nach Schluckvermögen und therapeutischer Indikation können wahlweise auch andere Getränke, energiereiche Trinknahrung oder sonstige Flüssigkeiten (eine Patientin wünschte sich Hühnerbrühe) eingefroren werden und dem Patienten neben der Befeuchtung und thermalen Stimulation auch individuell auf seine Vorlieben und Bedürfnisse abgestimmte Geschmacksrichtungen angeboten werden.

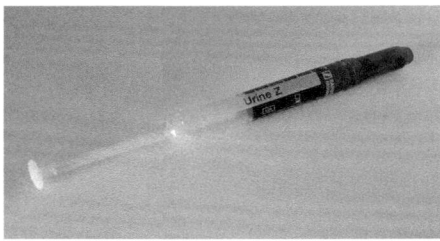

Abb. 36: Eislolli *Kaffee* (Foto: M. Hübner)

Liegt hingegen eine schwere Dysphagie mit oraler Flüssigkeitskarenz vor, kann der Mund beispielsweise mit in Wasser getränkter Gaze ausgestrichen und befeuchtet werden.

Alternativ eignet sich die Verwendung von mit stillem Wasser gefüllten Sprühflaschen zur Befeuchtung der Mundschleimhaut (▶ Abb. 37). Diese können auch mit allen anderen Getränken wie Kaffee, Kakao, Saft, Cola, Rotwein oder Bier befüllt werden; bei dieser ursprünglich aus dem palliativen Kontext kommenden Maßnahme stehen dann primär die Aspekte *Geschmacksangebot* und *Schluckstimulation* im Vordergrund.

14.1 Mundbefeuchtung

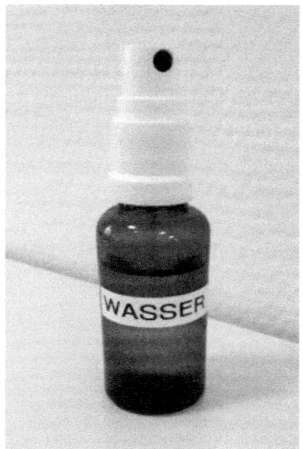

Abb. 37: mit stillem Wasser befüllte Flasche mit Sprühaufsatz (Foto: M. Hübner)

Kommt es bei schwer betroffenen Patienten mit oraler Nahrungs- und Flüssigkeitskarenz und bereits bei der Gabe von Mundsprays zu deutlichen Hustenreaktionen, können alternativ luftige Schäume zur Basalen Stimulation® eingesetzt werden (▶ Abb. 38). Durch die teelöffelweise Gabe erfahren die Patienten ein intensives Geschmackserlebnis, ohne der Gefahr einer Aspiration ausgesetzt zu sein. Die Schäume können u.a. auch mit Mundwasser hergestellt und dann direkt zur erfrischenden Mundpflege eingesetzt werden (Biozoon GmbH, 2020).

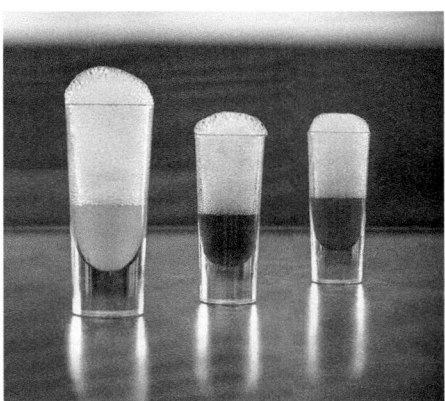

Abb. 38: Luftige Schäume (mit freundlicher Genehmigung der Biozoon GmbH; © eyecatcher mediendesign 2022)

Die Verwendung von Tees im Rahmen der Mundpflege und Mundbefeuchtung setzt ebenfalls gezielte Geschmacksangebote, ihre unterschiedliche Wirkungsweise sollte jedoch bei ihrer Auswahl berücksichtigt werden. So hat beispielsweise Kamillentee einen entzündungshemmenden, antibakteriellen, beruhigenden und schmerzlindernden Effekt. Salbeitee wirkt ebenfalls antibakteriell, zudem fungistatisch, adstringierend und virostatisch. Die Wirkung des Thymiantees ist ebenso antibakteriell und darüber hinaus fungizid, durchblutungsfördernd und desodorierend. Zu beachten ist, dass Kamillen- und Salbeitee gleichermaßen auch austrocknende Eigenschaften haben können (Augustyn & Kern, 2006). Bei Unsicherheiten hinsichtlich der Verwendung von Tees zur Mundpflege besteht die Möglichkeit, speziell hergestellte Mundpflegetees aus der Apotheke zu beziehen.

14.2 Zusammenfassung

Eine regelmäßige Mund-, Lippen- und Zahnpflege ist elementarer Bestandteil der pflegerischen Versorgung älterer Menschen und geriatrischer Patienten und wichtiger Aspekt hinsichtlich einer gelingenden Aspirationsprophylaxe. Bei schwerstbetroffenen dysphagischen Patienten sollte die Befeuchtung des Mundraumes zur gleichzeitigen Stimulation eines Speichelschlucks bzw. zur Initiierung und Auslösung einer schlucksequenziellen Abfolge genutzt werden. Neben Wasser kommen je nach Schwere der Dysphagie und therapeutischer Indikation auch andere Flüssigkeiten oder Schäume mit dem Ziel eines oralen Geschmacks- und Stimulationsangebotes zum Einsatz.

15 Wie unterstützen professionell Pflegende geriatrische Patienten mit Dysphagie konkret?

Wie in den vorausgegangenen Kapiteln beschrieben, können professionell Pflegende die orale Nahrungs- und Flüssigkeitsaufnahme gefährdeter und dysphagischer Patienten bereits durch kleine Anpassungen oder regelmäßige Veränderungen sicherer gestalten und dadurch Komplikationen vermeiden. Der folgende Kasten fasst hilfreiche und unterstützende pflegerische Maßnahmen und Aufgabenbereiche durch professionell Pflegende überblickend zusammen (▶ Kasten 8):

Kasten 8: Hilfreiche und unterstützende pflegerische Maßnahmen und Aufgabenbereiche bei Patienten mit Dysphagie

Professionell Pflegende

- informieren bei klinischen Hinweisen auf eine Oropharyngeale Dysphagie den behandelnden Arzt oder die zuständige Logopädin
- schätzen das Schluckvermögen ihrer Patienten mithilfe eines orientierenden Schluck-Screenings ein
- identifizieren Risikopatienten und erkennen, ob ein erhöhtes Aspirationsrisiko vorliegt
- erkennen klinische Hinweise, die auf eine Oropharyngeale Dysphagie hindeuten können, und wissen aber auch, dass nicht jede Schluckstörung klinisch eindeutig erkennbar ist (▶ Kap. 5.4)
- überprüfen und schaffen vor Beginn des Essens und Trinkens optimale Voraussetzungen für eine gelingende sichere orale Nahrungs- und Flüssigkeitsgabe
- beachten die Prinzipien zur Mahlzeitengestaltung und reduzieren umweltbedingte Ablenker
- unterstützen den sicheren Schluckablauf durch eine physiologische Aufrichtung und Positionierung sowie eine nach vorne gebeugte Position des Kopfes (▶ Kap. 11)
- leisten einen Beitrag zum sicheren Schlucken durch das Anbieten konsistenzadaptierter Mahlzeiten und angedickter Getränke (▶ Kap. 12) und minimieren dadurch das Risiko von Aspirationen oder weiteren Komplikationen
- vermeiden bei dysphagischen Patienten die Gabe von gemischten Konsistenzen (Medikamente mit Obstbrei anbieten, nicht gleichzeitig essen und trinken)

- unterstützen bei der Medikamenteneinnahme und wissen um die Eigenschaften von Tabletten hinsichtlich Einnahmezeitpunkt, Teilbarkeit und Mörserbarkeit und der Pharmakokinetik
- ermöglichen einen patientengerechten Einsatz von Hilfsmitteln, insbesondere zur Unterstützung der Selbstständigkeit während des Essens und Trinkens
- fördern und unterstützen die individuelle Mundgesundheit und führen Mund-/Zahn- und Lippenpflege regelmäßig durch
- quantifizieren regelmäßig die orale Ess- und Trinkmenge (Durchführung Ernährungs-Screening, Durchführung Ess- und Trinkprotokoll) und leiten in Rücksprache mit dem behandelnden Arzt patientenbezogene Ernährungsmaßnahmen ab
- beziehen andere Disziplinen des multiprofessionellen Dysphagieteams in die Behandlung und Versorgung mit ein

16 Ernährungstherapeutische Versorgungsoptionen

Bereits im Jahre 1948 wurde in Artikel 25 der *Allgemeinen Erklärung der Menschenrechte* das Recht eines jeden Menschen auf Nahrung als universelles Menschenrecht festgehalten (Deutsches Institut für Menschenrechte, o. J.). Ein elementarer Aspekt hinsichtlich des pflegerischen Versorgungsauftrages von älteren Menschen und geriatrischen Patienten ist demnach, eine ausreichende Ernährungs- und Flüssigkeitsversorgung sicherzustellen, ein bestehendes Hunger- und Durstgefühl zu stillen und niemanden Hunger und Durst leiden zu lassen.

Bei einer nicht bedarfsdeckenden oralen Aufnahme von Essen und Trinken, einer manifesten Mangelernährung oder einer beeinträchtigten Schluckfunktion ist im Einzelfall zu überprüfen, ob und in welcher Form eine künstliche Ernährungs- und Flüssigkeitsgabe medizinisch indiziert und seitens des Patienten erwünscht ist.

Die Gabe oraler Ernährungssupplemente und enteraler oder parenteraler Sondenkost orientiert sich somit immer an klar definierten medizinischen Zielen, welche die Verlängerung und den Erhalt des Lebens anstreben oder die individuelle Lebensqualität eines Patienten erhöhen oder erhalten sollen (Oehmichen et al., 2013). Mithilfe unterschiedlicher ernährungstherapeutischer Versorgungsmöglichkeiten können einerseits eine überbrückende oder dauerhafte Nahrungs- und Flüssigkeitsgabe sowie die kontinuierliche Gabe von Medikamenten sichergestellt werden. Andererseits sollen diese Interventionen dem Gefühl des Hungers oder des Hungerns begegnen.

Nachfolgend werden ernährungstherapeutische Optionen bei unzureichender oraler Aufnahme von Essen, Trinken und Medikamenten, bei Vorliegen einer Mangelernährung und/oder bei bestehender Dysphagie aufgeführt (▶ Kasten 9):

Kasten 9: Ernährungstherapeutische Möglichkeiten bei unzureichender oraler Aufnahme von Essen, Trinken und Medikamenten, Mangelernährung und/oder Dysphagie

- Angebot oraler Nahrungssupplemente (ONS; hochkalorische Trinknahrung, umgangssprachlich *Astronautenkost*)
- Versorgung mittels transnasaler Magensonde (sog. *Nasensonde*, auch nasogastrale Sonde (NGS); temporär begrenzter, überbrückender Einsatz möglich)
- Versorgung mittels transoraler Magensonde (selten, temporär begrenzter, überbrückender Einsatz möglich)
- parenterale, auch intravenöse oder i. v.– Ernährung (Nahrungs- und Flüssigkeitsgabe über einen Venenzugang; temporär begrenzter, überbrückender Einsatz möglich)

- parenterale Ernährung mithilfe eines zentralen Venenkatheters (ZVK) (Nahrungs- und Flüssigkeitsgabe über eine größere Vene; ebenfalls temporär begrenzt, zusätzlich intravenöse Medikamentengabe möglich)
- parenterale Ernährungs-, Flüssigkeits- und/oder Medikamentengabe über einen Portkatheter (umgangssprachlich *Port*) oder Hickman-Katheter (dauerhaft möglich)
- enterale Ernährung mittels Magensonde nach perkutaner endoskopischer Gastrostomie (sog. *PEG-Sonde*; ohne zeitliche Begrenzung, dauerhafte Nahrungs-, Flüssigkeits- und Medikamentengabe möglich)
- enterale Ernährung mittels perkutaner Dünndarmsonde nach perkutaner endoskopischer Jejunostomie (sog. *PEJ-Sonde*; ohne zeitliche Begrenzung, dauerhafte Nahrungs-, Flüssigkeits- und Medikamentengabe möglich)

Da eine künstliche Ernährungs- und Flüssigkeitsgabe immer Risiken birgt, sollte die Intervention mit den für den Patienten geringsten Komplikationen hinsichtlich der »zuzuführenden Substanz als auch des Zugangswegs« (Oehmichen et al., 2013, S. 114) angestrebt werden. Bei Unsicherheiten hinsichtlich der Wirksamkeit einer ernährungstherapeutischen Maßnahme soll ein Therapieversuch empfohlen, bei Komplikationen im Behandlungsverlauf oder bei Ausbleiben einer medizinisch-therapeutischen Verbesserung die Maßnahme beendet werden (Oehmichen et al., 2013).

Zu beachten ist, dass jedwede Form der künstlichen Ernährungs- und Flüssigkeitsgabe einer medizinischen Indikation und fortwährenden Überprüfung bedarf. Außerdem setzt sie wie jede medizinische Maßnahme die Einwilligung des Betroffenen bzw. seine Einwilligungs- und Urteilsfähigkeit voraus. Die Durchführung einer künstlichen Ernährungs- und Flüssigkeitsgabe oder Anlage einer Ernährungssonde gegen den Willen eines einwilligungs- bzw. urteilsfähigen Patienten ist unzulässig (Oehmichen et al., 2013).

Oehmichen und Kollegen (2013) weisen darauf hin, dass eine künstliche Ernährungs- und Flüssigkeitsgabe insbesondere am Lebensende kritisch zu prüfen ist, damit das ernährungstherapeutische Vorgehen eine Lebensverlängerung und keine Leidensverlängerung darstellt, die Lebensqualität und nicht die -quantität des Betroffenen in den Fokus gerückt wird. Befindet sich ein Patient bereits am Ende seines Lebens oder tritt in die Sterbephase ein, muss die Indikation einer weiterführenden künstlichen Ernährungsgabe bestehen und mögliche Risiken dem möglichen Nutzen unter der »neuen Zielsetzung der Sterbebegleitung« (Oehmichen et al., 2013, S. 115) gegeneinander abgewogen werden (Oehmichen et al., 2013).

Praxisbeispiel

Ein 76-jähriger Patient mit fortgeschrittenem M. Parkinson wird zur Behandlung eines Subduralhämatoms bei Z. n. Sturz, ausgelöst durch einen epileptischen Anfall, stationär aufgenommen. Der Patient ist vigilanzgemindert und kann laut pflegerischer Übergabe oral keine Nahrung, Flüssigkeit und Medikamente zu sich nehmen. Laut Angehörigen ist das Legen einer naso-gastralen (NGS) oder PEG-Sonde nicht erwünscht. Zur weiteren medizinischen Behandlung muss der Patient jedoch seine notwendigen Parkinsonmedikamente und Antiepileptika einnehmen. Nach logopädischer Ersteinschätzung besteht eine schwere Dysarthrophonie mit leiser Stimmgebung und deutlich eingeschränkter Artikulation und Sprechverständlichkeit. Die kommunikativen Fähigkeiten sind aufgrund der Vigilanzminderung stark reduziert und orale Schluckversuche nicht möglich. Es wird eine orale Nahrungs- und Flüssigkeitskarenz (NPO) empfohlen, die auch die Karenz oraler Medikamente miteinschließt. Nach ärztlichem Telefonat mit der vorsorgebevollmächtigten Tochter wird das Legen einer NGS empfohlen, um zumindest die regelmäßige Gabe der notwendigen Medikamentation zu gewährleisten. Es wird besprochen, dass der Patient keine Nahrung, sondern ausschließlich Medikamente über die NGS erhält. Die Tochter ist mit diesem überbrückenden Behandlungsversuch im Sinne des Patienten bis zur Re-Evaluation nach ca. einer Woche einverstanden.

16.1 Die perkutane endoskopische Gastrostomie (PEG)

Kann ein älterer Mensch oder geriatrischer Patient seinen Ernährungs- oder Flüssigkeitsbedarf nicht sicher oder nicht bedarfsdeckend auf oralem Wege stillen, bestehen bei entsprechendem Patientenwunsch, medizinischer Indikation und Prognose unterschiedliche Möglichkeiten zur Sicherstellung der Ernährungs- und Flüssigkeitsversorgung bei dysphagischen und von Mangelernährung betroffenen Patienten unter Umgehung der oralen Passage.

Eine schnell durchzuführende und komplikationsarme Methode zur dauerhaften und zeitlich unbegrenzten Sicherstellung des Ernährungs- und Flüssigkeitsbedarfs ist die Anlage einer Magensonde mittels *perkutaner endoskopischer Gastrostomie (PEG)*, der sog. *Magensonde* oder *PEG-Sonde* (▶ Abb. 39). Sie gilt mittlerweile als »Standardverfahren für die längerfristige enterale Ernährung« (Rosenbaum et al., 2015, S. 1072), ersetzt aber niemals die notwendige menschliche und pflegerische Zuwendung (Rosenbaum et al., 2015) und Ansprache, die ein Patient durch ein orales Angebot an Essen und Trinken erhält.

In Deutschland werden jährlich ungefähr 140.000 PEG-Sonden gelegt, vornehmlich in bis zu 65 % der Fälle bei älteren Patienten. Insbesondere diejenigen mit Z. n. Schlaganfall (65,1 %) bzw. mit Oropharyngealer Dysphagie (64,1 %) werden mit einer PEG-Sonde versorgt (Wirth et al., 2007).

16 Ernährungstherapeutische Versorgungsoptionen

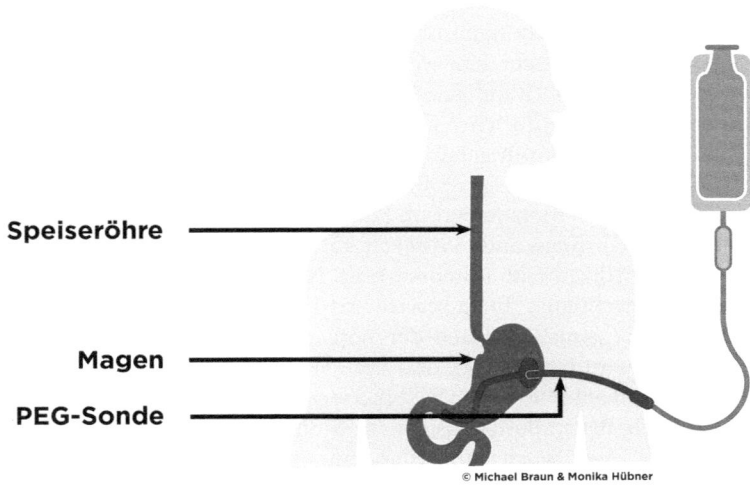

Abb. 39: schematische Darstellung der Sondenernährung via PEG-Sonde (Darstellung: Michael Braun und Monika Hübner)

16.1.1 Indikationen und Kontraindikationen für eine PEG-Anlage

Unabhängig von einer zugrundeliegenden Erkrankung ist allgemeine Voraussetzung für die Anlage einer PEG-Sonde, dass ein Patient eine enterale Ernährung über einen Zeitraum von *wahrscheinlich* mehr als vier Wochen benötigt (Rosenbaum et al., 2015). Nach Anlage einer PEG-Sonde ist darüber hinaus kontinuierlich und in regelmäßigen Abständen die Indikation zur weiteren Ernährungs- und Flüssigkeitsgabe zu überprüfen (Bischoff et al., 2013).

Mögliche medizinische Indikationen für die Anlage einer PEG-Sonde stellt orientierend der nachstehende Kasten 10 dar:

Kasten 10: Indikationen für eine PEG-Sonden-Anlage (nach Rosenbaum et al., 2015)

- neurogen bedingte Schluckstörung
- mechanisch bedingte Schluckstörung (z. B. durch oropharyngeale Tumore oder Narben)
- geriatrischer Patient (z. B. im Frühstadium einer demenziellen Erkrankung mit mangelnder Nahrungsaufnahme)
- Intensivpatienten (sobald eine längerfristige enterale Ernährungssituation absehbar ist)
- Kurzdarmsyndrom
- Inappetenz
- ausgeprägte Malnutrition und Kachexie

Daneben können auch medizinische Kontraindikationen, die gegen die Anlage einer PEG-Sonde sprechen, vorliegen (▶ Kasten 11):

Kasten 11: Kontraindikationen für eine PEG-Sonden-Anlage (nach Rosenbaum et al., 2015)

- Lebenserwartung von weniger als vier Wochen
- in der Akutphase einer Erkrankung
- bei Schockgeschehen
- akute Stoffwechselentgleisungen
- schwere Gerinnungsstörungen
- das Vorliegen einer Magenausgangsstenose oder Magenentleerungsstörung
- Perforation des Gastrointestinaltraktes
- Peritonitis
- fehlender endoskopischer Zugang

Erkrankungen des Gastrointestinaltraktes wie beispielsweise Aszites oder ein Ulkus- oder Tumorleiden, die eine Punktion durch die Magendecke während des Eingriffs nicht erlauben, eine gestörte Darmpassage (z. B. bei Ileus) oder eine Malabsorption sprechen ebenfalls gegen die Anlage einer Magensonde. Ebenso gilt es bei sehr unruhigen Patienten, die einem erhöhten Verletzungsrisiko durch das Manipulieren oder Ziehen der Sonde ausgesetzt sind, gut zu überprüfen, ob sie von der Versorgung mittels PEG-Sonde profitieren (Rosenbaum et al., 2015).

16.1.2 PEG-Sonde und Medikamentengabe

Mit einer Magensonde versorgte Patienten erhalten neben der ausreichenden Menge an Nahrung und Flüssigkeit auch alle notwendigen Medikamente über die PEG-Sonde. Problematisch ist jedoch häufig eine fehlende Kenntnis in Bezug auf die korrekte Medikamentengabe über die PEG-Sonde hinsichtlich ihrer Mörserbarkeit, Teilbarkeit oder Sondengängigkeit (Hanke et al., 2014). Nicht alle Medikamente dürfen gemörsert oder Kapseln geöffnet und in pulverisierter Form über die PEG-Sonde verabreicht werden, da sich dadurch ihre Pharmakokinetik ungünstig verändern und die Wirksamkeit des jeweiligen Medikamentes nicht sichergestellt werden kann (▶ Kap. 6.5; ▶ Kap. 12.3). Gemörserte und in Flüssigkeit aufgelöste Medikamente können außerdem aufgrund der unterschiedlichen Lösbarkeit der einzelnen Wirkstoffe zu einer Verstopfung des Sondenschlauchs führen (Hanke et al., 2014) und dessen Spülung oder Austausch erforderlich machen. Dies kann die Patientensicherheit gefährden, wenn notwendige Medikamente nicht sicher oder nicht regelmäßig verabreicht werden können.

Zur Vermeidung etwaiger Komplikationen wie dem Verstopfen des Sondenschlauchs oder einer unregelmäßigen oder unvollständigen Medikamentengabe sollte eine enge Absprache innerhalb der medizinischen, pflegerischen und pharmazeutischen Disziplinen erfolgen. Möglicherweise können Medikamente, insbesondere Kapseln, nach Absprache umgestellt und ein mörserbares oder gut in Wasser lösliches Generikum verordnet, ggf. die Menge einzunehmender Tabletten verringert oder angepasst oder die Medikamentengaben über den Tag verteilt werden. Wichtig zu beachten ist, dass nach der Gabe eines Medikamentes der Sondenschlauch mit Wasser gespült werden muss, damit sich einzelne Tabletten nicht miteinander vermischen oder der Sondenschlauch verstopft.

16.1.3 Entscheidung für oder gegen eine Versorgung mit einer PEG-Sonde

Die Entscheidung für oder gegen die dauerhafte operative Anlage einer Magensonde erfolgt unter Einbezug der individuellen Prognose, der medizinischen Indikation und dem mutmaßlichen oder verfügten Patientenwillen und setzt eine Einwilligung des Patienten in die beabsichtigte Maßnahme voraus (▶ Kap. 17.2; ▶ Kap. 17.4). Dies erfordert eine ausführliche Beratung und Aufklärung des Patienten bzw. seines versorgenden, vorsorgebevollmächtigten Angehörigen resp. seines gesetzlichen Vertreters sowohl über Vor- und Nachteile einer PEG-Sonde als auch über alternative Pflege- und Versorgungskonzepte (▶ Kap. 18).

Kommt der gesetzliche Vertreter in die Situation, sich für oder gegen die PEG-Anlage entscheiden zu müssen, verantwortet er zunächst die Vertretung des (mutmaßlichen oder verfügten) Willens des Betroffenen. Gleichermaßen ist er hinsichtlich möglicher Ambivalenzen, Unsicherheiten und Zweifel ernst zu nehmen und engmaschig im Rahmen des Entscheidungsprozesses zu begleiten. Dafür kann es hilfreich sein, ein *Ethisches Fallgespräch* (▶ Kap. 17.5) einzuberufen.

Jede Entscheidung für oder gegen eine PEG-Anlage ist eine individuell zu treffende und keine dichotome *PEG-JA- oder PEG-NEIN*-Entscheidung. Das Für und Wider muss im Rahmen einer Einzelfallentscheidung sorgfältig abgewogen, der für den Patienten potenzielle Nutzen dem möglichen Schaden überwiegen (Synofzik & Marckmann, 2007) und das gesamte multiprofessionelle Dysphagieteam in diesen teils zeitintensiven Prozess miteingezogen werden. Die Zuhilfenahme eines Modells zur Entscheidungsfindung, wie es beispielsweise Synofzik und Marckmann (2007) in ihrem praxisorientierten Entscheidungsalgorithmus zur *Evaluation einer Ernährung via PEG-Sonde* vorschlagen, kann dazu hilfreich sein. Mithilfe dessen werden ein möglicher Nutzen und ein möglicher Schaden einer PEG-Ernährung patientenbezogen gegeneinander abgewogen und unter Einbezug der Patientenpräferenz (dauerhafte künstliche Ernährung mittels PEG-Sonde erwünscht oder nicht) eine Behandlungsempfehlung getroffen. Diese kann bei fehlendem Nutzen auch die Nicht-Empfehlung einer PEG-Anlage beinhalten (Synofzik & Marckmann, 2007).

In jedem Falle sollten Angehörige und gesetzliche Vertreter frühzeitig in den Prozess der Entscheidungsfindung eingebunden und engmaschig begleitet werden.

16.1.4 PEG-Sonde bei Menschen mit Demenz

Das Legen einer Magensonde bei Menschen mit Demenz setzt ebenfalls eine medizinische Indikation und eine rechtswirksame Einwilligung in die Maßnahme voraus. Besteht keine Einwilligungsfähigkeit seitens des Patienten, muss hinsichtlich einer Entscheidungsfindung auch hier der gesetzliche Vertreter herangezogen oder die Genehmigung durch das zuständige Betreuungsgericht eingeholt werden (Deutsche Alzheimer Gesellschaft e. V. Selbsthilfe Demenz, 2023a; 2020).

Insbesondere bei Menschen mit fortgeschrittener Demenz muss die Anlage einer PEG-Sonde individuell diskutiert und sorgfältig auf ihren Nutzen bzw. Schaden hin überprüft werden (vgl. Synofzik & Marckmann, 2007). Deshalb empfiehlt die *European Society for Clinical Nutrition and Metabolism* (*ESPEN*; Volkert et al., 2015) eine künstliche Ernährungs- und Flüssigkeitsgabe bei Patienten mit leichter oder mittelschwerer Demenz lediglich für einen begrenzten Zeitraum einer verminderten oder unzureichenden oralen Nahrungs- und Flüssigkeitsaufnahme vor dem Hintergrund einer demenz-unabhängigen und reversiblen Erkrankung. Trotzdem ist ungefähr ein Drittel der Pflegeheimbewohner mit fortgeschrittener kognitiver Beeinträchtigung mit einer PEG-Sonde versorgt (Palecek et al., 2010).

Wie bereits in Kapitel 16.1.1 beschrieben, liegen unterschiedliche Indikationen oder Kontraindikationen für oder gegen das operative Legen einer PEG-Sonde vor. So geht die Anlage einer PEG-Sonde bei MmD mit unterschiedlichen Komplikationen einher, deren Häufigkeit mit 32 bis 70 % angegeben wird (Palecek et al., 2010). Bei leichteren ernährungsbedingten Komplikationen, die vermehrt in der Frühphase der Sondenkostgabe auftreten, treten die Symptome »Obstipation, Durchfälle, Völlegefühl, Meteorismus und Erbrechen« (Weibler-Villalobos, 2005, S. 73) auf. Außerdem kommt es zu Blutungen, Wundinfektionen oder Leckagen, der Ausbildung eines Burried-Bumper-Syndroms (eingewachsene Halteplatte), nekrotisierender Fasziitis oder Peritonitis. Manchmal werden Sondenanlagen durch den Patienten auch unbeabsichtigt entfernt oder gezogen. Neben dem weiterhin erhöhten Aspirationsrisiko durch Speichel oder Sekrete können auch Pneumonien durch die Aspiration von Sondenkost entstehen und einen stationären Krankenhausaufenthalt erforderlich machen. Zudem werden agitierte oder unruhige Patienten häufiger fixiert, damit die künstliche Ernährung oder Flüssigkeit ungestört »einlaufen« kann. Dies macht ggf. eine zunehmende pharmakologische Sedierung der Patienten erforderlich, die wiederum die Immobilität der Betroffenen und dadurch das Entstehen von Dekubitalulzera fördern.

Darüber hinaus wirkt sich die Versorgung mittels PEG-Sonde bei Menschen mit fortgeschrittener Demenz nicht auf ihre allgemeine klinische Symptomatik, ihre Gedächtnisleistung oder Lebensqualität aus, es kommt außerdem zu keiner Verbesserung ihres Ernährungszustandes oder einer Verlängerung der Überlebenszeit (Deuschl et al., 2016; Khoury et al., 2015; Palecek et al., 2010; Weibler-Villalobos, 2005). Deshalb empfiehlt die *ESPEN* (Volkert et al., 2015) insbesondere Menschen mit fortgeschrittener demenzieller Erkrankung oder sterbende Patienten weder enteral noch parenteral zu ernähren (▶ Kap. 18.2; ▶ Kap. 19).

16.1.5 Essen und Trinken trotz PEG-Sonde

Die Ernährungs- und Flüssigkeitsgabe via PEG-Sonde bedeutet nicht automatisch, dass ein Patient *gar nichts mehr* oder *nie wieder* Essen und Trinken über den Mund aufnehmen darf. Ergänzend zu der Gabe von Sondenkost kann eine an die

Schluckfunktion angepasste Nahrungs- und Trinkempfehlung seitens der Logopädie empfohlen werden, die Hinweise zu möglichen Bolusgrößen (z. B. Getränke nur teelöffelweise anreichen) und anzubietender oraler Menge (z. B. nur drei bis fünf Teelöffel pürierter Kost anreichen) beinhaltet. Im Hinblick auf die Versorgung dysphagischer Patienten wird durch diesen Kompromiss das Stressmoment *genug Essen zu müssen* bzw. *genug trinken zu müssen* auf Seiten der versorgenden Angehörigen oder professionell Pflegenden möglicherweise reduziert, da das Angebot von Genuss und Geschmack und nicht das der oralen Bedarfsdeckung im Vordergrund steht. Zudem kann die gleichzeitige Gabe von enteraler Ernährung und oralem Ess- und Trinkangebot die Lebensqualität der betroffenen Patienten steigern (Penner et al., 2010). Diese Vorgehensweise ist jedoch individuell unter Berücksichtigung der Aspekte Patientenwunsch, Schlucksicherheit, Minimierung eines möglichen Aspirationsrisikos und der individuellen Lebensqualität zu erörtern.

Bestehen Unsicherheiten, ob ein Patient letztlich von der Ernährungssonde profitiert, kann festgelegt werden, aus welchem Grund er mit einer PEG-Sonde versorgt wird (beispielsweise nur zur Flüssigkeitssubstituierung oder nur zur Sicherstellung der regelmäßigen Medikamentengabe). Eine zeitliche Begrenzung ihrer Liegedauer kann im Vorfeld ebenfalls festgehalten werden, um messbare Effekte nach einem definierten Zeitraum kontrollieren und beurteilen zu können (z. B. Zunahme an Gewicht, Verbesserung von Funktionen und Lebensqualität, Zunahme von Agitation oder abwehrendem Verhalten bei fehlender Compliance, Zunahme an Immobilität oder gar die Notwendigkeit der Sedierung, um Nahrung und Flüssigkeit in ausreichender Form verabreichen zu können).

16.2 Zusammenfassung

Besteht bei geriatrischen Patienten die Indikation zur Anlage einer PEG-Sonde, ist die Versorgung mit dieser kontinuierlich zu überprüfen, mit der individuellen Prognose und den individuellen Patientenpräferenzen abzugleichen. So muss der Patient nach sorgfältiger Abwägung der Gesamtsituation von der Maßnahme profitieren, wobei zu betonen ist, dass eine gleichzeitige künstliche und ergänzende orale Ernährung einander nicht ausschließen. Möglicherweise kann einem magensondenversorgten Patienten Essen oder Trinken in kleinen Boli angeboten werden, was sich begünstigend auf seine individuelle Lebensqualität auswirken kann. Bei Menschen mit fortgeschrittener demenzieller Erkrankung oder sterbenden Patienten hingegen ist die Ernährungs- und Flüssigkeitsgabe über eine PEG-Sonde grundsätzlich nicht zu empfehlen und bei allgemein fehlender medizinischer Indikation und Prognose sogar zu beenden.

17 Entscheidungshilfen

Bei progredient voranschreitenden oder nicht mehr heilbaren Erkrankungen des geriatrischen Spektrums sind häufig schwerwiegende Behandlungsentscheidungen zu treffen. Diese erfordern einen engen Einbezug des Patienten, seines familiären und betreuenden Umfeldes oder seines gesetzlichen Vertreters hinsichtlich der weiteren Versorgung sowie deren kontinuierliche Begleitung im Entscheidungsprozess.

Entscheidungsfindungen im Kontext einer Dysphagie beziehen sich auf die Gabe von Essen und Trinken im Allgemeinen, eine Anpassung der Nahrungskonsistenz und Flüssigkeitsviskosität, die Empfehlung einer oralen Nahrungs- und Flüssigkeitskarenz, ein künstliches Ernährungs- und Flüssigkeitsangebot, das Legen einer PEG-Sonde oder die Beendigung einer dieser Maßnahmen. Darüber hinaus ist auch immer eine Kombination aus all diesen Behandlungsoptionen denkbar.

Um zu einer Entscheidung im Sinne des Betroffenen zu gelangen, müssen sein mutmaßlicher oder verfügter Wille mit der individuellen Prognose unter Berücksichtigung der medizinischen Indikation für oder gegen eine Maßnahme bzw. einen Eingriff in Zusammenhang gebracht werden (► Abb. 40).

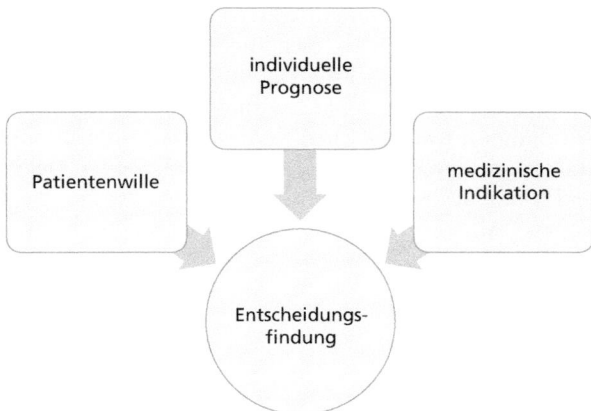

Abb. 40: Bausteine einer Entscheidungsfindung (eigene Darstellung)

Die ärztliche Vorgehensweise im Rahmen eines solchen Entscheidungsprozesses wird durch die Informationen aus Pflege und Therapie ergänzt, um ein möglichst vollständiges Gesamtbild der Patientensituation zu erstellen. Die Basis einer Entscheidung stellt jedoch der Patientenwille dar, der bei Unkenntnis mit einem gesetzlichen Vertreter erörtert werden muss.

Benötigen Patienten oder Angehörige emotionale Begleitung, sollten frühzeitig die psychologischen oder seelsorgerischen Dienste unterstützend in den Entscheidungsprozess miteinbezogen werden. Handelt es sich um eine palliative oder lebensbegrenzende Entscheidung oder geht es um die Begrenzung einer Behandlung, sollten belastende und lähmende Emotionen wie Angst, Traurigkeit oder Wut aufgegriffen und der Aspekt des Abschiednehmens von Familie und Freunden, vom eigenen Leben und von dieser Welt aufgenommen und die Betroffenen entsprechend weiterverwiesen werden. Weitere Grundlagen und Entscheidungshilfen werden nachfolgend erläutert.

17.1 Partizipative Entscheidungsfindung

Zwischen behandelndem Arzt und Patient kann eine gemeinsame, gleichberechtigte Entscheidung hinsichtlich einer Behandlung oder Nicht-Behandlung mithilfe des Konzeptes der sog. *Partizipativen Entscheidungsfindung (PEF*; engl. *Shared Decision Making (SDM)*; ▶ Abb. 41) getroffen werden. Basierend auf einem gegenseitigen Informationsaustausch und der Aufteilung von Entscheidungsverantwortung legt dieses Arzt-Patienten-Interaktionsmodell sowohl medizinische als auch behandlungsrelevante Therapieoptionen dar und ermöglicht damit dem Patienten auf Grundlage seines autonomen Selbstbestimmungsrechtes eine Abwägung und Gewichtung aller Optionen vorzunehmen. Unter Einbezug seiner persönlichen Risikobereitschaft und seines individuellen Sicherheitsbedürfnisses erfolgt abschließend eine gemeinsame Entscheidung über die Durchführung oder Nicht-Durchführung einer Behandlung (Bieber et al., 2016). Es findet somit eine »partnerschaftliche Entscheidungsfindung im medizinischen Kontext« statt, »die aus einem patientenzentrierten Ansatz heraus erwächst« (Bieber et al., 2016, S. 195). Der Prozess der *PEF* teilt sich in drei Phasen auf (▶ Abb. 41).

17.1 Partizipative Entscheidungsfindung

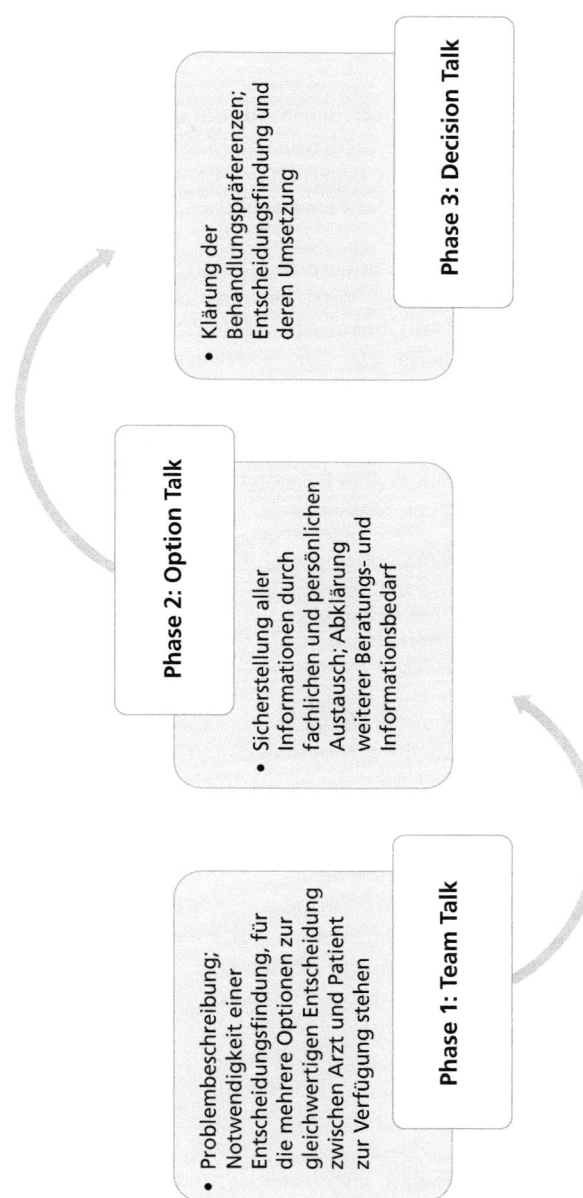

Abb. 41: Prozessschritte des Konzeptes der Partizipativen Entscheidungsfindung (in Anlehnung an Bieber et al., 2016)

17.2 Das Konzept der informierten Einwilligung

Jede medizinische Maßnahme kann den Straftatbestand einer potenziellen Körperverletzung bedeuten. Um eine medizinische Maßnahme wie beispielsweise die Gabe eines Medikamentes oder das Legen einer PEG-Sonde zu legitimieren, bedarf es deshalb der Einwilligung und des Einverständnisses eines Patienten bzw. seines gesetzlichen Vertreters.

Dies setzt voraus, dass der Patient bzw. sein gesetzlicher Vertreter zunächst über die geplante Maßnahme aufgeklärt wird (*informed*), er dadurch alle für ihn relevanten Informationen erhält und ihm abschließend eine medizinisch-therapeutische Vorgehensweise empfohlen wird. Hat der Patient bzw. sein gesetzlicher Vertreter alle relevanten Informationen sowohl erhalten als auch verstanden, kann er in die geplante Maßnahme einwilligen und sich für das empfohlene Vorgehen entscheiden (*consent*). Erst dann wird überhaupt ein *Behandlungsauftrag* erteilt (Pantel & Haberstroh, 2019). Alternativ steht es dem Patienten bzw. seinem gesetzlichen Vertreter frei, sich gegen eine empfohlene Maßnahme oder Therapie zu entscheiden.

Konzept der informierten Einwilligung (engl. informed consent): »Es sollte eine Risikoanalyse der möglichen Kosten [engl. *costs*] und des möglichen Nutzens [engl. *benefits*] durchgeführt werden, damit der Patient eine sachkundige [informierte, engl. *informed*] Entscheidung treffen kann, die dem behandelnden Arzt die Durchführung der Intervention erlaubt [Zustimmung; engl. *consent*]« (eig. Übersetzung aus: Leslie & Crawford, 2017, S. 26).

Dieses rechtlich bindende *Konzept der informierten Einwilligung* oder *Zustimmung* (*informed consent*), welches auch die Möglichkeit der Ablehnung einer Maßnahme beinhaltet, ist entsprechend in § 630e des Bürgerlichen Gesetzbuches (BGB) geregelt und gliedert sich in folgende Prozessschritte (vgl. Pantel & Haberstroh, 2019):

- *Prozessschritt 1 Informationsvermittlung:*
  Um eine autonome Entscheidung für oder gegen eine diagnostische oder therapeutische medizinische Maßnahme bzw. einen medizinischen Eingriff treffen zu können, müssen dem Patienten im Rahmen eines aufklärenden Gespräches alle relevanten und notwendigen Informationen vermittelt werden.
- *Prozessschritt 2 Informationsverständnis:*
  Nachdem der Patient alle relevanten und notwendigen Informationen erhalten hat, ist durch den behandelnden Arzt oder die versorgende Pflegekraft sicherzustellen, dass er auch alle Informationen verstanden hat. Hier sind mehrere Verständnisebenen zu berücksichtigen, die das Verstehen von Sprache einerseits und das Verstehen von Inhalten andererseits grundlegend voraussetzen.
  – *Akustische Ebene:* Der Patient ist in der Lage, sprachliche Informationen in angemessener Kommunikationslautstärke zu hören bzw. akustisch wahrzunehmen. Ggf. sollte bei vorliegender Altersschwerhörigkeit, der sog. *Presbyakusis*, lauter, langsamer und verständlicher gesprochen werden, evtl. auch unter Zuhilfenahme des Mundbildes. Möglicherweise ist auch die korrekte Funktionsweise eines Hörgerätes zu überprüfen bzw. eine Hörgeräteanpassung sinnvoll.

- *Sprachlich-kommunikative Ebene:* Der Patient kann den Wortinhalt des Gesagten semantisch-lexikalisch verstehen bzw. komplexe Satzstrukturen morphologisch-syntaktisch korrekt verarbeiten. Intakte sprachlich-kommunikative Fähigkeiten schließen zudem das rezeptive Sprachverstehen ein, welches auch das Verstehen von Schriftsprache beinhaltet. Das Vorliegen einer neurologisch bedingten Sprach- und Kommunikationsstörung, der sog. *Aphasie*, einer Sprachbarriere (z. B. aufgrund von Mehrsprachigkeit) oder einer demenziellen Entwicklung, die je nach Demenzform mit einem frühzeitigen und raschen sprachlichen Abbau einhergehen kann, ist ebenfalls zu beachten.
- *Kognitive Ebene:* Der Patient ist aufgrund seiner kognitiven Fähigkeiten in der Lage, aktiv am Kommunikationsprozess teilzunehmen und gesprochene oder geschriebene Sprache und die damit transportierten Inhalte und Informationen aufzunehmen, zu verarbeiten, zu interpretieren und sie in einen Gesamtzusammenhang zu bringen.

- *Prozessschritt 3 freie Entscheidung:*
  Auf Basis der vollständig erhaltenen und verstandenen relevanten und notwendigen Informationen ist der Patient in der Lage, eine Entscheidung für oder gegen eine diagnostische oder therapeutische medizinische Maßnahme bzw. einen medizinischen Eingriff frei zu treffen. Diese freie Entscheidung erfolgt ohne äußerlichen Zwang.
- *Prozessschritt 4 Selbstbestimmungs-/Entscheidungsfähigkeit:*
  Abschließend trifft der Patient eine selbstbestimmte, autonome Entscheidung, zu der er aufgrund seiner psychischen Fähigkeiten in der Lage ist.
- *Prozessschritt 5 Erteilung eines Behandlungsauftrages:*
  Auf Grundlage von Aufklärung, Information und Beratung kommt der Patient zu einer Entscheidung und beauftragt den Arzt oder Therapeuten mit einer Behandlung.

Die einzelnen Prozessschritte stellt Abbildung 42 überblickend dar (▶ Abb. 42).

17 Entscheidungshilfen

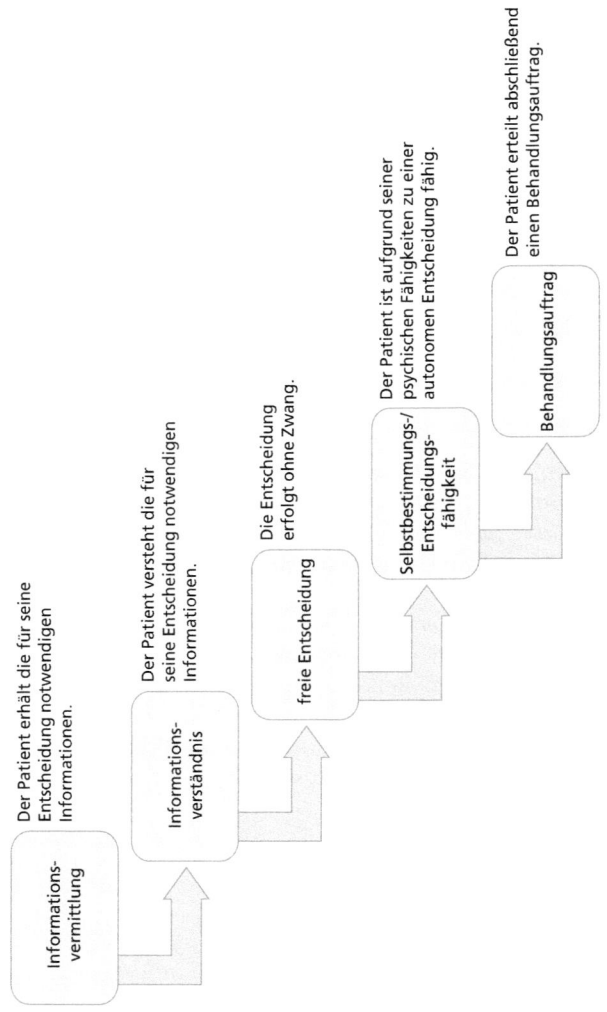

Abb. 42: Prozessschritte des Konzeptes der informierten Einwilligung (in Anlehnung an Pantel & Haberstroh, 2019)

17.3 Vorsorgeverfügungen

Es stehen unterschiedliche rechtlich bindende Instrumente zur Verfügung, mit deren Hilfe eine einwilligungsfähige und volljährige Person mögliche, sie betreffende Behandlungs-, Betreuungs- und Versorgungsmöglichkeiten vorsorglich verfügen kann. Diese können schriftlich in einer *Vorsorgevollmacht*, einer *Betreuungsverfügung* oder einer *Patientenverfügung* hinterlegt sein. Liegt im Hinblick auf eine Entscheidungsfindung keine schriftliche Willensbekundung oder Verfügung vor, ist ein mündlich geäußerter Wille der Person ebenfalls zu berücksichtigen. Bei bestehenden Unsicherheiten muss der mutmaßliche Patientenwille erörtert werden.

17.3.1 Vorsorgevollmacht

Für den Fall, dass eine einwilligungsfähige und volljährige Person ihre Angelegenheiten nicht mehr selbstständig regeln kann, kann sie einer Person (sog. *Vorsorgebevollmächtigter*) eine rechtverbindliche Vollmacht zur Vertretung der eigenen Person und Belange erteilen. Es besteht die Möglichkeit, eine Vorsorgevollmacht für einzelne Lebensbereiche wie z. B. die Gesundheitsvorsorge oder Aufenthaltsbestimmung auszustellen. Sie kann aber auch alle Bereiche des Lebens umfassen und zur Vertretung in allen Angelegenheiten ermächtigen (sog. *Generalvollmacht*). Ein entscheidender Vorteil einer Vorsorgevollmacht ist, dass durch ihr Vorliegen ein gerichtlich bestelltes Betreuungsverfahren nicht erforderlich ist. Zu beachten ist allerdings, dass explizit nur diejenigen Lebensbereiche abgedeckt werden, für die eine Vollmacht besteht (Deutsche Alzheimer Gesellschaft e. V. Selbsthilfe Demenz, 2023a), was wiederum die Wichtigkeit und Sinnhaftigkeit einer ausgestellten Generalvollmacht betont.

Eine Reform des Betreuungsrechts ermöglicht Ehepartnern seit Januar 2023 zudem die *Gegenseitige Vertretung von Ehegatten in Angelegenheiten der Gesundheitssorge* im Rahmen eines auf maximal sechs Monate befristeten Notvertretungsrechts (§ 1358 BGB). Tritt dies aufgrund eines Notfalls in Kraft, dürfen sich Ehepartner unter bestimmten Voraussetzungen gegenseitig in Gesundheitsangelegenheiten vertreten. Besteht der Betreuungsbedarf allerdings über den befristeten Zeitraum hinaus, muss ein gesetzlicher Betreuer bestellt werden. Eine Patientenverfügung ist der Vertretungsmöglichkeit gemäß § 1358 BGB jedoch vorzuziehen (Deutsche Alzheimer Gesellschaft e. V. Selbsthilfe Demenz, 2023b).

17.3.2 Betreuungsverfügung

Für einen etwaigen Betreuungsfall kann im Vorfeld eine schriftliche Vorsorgeverfügung formuliert werden (sog. *Betreuungsverfügung*). Eine einwilligungsfähige und volljährige Person kann vertraute Personen ihres Umfeldes benennen, die im Betreuungsfall mit den Betreuungsangelegenheiten betraut werden. Diese werden nach Anhörung gerichtlich zu Betreuenden bestellt. Ebenso können bestimmte Personen für das Amt des Betreuers ausgeschlossen werden. Eine Betreuungsverfügung ist nicht an eine bestimmte Form gebunden und insofern von einer Vorsorgevollmacht zu unterscheiden, als sie nicht zur Vertretung in Rechtsangelegenheiten ermächtigt (Bundesministerium der Justiz, 2023a).

17.3.3 Gerichtlich bestellter Vertreter

Wenn medizinisch notwendige Entscheidungen für eine erkrankte Person zu treffen sind und keine Vorsorge- oder Betreuungsvollmacht besteht, muss das Betreuungsgericht angerufen werden. Es bestellt einen gesetzlichen Betreuer, ggf. auch einen Berufsbetreuer, der die erforderliche Vertretungsvollmacht für die entscheidungsunfähige Person erhält.

Detaillierte und weiterführende Informationen zu den Themen Vorsorgevollmacht, Betreuungsverfügung und gerichtlich bestellte Betreuung können der Broschüre *Betreuungsrecht – Mit ausführlichen Informationen zur Vorsorgevollmacht* des Bundesministeriums der Justiz und für Verbraucherschutz entnommen werden (Bundesministerium der Justiz, 2023a).

17.3.4 Patientenverfügung

Jede einwilligungsfähige und volljährige Person kann eine Patientenverfügung erstellen. Diese bedarf der Schriftform, sollte eigenhändig unterschrieben sein und in regelmäßigen zeitlichen Abständen auf ihre Aktualität hin überprüft werden. Wenn sich der Inhalt nicht verändert, sollte sie in regelmäßigen Abständen mit aktualisiertem Datum erneut unterschrieben und der aktuelle Wille somit bekundet werden. Eine Patientenverfügung bedarf keiner notariellen Beglaubigung und kann jederzeit widerrufen werden.

Durch die Patientenverfügung wird vorsorglich festgelegt, welche medizinischen Maßnahmen durchzuführen oder zu unterlassen sind, wenn die verfügende Person nicht mehr in der Lage ist, selbstbestimmte, autonome Entscheidungen zu treffen. Das Ziel einer Patientenverfügung ist somit die *Sicherstellung des Patientenwillens*, auch wenn dieser in einer bestimmten Situation nicht mehr selbstständig geäußert und vertreten werden kann (Bundesministerium der Justiz, 2023b).

Detaillierte und weiterführende Informationen können der Broschüre *Patientenverfügung – Wie sichere ich meine Selbstbestimmung in gesundheitlichen Angelegenheiten?* des Bundesministeriums der Justiz (2023b) oder der geltenden Rechtsnorm (§ 1901a BGB) entnommen werden.

Problematisch ist, dass Patientenverfügungen oftmals nicht hinreichend konkret und detailliert formuliert und dementsprechend nicht auf einen bestimmten Fall anwendbar sind bzw. ihre Anwendbarkeit auf den Individualfall zu diskutieren ist. Deshalb sollten Behandlungswünsche ergänzend spezifiziert und ggf. durch konkrete Beispiele schriftlich ergänzt werden und in der Vergangenheit getätigte mündliche Äußerungen, individuelle Wertevorstellungen oder religiöse Überzeugungen des Patienten mit in die Entscheidungsfindung einfließen, sofern bekannt.

Besondere Relevanz hat die Sicherstellung des eigenen Willens bei akut auftretenden neurologischen Ereignissen wie einem Schlaganfall oder im Rahmen progredient fortschreitender Erkrankungen wie einer Demenz. Letztere beeinträchtigt die kognitiven Fähigkeiten und geht im Verlauf der Erkrankung mit einer Geschäftsunfähigkeit einher. Deshalb sollte zu Beginn einer demenziellen Erkrankung eine Patientenverfügung verfasst und eine Vorsorgevollmacht ausgestellt werden, damit bei einschneidenden Ereignissen wie der Frage nach einer künstlichen Ernährungsversorgung im Sinne des Patienten entschieden und gehandelt werden kann (Deutsche Alzheimer Gesellschaft e. V. Selbsthilfe Demenz, 2023a).

Praktisch zu beachten ist, dass versorgende Angehörige oder gesetzliche Vertreter einerseits über die Inhalte einer Patientenverfügung und andererseits über den Aufbewahrungsort des Schriftstücks in Kenntnis gesetzt sein sollten, damit sie im Bedarfsfall zeitnah verfügbar ist.

17.4   Patientenwille

Unterschiedliche Belastungen, Beeinträchtigungen oder Erkrankungen können einen Patienten in seiner Entscheidungsfreiheit einschränken. Insbesondere Menschen mit beeinträchtigten kognitiven Fähigkeiten oder demenzieller Entwicklung wird aufgrund ihres abnehmenden kognitiven Leistungsniveaus die Fähigkeit zu einer selbstständigen, autonomen Entscheidungsfähigkeit häufig abgesprochen. Dies führt beispielsweise in Entscheidungssituationen *pro oder contra orales Ess- und Trinkangebot* zu einem ethischen Dilemma, wenn o. g. Patienten bei gleichzeitig bestehender Dysphagie die Auswirkungen ihrer Entscheidungen nicht differenziert abwägen können und sich die medizinethischen Prinzipien Respekt vor der Autonomie, Nichtschaden und Fürsorge (▶ Kap. 17.5.2) gegenseitig behindern: Betroffene äußern sich klar hinsichtlich der Minimierung von dysphagie-assoziierten Risiken und möchten mögliche Komplikationen wie Mangelernährung und Dehydratation, Aspiration oder Luftnotgefahr vermeiden, willigen gleichzeitig aber nicht in die Adaption von Nahrung und Flüssigkeiten ein oder möchten weiterhin uneingeschränkt oral Essen und Trinken.

In diesen Situationen muss die Frage nach der Gewichtung des (mutmaßlichen oder verfügten) Patientenwillens in den Mittelpunkt der Diskussion gerückt werden. Signalisiert ein Patient mit Demenz beispielsweise, dass er nicht geeignete Lebensmittel oder Getränke dennoch zu sich nehmen möchte, von ärztlich-therapeutischer Seite aber eine Modifikation des oralen Ess- und Trinkangebotes empfohlen oder angeordnet wurde, bedarf es einer ethischen Klärung im Sinne des mutmaßlichen Patientenwillens und -wohles. Darüber hinaus ist weiter zu klären, ob ein mutmaßlich entscheidungs*un*fähiger Patient nicht doch eine situationsbezogene autonome Entscheidung treffen kann (z. B. Essen und Trinken trotz Dysphagie; ▶ Kap. 18). Dies unterstreicht die UN-Behindertenrechtskonvention, die allen Menschen mit körperlicher, seelischer oder geistiger Behinderung eine gleichberechtigte Rechts- und Handlungsfähigkeit zuspricht (§ 12(2); Dusel, 2018).

Um letztlich eine patientenzentrierte Entscheidung treffen zu können, muss in diesen komplexen Situationen neben dem mutmaßlichen Patientenwillen ein im Vorfeld einer Erkrankung verfügter mündlich oder schriftlich festgelegter Patientenwille herangezogen werden. Darüber hinaus fließen persönliche Wertevorstellungen, ethische, moralische und religiöse Anschauungen oder in der Vergangenheit getätigte Äußerungen in die individuelle Entscheidungsfindung mit ein.

Die Entscheidung über die Einleitung, Durchführung oder Beendigung einer bestimmten medizinischen Maßnahme wird dann gemeinsam von behandelndem Arzt und Patient resp. seinem gesetzlichen Vertreter getroffen. Kann ein Patient nicht in eine geplante Maßnahme einwilligen oder diese ablehnen, wird der verfügte oder mutmaßlich bekannte Wille über den gesetzlichen Stellvertreter kommuniziert (Klinkhammer, 2012).

Ist der aktuelle Patientenwille nicht bekannt, muss in einem abgestuften Prozess zunächst der verfügte Patientenwille ermittelt werden. Besteht eine Patientenverfügung, ist der behandelnde Arzt seit Inkrafttreten des *Patientenverfügungsgesetzes* (3. Gesetz zur Änderung des Betreuungsrechts, § 1901a Patientenverfügung BGB, 2009) angehalten, den Patientenwillen anhand der Patientenverfügung festzustellen (§ 1901b Gespräch zur Feststellung des Patientenwillens, BGB, 2009). Dieses ist rechtlich bindend. Ist der Patientenwille nicht dokumentiert, ist der mutmaßliche Patientenwille zu erörtern. Sollte auch das nicht möglich sein, wird im Falle einer einzuleitenden medizinischen Maßnahme, im Rahmen einer Therapieeskalation oder -begrenzung eine Entscheidung zum Wohle des Patienten getroffen. Zusammenfassend visualisiert die Grafik 43 den Prozess der Ermittlung des Patientenwillens (▶ Abb. 43).

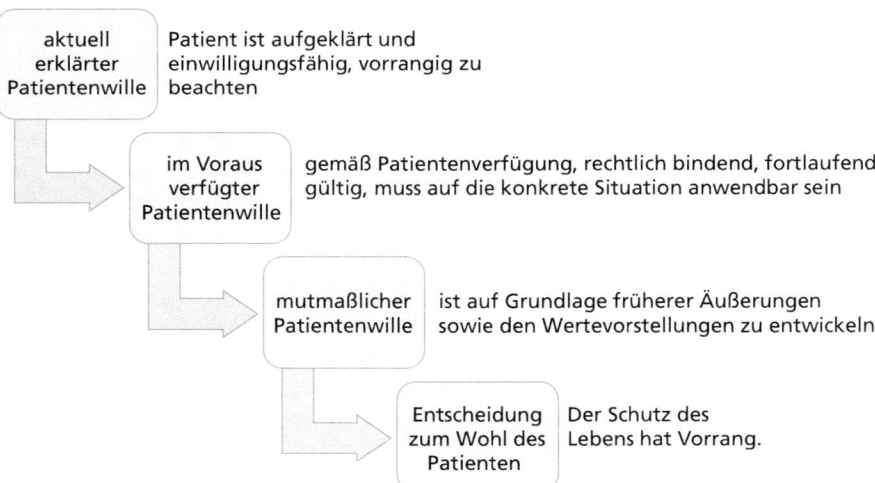

Abb. 43: Ermittlung des Patientenwillens (in Anlehnung an Klinkhammer, 2012)

17.5 Ethische Entscheidungsfindung

Die abschließende Entscheidung für oder gegen eine medizinische Maßnahme wie die Versorgung mit Hilfe einer dauerhaften künstlichen Ernährung liegt letztlich zwar in ärztlicher Verantwortung, muss aber neben der individuellen Prognose und medizinischen Indikation immer den angenommenen, mutmaßlich geäußerten oder schriftlich niedergelegten Patientenwillen als wichtigste Entscheidungsgrundlage miteinbeziehen. Die in diesem Buch beschriebenen Praxisbeispiele unterstreichen die Notwendigkeit der Gewichtung des Patientenwillens und der Beachtung seines Verständnisses von individueller Lebensqualität für oder gegen eine medizinische, pflegerische oder therapeutische Maßnahme.

Daneben ist im Rahmen der Behandlung älterer, hochbetagter und geriatrischer Patienten mit Dysphagien der Aspekt *Zeit* von relevanter Bedeutung. Um auf Grundlage einer informierten Einwilligung zu einer *Partizipativen Entscheidungsfindung* kommen und einen Behandlungsauftrag formulieren, einer Maßnahme zustimmen oder diese ablehnen zu können, bedarf es zweier wichtiger Orientierungspunkte im Kommunikationsprozess (► Abb. 44).

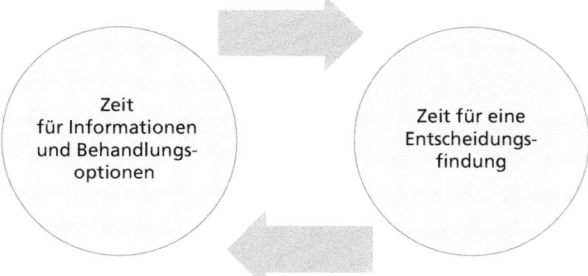

Abb. 44: Orientierungspunkte im kommunikativen Entscheidungsprozess (eigene Darstellung)

Der Patient, sein Vorsorgebevollmächtigter oder gesetzlicher Vertreter sollte vor dem Hintergrund einer Entscheidungsfindung darüber hinaus informiert werden, dass unabhängig von jedweder Entscheidung keine endgültige Gewissheit für einen Behandlungserfolg oder -misserfolg besteht und dass es im Rahmen einer Entscheidungsfindung häufig um den Umgang von »Wahrscheinlichkeiten mit verbleibenden Restunsicherheiten« (Maio, 2018, S. 28) geht. So kann ein Patient beispielsweise durch kontinuierliches Verschlucken resp. Aspirieren von Speichel oder Sekreten doch eine Aspirationspneumonie erwerben, obwohl zu seiner vermeintlichen Sicherheit das orale Ess- und Trinkangebot maximal modifiziert und an die aktuelle Schluckfähigkeit angepasst oder eine *orale Nahrungs- und Flüssigkeitskarenz (NPO)* ärztlicher- oder logopädischerseits angeordnet bzw. empfohlen wurde.

Um folglich eine tragbare Entscheidung auf Basis des individuellen Patientenwillens treffen zu können, bedarf es einer ausführlichen Gegenüberstellung und

Abwägung der Aspekte *mögliche Sicherheit* vs. *mögliches Risiko* in Bezug auf die orale Nahrungs- und Flüssigkeitsaufnahme (▶ Abb. 45; ▶ Kap. 18.1).

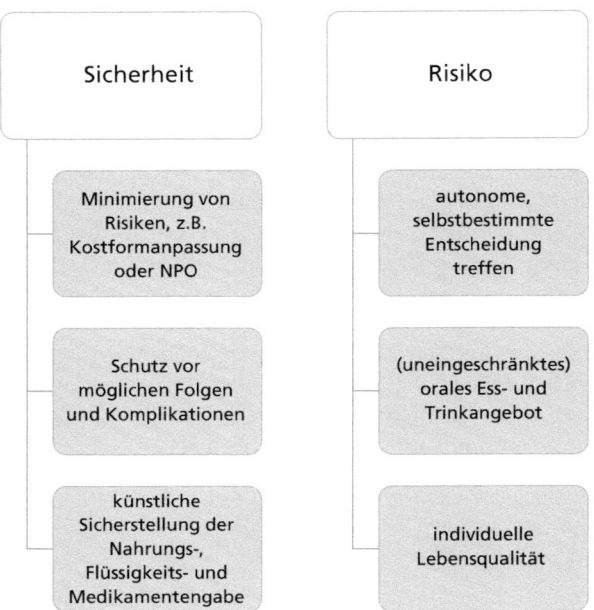

Abb. 45: Gegenüberstellung von Sicherheit und Risiko (eigene Darstellung)

Gemeinsam mit dem Betroffenen und allen relevanten Entscheidungsverantwortlichen erfolgt eine Gegenüberstellung und Gewichtung der beiden Aspekte *Sicherheit* und *Risiko* vor dem Hintergrund des Patientenwunsches und seines individuellen Verständnisses von Lebensqualität. Somit entscheidet der von einer Dysphagie betroffene Patient bzw. sein bestellter Vertreter, welcher der o. g. Aspekte höher gewichtet und welche Risiken und mögliche Komplikationen in Kauf genommen werden.

Dem multiprofessionellen Dysphagieteam kommt hierbei die wichtige Aufgabe zu, diesen Entscheidungsprozess frühzeitig mitzuinitiieren, zu begleiten und zu unterstützen und letztlich jedwede Patientenentscheidung losgelöst von persönlicher Bewertung mitzutragen und sie als autonome Entscheidung anzunehmen. Diese Entscheidungsfindung kann beispielsweise im Rahmen eines ethischen Fallgespräches erfolgen.

17.5.1 Ethisches Fallgespräch

Jedes Mitglied des multidisziplinären Teams kann vor dem Hintergrund einer sich im klinischen Alltag bietenden ethischen Konfliktsituation, wie sie beispielsweise die Frage nach einer künstlichen Ernährung bei schwerer Dysphagie oder nach der

Beendigung einer lebenserhaltenen Maßnahme mit sich bringt, ein Ethisches Fallgespräch einfordern.

Ein *Ethisches Fallgespräch*, auch *Ethische Fallkonferenz* oder *Ethische Fallbesprechung* genannt, ist »der systematische Versuch, im Rahmen eines strukturierten, von einem Moderator geleiteten Gesprächs mit einem multidisziplinären Team innerhalb eines begrenzten Zeitraumes zu der ethisch am besten begründbaren Entscheidung zu gelangen« (Steinkamp & Gordijn, 2010, S. 256). Es hat die Strukturierung aller »medizinischen, pflegerischen, lebensweltlichen und ggf. auch rechtlichen und ökonomischen Aspekte einer im Raum stehenden Therapieentscheidung« zum Ziel und »bewertet diese unter bestimmten ethischen Aspekten und endet mit einer Entscheidungsempfehlung« (Scheule & Becker (MEFES), o.J.).

Anlässe für die Einberufung eines Ethischen Fallgespräches können sein (Reiter-Theil, 2005, S. 347):

- »Unsicherheiten in der ethischen Beurteilung einer klinischen Frage
- Wahrnehmung eines Konfliktes zwischen ethischen Verpflichtungen, z.B. einerseits, die Selbstbestimmung (bzw. die Versuche) eines Patienten zu respektieren, andererseits, die bestmögliche Behandlung zu realisieren (welche der/die Kranke ablehnt)
- Schwierigkeiten mit einem Dissens auf Station über eine klinisch relevante ethische Frage im Kreis der Behandelnden und Betreuenden
- Probleme, die sich aus der Haltung bzw. Kooperation des Kranken oder der Angehörigen für das klinische Team ergeben«

Hierbei tragen alle Mitglieder des multidisziplinären Teams ihre Perspektive zusammen, um ein »möglichst vollständiges Bild von der Problemsituation zu entwickeln« (Gordijn, 2000, S. 115), um diese mithilfe professioneller Kommunikation (Gordijn, 2000) nach einer bestimmten methodischen Vorgehensweise zu lösen (z.B. *Nimweger Methode für ethische Fallbesprechungen*; Steinkamp & Gordijn, 2000).

Zunächst erfolgt die möglichst genaue Beschreibung des ethischen Problems, bevor im zweiten Schritt alle erforderlichen Informationen und Fakten in Bezug auf die ethisch zu klärende Situation zusammengetragen werden. Danach findet die Bewertung der Frage- und Problemstellung unter Beachtung ethischer Normen und Werte statt, welche dann hinsichtlich einer Lösung gegeneinander abgewogen werden. Abschließend wird auf die eingangs formulierte Fragestellung referiert (Steinkamp & Gordijn, 2000) und zusammen mit den versorgenden Angehörigen bzw. der Familie und/oder dem gesetzlichen Vertreter in einem ergebnisoffenen Gespräch versucht

- unter Berücksichtigung des verfügten oder mutmaßlichen Patientenwillens,
- unter Berücksichtigung der medizinischen Indikation,
- unter Berücksichtigung der individuellen Prognose
- und unter Berücksichtigung des allgemein realistischen Therapieziels

einen ethisch begründeten Konsens über

- die weiteren medizinischen, pflegerischen, therapeutischen, psychologischen und seelsorgerischen Behandlungsmöglichkeiten
- oder die Begrenzung bzw. das Einstellen einer Behandlung zu formulieren.

Konkret bedeutet dies für einen Patienten mit Dysphagie und hinsichtlich der zu klärenden Problemkonstellation, dass der Moderator zunächst jeden Teilnehmer des multidisziplinären Teams einlädt, den Patienten aus seiner professionellen Sicht zu beschreiben. Der behandelnde Arzt stellt den allgemeinen Gesundheitszustand des Patienten vor und schätzt die medizinische Prognose ein. Die versorgende Pflegekraft gibt einen Überblick über die Fähigkeit zur eigenständigen Versorgung und Pflege und die Höhe des Unterstützungsbedarfes, z. B. im Rahmen der Mahlzeitengestaltung und Nahrungs- und Flüssigkeitsaufnahme, und schätzt den Ernährungsstatus ein. Die behandelnde Logopädin beurteilt die Schluckfunktion in Bezug auf Schluckeffizienz, Schlucksicherheit und oraler Bedarfsdeckung. Dem versorgenden Angehörigen bzw. dem gesetzlichen Vertreter kommt eine entscheidende Rolle zu, da er in Vertretung des Betroffenen dessen Willen, seine Wünsche und Wertevorstellungen kommuniziert und Auskunft darüber gibt, welche Behandlung(en), Therapieoption(en) und Maßnahme(n) sich der Patient, wenn er sich in der aktuellen Situation selbst zur Fragestellung äußern könnte, wünschen bzw. ablehnen würde. Hierbei gilt es insbesondere für vertretende Angehörige die in Abbildung 46 dargestellte Unterscheidung im Rahmen der Entscheidungsfindung zu treffen (▶ Abb. 46).

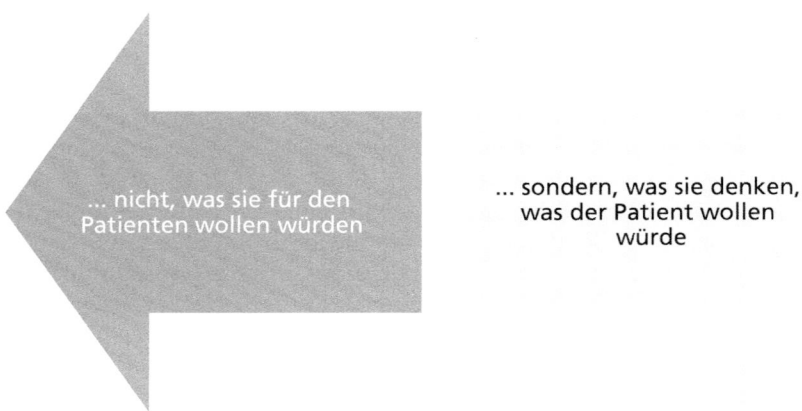

Abb. 46: Unterscheidung im Rahmen der Entscheidungsfindung (in Anlehnung an Leslie & Crawford, 2017)

Alle weiteren Mitglieder des Behandlerteams (z. B. andere therapeutische Disziplinen, Seelsorge) tragen darüber hinaus allgemeine Beobachtungen über den Patienten zusammen, sodass ein gemeinsames und schlüssiges Bild über die medizinische Prognose, die Schwere der Dysphagie, die Sicherheit des Schluckens, die orale Bedarfsdeckung, den Ernährungsstatus, den allgemeinen Unterstützungsbedarf und den individuellen Patientenwunsch in Bezug auf eine orale oder künstliche Ernährungsversorgung entwickelt und ethisch begründet werden kann.

Nachvollziehbar ist, dass versorgende Angehörige zum Abschluss eines Ethischen Fallgespräches häufig keine direkte viable Entscheidung treffen können. Deshalb kann es auch ein Ergebnis sein, den Angehörigen einen klar begrenzten Zeitraum für ihre Entscheidungsfindung einzuräumen. Hier geht es um den Faktor Zeit und den »Respekt vor der Eigenzeit der Dinge« (Maio, 2018, S. 93), die eine lebenstangierende Entscheidungsfindung auch benötigt. Nach Abschluss des Gespräches erstellt der Moderator ein Ergebnisprotokoll.

17.5.2 Die vier medizinethischen Prinzipien

Den Modellen und Konzepten zur Entscheidungsfindung liegen (medizin-)ethische Überlegungen zugrunde. Diese sind gerade für Patienten des geriatrischen Spektrums wegen ihres »höheren Risikos für Funktionsverluste im somatischen, psychischen und sozialen Bereich« (Frühwald, 2012, S. 548) relevant, da ältere Patienten »zunehmend in ihrer Autonomie und Selbstständigkeit behindert und deshalb hilfs- und betreuungsbedürftig sind« (Frühwald, 2012, S. 548) und es gerade in der Versorgung von Krankenhauspatienten oder Bewohnern von Einrichtungen der stationären Altenpflege häufig zu ethischen Konfliktsituationen und damit verbundenen ethischen Fragestellungen kommt (Simon & Neitzke, 2010).

Diese zu lösen, machen sich Klinische Ethikkommitees im Rahmen der *Klinischen Ethikberatung* zur Aufgabe, indem sie »Methoden und Prinzipien der allgemeinen Ethik auf den Bereich klinischer Fragestellungen« (Simon & Neitzke, 2010, S. 24) zur Lösung moralischer Konflikte hin anwenden (Simon & Neitzke, 2010).

Ethik: »[…] versucht zu klären, was moralisch richtig oder falsch, gut oder schlecht, geboten oder verboten, gerecht oder ungerecht ist bzw. sein soll. Und sie versucht, diese Urteile zu begründen: warum soll eine bestimmte Handlung moralisch geboten sein oder warum soll in dieser oder jener Weise gehandelt werden. Als ethische Theorie versucht sie, allgemeine Kriterien für moralisch richtig, gut oder gerecht aufzustellen und insbesondere dort Orientierung zu bieten, wo unsere moralischen Alltagsüberzeugungen unsicher oder widersprüchlich sind« (Irrgang & Heidel, 2015, S. 12).

Medizinethik: »[…] Teilgebiet der allgemeinen Ethik, das sich mit den moralischen Wertvorstellungen in der Medizin, und hier vor allem mit dem ärztlichen Handeln, auseinandersetzt. Im weiteren Sinne betreibt medizinische Ethik eine Normsetzung für alle im Gesundheitswesen tätige Personen, Institutionen und Organisationen, wobei der Fokus auf dem Wohlergehen des Patienten ruht« (Irrgang & Heidel, 2015, S. 12).

Diese Konflikte entstehen, da es zu Spannungen im Bereich moralischer Wertevorstellungen kommt. Beauchamp und Childress bieten mit ihrem bereits im Jahr 1979 publizierten Ansatz der *vier medizinethischen Prinzipien* (▶ Kasten 12) einen kommunikativen »Orientierungsrahmen« (Deutscher Ethikrat, 2016, S. 68), der im Bereich ethisch-komplexer Fragestellungen zur Anwendung kommt und auf den sich nach Simon und Neitzke (2010) alle medizinethischen Frage- und Konfliktkonstellationen reduzieren lassen.

Kasten 12: Die vier medizinethischen Prinzipien (nach Beauchamp & Childress, 1989)

- Prinzip der Autonomie bzw. dem Respekt vor der Autonomie (engl. *respect for autonomy*)
- Prinzip des Nicht-Schadens (engl. *non-maleficence*)
- Prinzip des Wohltuns (engl. *beneficence*)
- Prinzip der Gerechtigkeit (engl. *justice*)

Prinzip der Autonomie bzw. dem Respekt vor der Autonomie:
Jeder Mensch besitzt das Recht und die Fähigkeit, »aus eigenen Stücken vernünftige Erwägungen anzustellen, mit anderen Personen Gründe für Handlungen auszutauschen und Entscheidungen verantwortlich zu treffen« (Deutscher Ethikrat, 2016, S. 38) und demnach eigene Handlungsentwürfe und -entscheidungen in Abhängigkeit von der jeweiligen Situation und ihrer Bedingungen zu realisieren. Selbstbestimmtes Handeln setzt ein situatives Verständnis für eine Entscheidung sowie ein Verständnis für die Tragweite, mögliche Folgen und Konsequenzen einer Entscheidung voraus. Nicht entscheidungsfähige oder kognitiv eingeschränkte Personen können dennoch in den Prozess einer Entscheidungsfindung miteinbezogen werden (Deutscher Ethikrat, 2016). Das bedeutet insbesondere für Menschen mit demenzieller Erkrankung, dass auch sie prinzipiell von ihrem Recht auf Selbstbestimmung Gebrauch machen und autonome Entscheidungen treffen können (Frühwald, 2012). Dem Prinzip *Respekt vor der Autonomie* wird praktisch durch die Anwendung des Konzeptes der informierten Einwilligung (engl. informed consent; ▶ Kap. 17.2) Rechnung getragen (Beauchamp & Childress, 1989).

Prinzip des Nicht-Schadens:
Der Fokus im Rahmen der Anwendung dieses Prinzips konzentriert sich darauf, dem Patienten keinen Schaden zuzufügen und Schlechtes von ihm abzuwenden. Es erfordert die Analyse, Bewertung und Abwägung von individuellem Nutzen, Schaden und Risiko einer Maßnahme (Deutscher Ethikrat, 2016; Frühwald, 2012).

Prinzip des Wohltuns:
Die Sorge um bzw. die Fürsorge für einen Menschen und sein individuelles Wohlergehen stehen bei der Anwendung dieses medizinethischen Prinzips im Mittelpunkt. Es geht darum, dem Patienten Gutes zu tun, Hilfestellungen anzubieten, Krankheiten zu vermeiden und sein Leid bzw. Leiden zu lindern (Deutscher Ethikrat, 2016; Frühwald, 2012).

Prinzip der Gerechtigkeit:
Hierbei geht es um eine gerechte, effiziente und nicht willkürliche Verteilung von begrenzt zur Verfügung stehenden Behandlungsressourcen mit dem Ziel der Gleichbehandlung aller Patienten bzw. der Möglichkeit eines gerechten Zuganges zu den Leistungen der Gesundheitsversorgung (Deutscher Ethikrat, 2016; Frühwald, 2012).

Die vier medizinethischen Prinzipien *Respekt vor der Autonomie*, *Nicht-Schaden*, *Wohltun* und *Gerechtigkeit* folgen in ihrer Anwendbarkeit keiner logischen oder hierarchischen Ordnung (Reiter-Theil, 2005). Vielmehr wird im Rahmen einer Klinischen Ethikberatung (▶ Kap. 17.5.1) jedes Mal neu eine Abwägung von Risiko, Nutzen und Schaden vorgenommen, die mit dem individuell formulierten Patientenwunsch und der autonomen Entscheidungsfähigkeit eines Patienten sowie der medizinischen Indikation für oder gegen eine Maßnahme in Einklang zu bringen ist. Somit erfolgt eine ergebnisoffene Gewichtung der einzelnen Prinzipien unter- bzw. gegeneinander mit dem Ziel, eine individuelle, einzelfallbasierte und konkrete Behandlungs- und Versorgungsempfehlung für den jeweiligen Patienten in seiner spezifischen Situation zu formulieren. Hierbei entstehen Spannungsfelder (▶ Abb. 47).

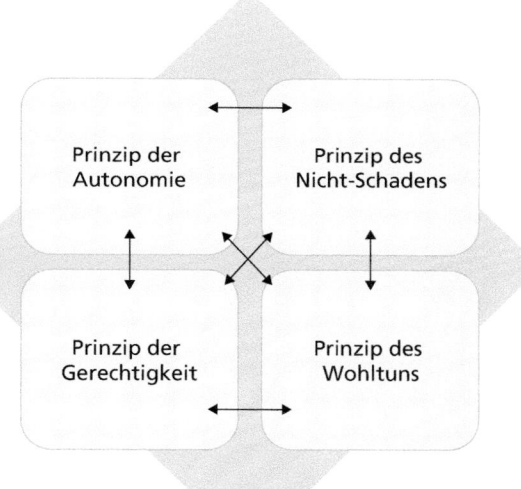

Abb. 47: die Interferenz der vier medizinethischen Prinzipien (in Anlehnung an Beauchamp & Childress, 1989)

17.6 Zusammenfassung

Jede Person hat die Möglichkeit, in Bezug auf eine Erkrankung oder Unterstützungssituation ihren Willen hinsichtlich einer Behandlungs-/Nicht-Behandlungs- und Versorgungsoption verbindlich festzuhalten. Unabhängig von ihrem medizinisch-kognitiven Zustand haben die Durchsetzung ihrer Autonomie und ihres Willens oberste Priorität.

Eine einwilligungsfähige Person entscheidet ihre Belange weiterhin selbstständig, auch wenn ein gesetzlicher Vertreter bestellt wurde. Ist eine Person temporär oder dauerhaft entscheidungs*un*fähig und nicht (mehr) in der Lage ihren situativen und freien Willen zu äußern, entscheidet eine bevollmächtigte oder gerichtlich bestellte Person an ihrer statt, d. h. sie vertritt den verfügten oder mutmaßlichen Willen der zu vertretenden Person und ist verantwortlich für die Wahrnehmung und Durchsetzung ihrer Rechte.

Auf Basis des Patientenwillens findet bei einem Patienten mit Dysphagie eine ethische Entscheidung für eine orale Nahrungs- und Flüssigkeitsaufnahme, künstliche Ernährung oder Kombination aus beidem statt. Mögliche Risiken und Konsequenzen einer Schluckstörung werden bei dem formulierten Wunsch *pro* oralem Angebot toleriert. Die vier medizinethischen Prinzipien *Respekt vor der Autonomie*, *Nicht-Schaden*, *Wohltun* und *Gerechtigkeit* liegen jeder Entscheidungsfindung zugrunde.

18 Essen und Trinken trotz Dysphagie

Obwohl ältere Personen und geriatrische Patienten oftmals in Bezug auf die (selbstständige) Nahrungsaufnahme beeinträchtigt sind oder an Störungen der Schluckfunktion leiden, sollte zum einen die Versorgung mittels künstlicher Ernährung und Flüssigkeit und auch die Restriktion eines oralen Ess- und Trinkangebotes individuell überdacht und mit dem Betroffenen und ggf. seinen versorgenden Angehörigen bzw. dem gesetzlichen Vertreter kommuniziert und diskutiert werden. Zum anderen sollte insbesondere die Empfehlung einer oralen Nahrungs- und Flüssigkeitskarenz vor dem Hintergrund eines weit fortgeschrittenen Lebensalters oder einer lebenslimitierenden Erkrankung mit den mutmaßlichen oder verfügten Wünschen des Betroffenen in Einklang gebracht werden. Darüber hinaus empfiehlt sich bei Patienten mit fortgeschrittener demenzieller Erkrankung oder bei Patienten im palliativen Kontext eine rein bedürfnisorientierte und nicht auf die Bedarfsdeckung orientierte Vorgehensweise hinsichtlich des oralen Ess- und Trinkangebotes.

Im Rahmen dieser Entscheidungsfindungen können optional die Konzepte *Eating and Drinking with Acknowledged Risk* und *Comfort Feeding Only* eine hilfreiche Unterstützung sein, da sie Essen und Trinken trotz Dysphagie ermöglichen.

18.1 Eating and Drinking with Acknowledged Risk (EDAR)

Hinter dem Begriff *Eating and Drinking with Acknowledged Risk (EDAR)* verbirgt sich ein Konzept, das es Patienten mit Schluckstörung nach einem Prozess der Information, Entscheidungsfindung und Dokumentation erlaubt, mit bekanntem und toleriertem Aspirationsrisiko trotz Dysphagie zu essen und zu trinken. Diese Vorgehensweise kann auf Patienten mit unterschiedlichen Grunderkrankungen oder auf Patienten zutreffen, die am Ende ihres Lebens angekommen sind. Ebenfalls kann die Entscheidung für *EDAR* für diejenigen getroffen werden, die eine Einschränkung oder Modifikation ihres oralen Ess- und Trinkangebotes ablehnen, deren Schluckvermögen sich durch rehabilitative Angebote nicht mehr verbessern oder deren Wohlbefinden, Würde und individuelle Lebensqualität zu sehr durch eine Ess- und Trinklimitierung beeinträchtigt würden (Sommerville et al., 2016). All diese Patienten dürfen sich für den Weg des *EDAR* entscheiden, sodass sie uneingeschränkt oder kostformadaptiert und mit möglichst geringem oder großem Risiko essen und trinken können (Hansjee et al., 2021; Sommerville et al., 2016).

Die genaue Durchführung des *EDAR* beinhaltet neben der Entscheidungsfindung zudem eine protokollierte Dokumentation, welche alle Situationen wie z. B. auch Notfallsituationen aufgrund von Verschlucken oder Luftnotereignisse miteinbezieht. Ein entsprechendes Flussdiagramm, welches die Durchführung illustriert, findet sich unter *Eating and drinking with acknowledged risks: Multidisciplinary team guidance for the shared decision-making process (adults)* (Hansjee et al., 2021, S. 11).

Ein weiterer und entscheidender Aspekt ist die Aufklärung des multiprofessionellen Behandlerteams. Seine Mitglieder müssen genau wissen, was beispielsweise im Falle eines Aspirationsereignisses zu tun oder zu unterlassen ist, damit Maßnahmen im Sinne des Patienten ergriffen oder unterlassen werden. Dies kann je nach Patientenwunsch die antibiotische Behandlung einer Aspirationspneumonie im Rahmen einer stationären Krankenhausversorgung oder ein rein palliatives Vorgehen ohne medizinische Intervention sein. Vor allem sollte die Reaktion auf ein Risikoereignis nicht die Empfehlung einer oralen Nahrungs- und Flüssigkeitskarenz hervorrufen (Sommerville et al., 2016).

Gesellschaftlich betrachtet ist das Eingehen von Risiken im Allgemeinen eher negativ konnotiert und Risiken sollten in der Regel vermieden werden. *Eating and Drinking with Acknowledged Risk* impliziert aber einerseits die Akzeptanz der Risiken eines oralen Ess- und Trinkangebotes trotz Dysphagie und andererseits die Akzeptanz der Bedürfnisse und Wünsche eines Patienten. Dies beinhaltet auch die Veränderung von Patientenpräferenzen und die Beibehaltung der Option, eine getroffene Entscheidung über ein toleriertes Ess- und Trink- sowie Aspirations- und Luftnotrisiko oder eine Behandlungsoption zu revidieren oder anzupassen. Ebenso können sich Bedürfnisse und Wünsche aufgrund einer sich verschlechternden Schluckfähigkeit verändern (Hansjee et al., 2021).

Wichtig ist, dass dysphagische Patienten sich für diesen Weg des bekannten, tolerierten Risikos entscheiden dürfen. So kann es (herausfordernde) Situationen und Umstände geben, in denen es das Beste für den Patienten, sein individuelles Wohlbefinden und auch sein versorgendes System ist, wenn er trotz Dysphagie bedürfnis- und genussorientiert essen und trinken darf (Sommerville et al., 2016). Aufgabe des multiprofessionellen Dysphagieteams ist es dann, dieser individuellen Entscheidung mit Respekt vor dem Selbstbestimmungsrecht des Patienten zu begegnen.

Praxisbeispiel

Ein 69-jähriger, kognitiv entscheidungsfähiger Patient befindet sich mit Z. n. Larynx-CA und operativer Entfernung der Epiglottis in der geriatrischen Rehabilitation. Er ist mit einer PEG-Sonde versorgt. Nach Hinweisen auf eine Dysphagie in der KSU wird zügig eine FEES durchgeführt, die das Risiko einer erhöhten Aspiration endoskopisch bestätigt. Darüber hinaus ist aufgrund der Schwere der Dysphagie bei oraler Ernährung von einem Luftnotrisiko auszugehen. Entgegen der logopädisch-medizinischen Empfehlung und ausführlicher

Risikoaufklärung entscheidet sich der Patient für uneingeschränktes Essen und Trinken; zur rechtlichen Absicherung unterschreibt er ein Formular zum *Verzicht auf empfohlene Kostform*. Zu diesem Zeitpunkt kann sich der Patient (noch) nicht festlegen, ob bei einer möglichen Aspirationspneumonie ein weiterer Krankenhausaufenthalt und eine antibiotische Behandlung einer Lungenentzündung gewünscht sind. In etwaige Wiederbelebungsmaßnahmen bei Asphyxie hat der Patient zunächst eingewilligt.

18.2 Comfort Feeding Only (CFO)

Eine Möglichkeit, um Essen und Trinken trotz schwerer oder lebenslimitierender Schluckbeeinträchtigung oral anbieten zu können, ist die Vorgehensweise nach dem Prinzip des *Comfort Feeding Only* (CFO; Palecek et al., 2010).

Hierbei handelt es sich um ein therapeutisch-pflegerisches Versorgungskonzept, das *Essen und Trinken* als viable, also brauchbare und funktional hilfreiche Alternativtherapie zu einer *oralen Nahrungs- und Flüssigkeitskarenz (NPO)* bei Menschen mit fortgeschrittener demenzieller Erkrankung und gleichzeitig bestehender Dysphagie ansieht. Darüber hinaus kann das Konzept des *CFO* nach ausreichender Information und Absprache mit den Betroffenen und deren versorgenden Angehörigen bei Patienten mit manifestierter Mangelernährung, bei einer Entscheidung gegen ein dauerhaftes künstliches Ernährungs- und Flüssigkeitsangebot, bei Patienten mit Dysphagie und gleichzeitig bestehender lebenslimitierender Grunderkrankung sowie bei Patienten im palliativen Kontext mit und ohne Dysphagie angewandt werden (Hübner, 2021a; Palecek et al., 2010).

Im Rahmen eines vorausschauenden *Advance Care Planning*-Gespräches zwischen behandelndem Arzt und versorgenden Angehörigen bzw. gesetzlichem Vertreter wird das Vorgehen des individuell auf den Patienten bezogenen oralen Ernährungsangebotes detailliert besprochen. Darauf bezugnehmend wird ein individualisierter Essensplan erstellt (Palecek et al., 2010), der die Lieblingsspeisen und -getränke des Patienten berücksichtigt. Mögliche Therapieoptionen oder Behandlungseskalationen bei Verschlechterung des Patientenzustandes sollten im Zuge dieses Gespräches ergänzend besprochen und bedacht werden (Hübner, 2021a; Palecek et al., 2010).

Advance Care Planning (ACP): vorausschauende Planung in Bezug auf individuelle gesundheitliche Behandlungs- und Versorgungsfragen

Bei Entscheidung für die Vorgehensweise des *Comfort Feeding Only* werden dem Patienten Essen und Trinken *sorgsam, vorsichtig und regelmäßig auf oralem Wege* angeboten, bei Bedarf angereicht und hinsichtlich ihrer Konsistenz, Viskosität und Menge modifiziert und so weit wie nötig »gut schluckbar« gemacht (Hübner, 2021a,

S. 46; Palecek et al., 2010). Auf Wunsch des Patienten oder nach Absprache können versorgende Angehörige auch die Tätigkeit des *Anreichens von Essen und Trinken* übernehmen. Bei bestehenden Unsicherheiten werden sie angeleitet und außerdem dahingehend bestärkt, Lieblingsspeisen und -getränke sowie favorisierte Geschmacksrichtungen anzubieten oder, sollte sich der Patient in einem Krankenhaus oder einer Einrichtung der stationären Altenpflege befinden, diese dorthin mitzubringen. *CFO* bietet somit für unterschiedlichste Patientengruppen eine zielorientierte Alternative durch die gemeinsam besprochene und klare Anordnung, trotz Dysphagie oder Mangelernährung auf eine künstliche Ernährungs- und Flüssigkeitsgabe im Sinne des Patientenwohls zu verzichten.

Versorgende Angehörige kämpfen jedoch häufig mit der Entscheidung für oder gegen eine dauerhafte künstliche Ernährungs- und Flüssigkeitsversorgung und sorgen sich in diesem Zusammenhang darüber, dass der Betroffene ohne ein ausreichendes orales Angebot und ohne eine genügende orale Aufnahme von Essen und Trinken Hunger und Durst leiden könnte. Dies geht unmittelbar mit der Befürchtung oder der Angst einher, dass der Patient schlimmstenfalls *verhungern und verdursten* und dadurch unnötige Schmerzen und Qualen sowie vermeidbares Leid erfahren könnte. Darüber hinaus setzen versorgende Angehörige Essen und Trinken (Essen und Trinken anreichen, Essen zubereiten, jemanden mit Essen/Nahrung und Getränken/Flüssigkeit versorgen, essen/trinken können) mit dem Begriff *care* gleich, also mit einem guten, fürsorglichen Pflegeangebot und einem Sich-Um-Den-Patienten-Kümmern. Nicht zu essen bedeutet dementsprechend *no care* und wird mit keiner guten und fürsorglichen Pflege sowie einem Sich-Nicht-Kümmern assoziiert (Hübner, 2021a; Palecek et al., 2010; ▶ Abb. 48).

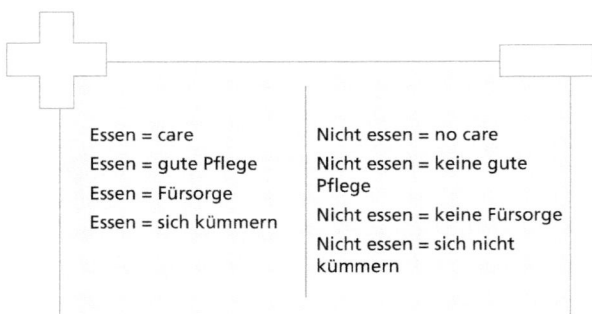

Abb. 48: Dichotomie Essen vs. Nicht essen (in Anlehnung an Palecek et al., 2010)

Eines der grundsätzlichen Ziele des *CFO* ist jedoch die Beseitigung der gerade dargestellten Dichotomie von *care* und *no care* (Hübner, 2021a; Palecek et al., 2010). Angehörige bedürfen daher einer behutsamen und ausführlichen Aufklärung, Information und Begleitung über die eintretenden körperlichen Veränderungen und Prozesse am Lebensende durch das gesamte Behandlerteam, um sich guten Gewissens gegen ein dauerhaftes künstliches Ernährungs- und Flüssigkeitsangebot und für Essen und Trinken auf natürlichem Wege über den Mund entscheiden zu können.

18.2 Comfort Feeding Only (CFO)

Da es sich bei solch einem Entscheidungsprozess um eine existentielle Entscheidungsfindung handelt, muss den Angehörigen dafür genügend Raum und insbesondere Zeit zur Verfügung gestellt werden: Zeit, um die Situation erfassen und einordnen zu können, Zeit, um alle relevanten Informationen erheben zu können, Zeit, um eine Entscheidung treffen zu können, aber auch Zeit, um Rückfragen bei bestehenden Unsicherheiten, Sorgen und Ängsten stellen zu können.

Weitere Ziele der rein bedürfnisorientierten Vorgehensweise im Rahmen des *CFO* werden in Abbildung 49 dargestellt (▶ Abb. 49).

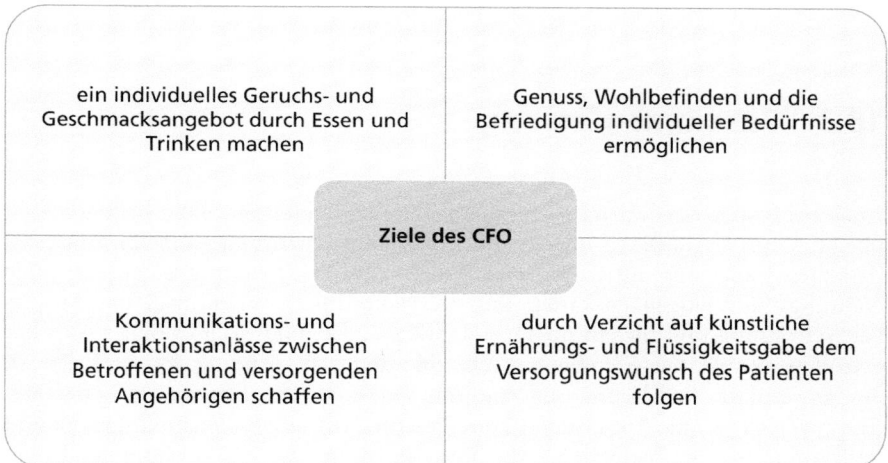

Abb. 49: Ziele des Comfort Feeding Only (eigene Darstellung)

Das Hauptziel des *Comfort Feeding Only* ist jedoch weder die maximale Sicherheit während des Schluckens noch die ausreichende Bedarfsdeckung mit Nahrung und Flüssigkeit, sondern die Möglichkeit des oralen Angebotes und somit der Aufnahme von Essen und Trinken über den Mund. Damit einhergehend stehen »die Maximierung des Patientenkomforts« und die Steigerung seines »individuellen Wohlbefindens – und nicht die Maximierung des oralen Angebotes von Essen und Trinken« (eig. Übersetzung aus: Palecek et al., 2010, zitiert nach Hübner, 2021a, S. 49) im Vordergrund. Das bedeutet zugleich, dass ein orales Ess- und Trinkangebot für den Moment zu beenden ist, wenn der Patient nicht *mehr* möchte, wenn er sich verschluckt oder Anzeichen eines Nicht-Wohlbefindens zeigt. Zu einem späteren Zeitpunkt kann das Ess- und Trinkangebot dann wiederholt bzw. fortgesetzt werden (Begent & Pryke, 2019).

Zusammenfassend wird damit eine nicht sichere und/oder nicht bedarfsdeckende orale Aufnahme von Essen und Trinken als Bestandteil des natürlichen Sterbeprozesses im Rahmen einer progredient verlaufenden neurologischen, neurodegenerativen, onkologisch-bedingten oder anderweitig chronischen, fortschreitenden oder nicht heilbaren Erkrankung angesehen. Ist der medizinisch-therapeutische Behandlungsansatz nicht mehr kurativ ausgelegt, sollte gemäß dem Prinzip des *CFO* Essen und Trinken vor dem Hintergrund der individuellen Patientenressourcen und -bedürfnisse angeboten werden.

Bei Entscheidung und Freigabe für ein orales Ess- und Trinkangebot wird dann im Rahmen des diagnostischen und Versorgungsprozesses nicht explizit auf das Stattfinden eines logopädischen Konsils zur Einschätzung der Schluckfunktion und Empfehlung einer Kostform gewartet (Begent & Pryke, 2019). Eine *orale Nahrungs- und Flüssigkeitskarenz (NPO)* sollte vor dem Hintergrund einer schweren Dysphagie nur als letztmögliche Maßnahme in Betracht gezogen werden (Hübner, 2021a; Palecek et al., 2010).

18.3 Zusammenfassung

Auch bei bestehender schwerer, progredient verlaufender und nicht heilbarer Dysphagie, Grunderkrankung oder manifester Mangelernährung kann im Sinne des Patientenwohles und auf Basis seines Willens eine Entscheidung gegen eine orale Nahrungs- und Flüssigkeitskarenz, gegen eine künstliche Ernährungs- und Flüssigkeitsversorgung und für ein uneingeschränktes oder modifiziertes orales Angebot getroffen werden. Diese Vorgehensweise erfordert den Einbezug des versorgenden Systems und die Aufklärung und Einbindung des multiprofessionellen Behandlerteams, respektiert die Entscheidung des Patienten für seinen Behandlungsweg und stellt somit seine individuellen Bedürfnisse und Wünsche in den Mittelpunkt.

19 Der palliativmedizinische Behandlungsansatz

Vor dem Hintergrund lebensbegrenzender Grunderkrankungen oder schwerster, nicht reversibler Dysphagien kann sich die medizinisch-therapeutisch-pflegerische Versorgung von einem kurativen, d. h. auf Heilung und Gesundung ausgerichteten, zu einem palliativen Behandlungsauftrag verändern. Der palliativmedizinische Versorgungs- und Behandlungsansatz (engl. *Palliative Care*) zielt primär darauf ab, die Lebensqualität von Patienten mit lebensverändernder Erkrankung und ihren Familien zu erhalten und diese frühzeitig und so lange wie möglich durch Prävention und Bewältigung von körperlichem, psychosozialem und seelischem Leiden unter Anerkennung der Unvermeidbarkeit des Todes zu gewährleisten. Ein weiteres Behandlungs- und Versorgungsziel ist, einen würdevollen Umgang mit den Betroffenen zu finden und ihnen Trost zuzusprechen (Taylor et al., 2022).

Zum Verständnis des Begriffes *palliativ* und zur Akzeptanz eines palliativmedizinischen Vorgehens trägt die Aufklärung von Patienten und versorgenden Angehörigen darüber bei, dass eine palliative Diagnose nicht per se *sterbend* oder *sich im Sterbeprozess befindlich* bedeutet. Die sowohl pharmakologisch als auch nichtpharmakologisch ausgerichtete palliativmedizinische Pflege und Therapie schließt einerseits die Versorgung Erkrankter und andererseits die ihrer Angehörigen und Familien bzw. ihres versorgenden Systems gleichermaßen in die Behandlung mit ein, wobei die Begleitung Sterbender *nur* einen Teilaspekt des palliativmedizinischen Versorgungskonzeptes ausmacht. Denn die Palliativmedizin sieht den Prozess des Sterbens als einen natürlichen Prozess an, bejaht das Leben und lehnt aktive Sterbehilfe ab.

Eine palliativmedizinische Versorgung beinhaltet also die interdisziplinäre Behandlung und Begleitung von geriatrischen Patienten mit nicht heilbaren, chronischen, progredient verlaufenden oder weit fortgeschrittenen onkologischen und nicht onkologischen Erkrankungen wie beispielsweise einer Krebserkrankung, einem Z. n. Schlaganfall, einer Demenz, Organversagen, rezidivierenden (Aspirations-)Pneumonien oder dem Symptom des Frailty. Nicht onkologische geriatrische Palliativpatienten sind am häufigsten von chronisch verlaufenden und tödlich endenden Erkrankungen und einer damit einhergehenden begrenzten Lebenserwartung betroffen (Taylor et al., 2022; Borasio, 2012; Van Mechelen et al., 2012; Genz et al., 2010; Radbruch et al., o. J.).

Allgemeines Ziel und Behandlungsauftrag ist aufgrund der Schwere der Symptombelastung, der Abnahme funktioneller Fähigkeiten, der prognostischen Unsicherheit, der hohen Belastung versorgender Angehöriger und der Notwendigkeit komplexer Entscheidungsfindungen die weitgehende Linderung von Schmerzen und anderen Symptomen wie beispielsweise Angst, Atemnot oder neuropsychiatrischen sowie sozialen, psychischen und spirituellen Problemen, um die bestmögliche Lebensqualität des Patienten bis zu seinem Tode ermöglichen und erhalten zu können.

Obwohl der überwiegende Anteil von Palliativpatienten in einem stationären Krankenhauskontext betreut wird (bestenfalls auf einer speziellen Akutstation, der sog. *Palliativstation*), kann die palliativmedizinische Versorgung ortsunabhängig stattfinden, also beispielsweise in einer Einrichtung der stationären Altenpflege, in einem Hospiz oder auch im häuslichen und damit vertrauten Umfeld. Für die unterstützende Versorgung und Begleitung zu Hause kann eine *Spezialisierte Ambulante Palliativversorgung (SAPV)* beispielsweise durch den behandelnden Hausarzt ergänzend verordnet werden (Taylor et al., 2022; Borasio, 2012; Van Mechelen et al., 2012; Radbruch et al., o. J.).

19.1 Phasen am Lebensende

Im Rahmen der *Palliative Care* werden drei letzte Lebensphasen eines Menschen unterschieden (▶ Kasten 13).

Kasten 13: Die drei letzten Lebensphasen (in Anlehnung an Kern & Nauck, 2006)

Rehabilitationsphase

- die letzten Monate oder Jahre im Leben eines Menschen
- ein weitgehend normales und aktives Leben ist noch möglich
- rehabilitative Ziele: Wiederherstellung bzw. Erhalt der Mobilität, psychosoziale und spirituelle Begleitung, Auseinandersetzung mit der Erkrankung

Terminalphase

- die letzten Wochen oder Monate im Leben eines Menschen
- eingeschränkte Aktivität trotz guter Schmerzeinstellung und guter Symptomkontrolle

(Prä-)Finalphase oder Finalphase

- die letzten 72 Stunden im Leben eines Menschen
- die eigentliche Sterbephase

Insbesondere in der Sterbephase übernehmen professionell Pflegende besondere Aufgaben in der Versorgung von Menschen mit Dysphagie. So beinhaltet der pflegerische Behandlungsschwerpunkt die Aufgabenbereiche Lagerung, nasales oder endotracheales Absaugen von Sekreten (nur in Ausnahmefällen, um eine Belastung des Patienten zu vermeiden), das Angebot einer regelmäßigen Mundpflege und Mundbefeuchtung, das Beruhigen in unruhigen und deliranten Phasen und insbesondere die Reduzierung von Atemnot und Panik bei auftretender Dyspnoe. Neben der direkten Patientenversorgung werden Angehörige und das versorgende Patientenumfeld kontinuierlich beraten und begleitet (Kern & Nauck, 2006).

19.2 Behandlung von Patienten mit Dysphagie im palliativen Behandlungskontext

Auch bei dysphagischen Patienten im palliativen Behandlungskontext sollte, wenn möglich, ein orientierendes Schluck-Screening und bei Auffälligkeiten hinsichtlich der Parameter Atmung, Schlucken und Sprache, Sprechen und allgemeine kommunikative Fähigkeiten eine logopädische Diagnostik und *KSU* erfolgen. Eine instrumentelle Überprüfung der Schluckfunktion mittels *FEES* oder *VFSS* sollte hingegen ausreichend geprüft und einzelfallabhängig durchgeführt werden, und zwar dann, wenn sich direkte therapeutische Konsequenzen in Bezug auf das Ess- und Trinkangebot aus der Untersuchung ableiten lassen (Penner et al., 2010).

Im Mittelpunkt der Behandlung von Patienten mit Dysphagie im palliativen Behandlungskontext steht der Erhalt ihrer individuellen Lebensqualität bei minimiertem Aspirations- und Erstickungsrisiko durch das orale Angebot von Essen und Trinken (Penner et al., 2010). Das kann bedeuten, dass ein Patient vor dem Hintergrund einer infausten Prognose und begrenzten Lebenszeit essen und trinken darf, auch wenn die Dysphagie mit Komplikationen wie Aspirationsereignissen einhergehen und der Patient ggf. eine nicht mehr behandelbare Aspirationspneumonie entwickeln sollte. Diese ethische Entscheidung pro oralem Angebot und pro Lebensqualität bedarf einer genauen Information und Aufklärung des Patienten und seines gesetzlichen Vertreters über mögliche Risiken von Essen und Trinken bei Dysphagie und einer auf die Wünsche und Bedürfnisse des an einer Dysphagie leidenden Patienten abgestimmten Gewichtung für oder gegen Essen und Trinken. Ein Luftnot- bzw. Erstickungsrisiko bei der Einnahme ungeeigneter Konsistenzen sollte vor der Empfehlung einer Kostform klinisch ausgeschlossen werden.

Diese Verschiebung und veränderte Gewichtung von Behandlungszielen ist elementarer Bestandteil im Hinblick auf die Versorgung schwerstbetroffener und sterbender älterer Menschen und geriatrischer Patienten. Sicheres Schlucken, die Minimierung eines möglichen Aspirationsrisikos oder eine ausreichende und bedarfsdeckende orale Nahrungs- und Flüssigkeitsaufnahme sind am Ende einer lebenslimitierenden Erkrankung bzw. am Ende eines Lebens nicht mehr primäres

Behandlungsziel. In den Fokus der Behandlung und Versorgung rücken Genuss und Freude am Essen und Trinken und das Anbieten von bevorzugten Geschmacksrichtungen, um dadurch die individuelle Lebensqualität best- und längstmöglich erhalten zu können.

Praxisbeispiel

Eine hochbetagte 92-jährige Patientin mit fortgeschrittener Demenz vom Typ Alzheimer wird wegen rezidivierender Aspirationspneumonien in die geriatrische Station eines Krankenhauses eingewiesen. Laut pflegerischer Übergabe ist die bettlägerige Patientin vigilanzgemindert, fiebert auf, Essen, Trinken und die Medikamenteneinnahme sind auf oralem Wege nicht möglich.

Zunächst spricht sich das multiprofessionelle Dysphagieteam für eine temporäre orale Nahrungs- und Flüssigkeitskarenz aus, seitens der Pflege und der Logopädie wird das Angebot zur Mundpflege und Mundbefeuchtung gemacht, bis ein Gespräch mit der vorsorgebevollmächtigten Tochter erfolgt. Diese erklärt, dass eine Patientenverfügung vorliege, die besage, dass vor dem Hintergrund einer demenziellen Entwicklung keine dauerhafte künstliche Ernährungs- und Flüssigkeitsversorgung gewünscht sei. Es wird besprochen, dass Flüssigkeit und Nahrung während des Krankenhausaufenthaltes substituiert werden, um die Patientin nach antibiotischer Behandlung der Lungenentzündung stabilisiert in ihre Pflegeeinrichtung entlassen zu können. Gemäß des im Verlauf stattgefundenen logopädischen Konsils erhält die Patientin trotz Dysphagie während des Krankenhausaufenthaltes bei gebesserter Vigilanz passierte Kost und alle Getränke teelöffelweise, die notwendigen Medikamente werden gemörsert und mit Obstbrei vermischt angereicht.

Da die Patientin nicht bedarfsdeckend essen und trinken und nicht sicher schlucken kann, wird der Tochter das Konzept des CFO erklärt und die Patientin mit dem Einverständnis der Tochter nach Behandlungsende mit eingeschränktem Ess- und Trinkangebot und Anbindung an die SAPV in ihr Altenpflegeheim zurück entlassen. Es wird zudem besprochen, dass die Patientin bei einer weiteren Aspirationspneumonie nicht mehr in ein Krankenhaus eingewiesen, sondern in ihrem gewohnten Umfeld palliativ behandelt und begleitet werden soll.

19.3 Essen, Trinken und künstliche Ernährung in der Sterbephase

Befindet sich ein geriatrischer Patient in seiner letzten Lebensphase, ist von Appetitlosigkeit, Schmerzen oder Vigilanzminderung betroffen, kann aufgrund seiner allgemeinen körperlichen Schwäche den Mund nicht mehr aktiv öffnen oder die Schlucksequenz nicht mehr regelhaft auslösen, sollte das medizinische, pflegerische und therapeutische Vorgehen mit den versorgenden Angehörigen resp. dem gesetzlichen Vertreter besprochen und sie über alternative Behandlungsoptionen informiert und engmaschig begleitet werden. Essen und Trinken sollten auch zu diesem Lebenszeitpunkt trotz Dysphagie und bei Ausschluss eines Erstickungsrisikos bzw. einer Luftnotgefahr oral, wenn auch nur in geringen Mengen, angeboten werden. Das Ermöglichen von Geschmackserlebnissen und Genussmomenten sowie von menschlicher Zuwendung und Interaktion stehen jetzt im Vordergrund der Behandlung.

Stellt ein Patient hingegen Essen und Trinken bewusst oder unbewusst ein, geht dies sowohl für professionell Pflegende als auch für versorgende Angehörige mit einer emotional hohen Belastung einher und ist als wahrscheinliches Zeichen eines nahenden Versterbens zu interpretieren. Gleichermaßen schwindet durch das Einstellen der Nahrungs- und Flüssigkeitsaufnahme auf Seiten der Angehörigen die Hoffnung, dass sich der einsetzende Prozess des Sterbens dennoch verzögern könnte (van Caster & Krumm, 2019).

> »*Die Patienten sterben nicht, weil sie nicht essen, sondern sie essen nicht, weil sie sterben!*«
> Dame Cicely Saunders (o. J.)

Ein anderer und wesentlicher Behandlungsschritt im Rahmen der palliativmedizinischen Versorgung bei sterbenden Patienten mit schwerer Dysphagie mit gleichzeitig anzunehmendem Erstickungsrisiko ist das Absetzen von Essen und Trinken auf oralem Wege und die Empfehlung einer oralen Nahrungs- und Flüssigkeitskarenz (NPO). Da insbesondere Patienten mit *NPO* von einer Mundpflege und -befeuchtung profitieren, sollte diese regelmäßig angeboten und durchgeführt werden. Entgegen der Annahme begegnet eine zusätzliche parenterale Flüssigkeitsgabe nicht dem Gefühl der Mundtrockenheit und lindert dementsprechend auch kein subjektiv empfundenes Durstgefühl. Klinische Anzeichen einer Exsikkose können durch die ergänzende Flüssigkeitsgabe zwar reduziert werden, die Atmung und den gesamten Körper belastende Symptome wie die Bildung von Ödemen, Aszites oder der sog. *Rasselatmung* nehmen aber zu (van Caster & Krumm, 2019) und mögliches Leiden sowie der konkrete Sterbeprozess werden durch die fortwährende Flüssigkeitssubstitution verlängert.

> *Rasselatmung*: auch Todesrasseln (engl. *death rattle*) genannt, häufiges respiratorisches Symptom in der präfinalen Phase, das zu einer brodeligen und feuchten Atmung bzw. zu rasselnden Atemgeräuschen führt. Aufgrund einer zunehmenden muskulären Schwäche oder Bewusstseinsstörung kann der sterbende Patient seine Sekrete nicht mehr suffizient abhusten oder schlucken (Kern & Nauck, 2006).

Da der menschliche Körper an seinem Lebensende keine bedarfsdeckende Nahrung und Flüssigkeit mehr benötigt, wird unter bestimmten Voraussetzungen wie einer fehlenden Einwilligung seitens des Patienten oder seines gesetzlichen Vertreters oder einer fehlenden medizinischen Indikation eine bereits begonnene enterale oder parenterale Ernährung beendet (Schnell & Schulz, 2014; Oehmichen et al., 2013).

Bei Vorliegen einer schweren Dysphagie oder aufgehobenen Schlucksequenzauslösung werden in der Sterbephase außerdem alle nicht notwendigen Medikamente wie Antibiotika, Antidepressiva, Diuretika, Glukokortikoide, Herz- und Kreislaufmittel, Laxanzien oder Zytostatika abgesetzt (Schnell & Schulz, 2014; Kern & Nauck, 2006). Insbesondere diese medizinethisch korrekte Vorgehensweise erfordert laut Schulz et al. »eine aktive Begleitung des Patienten und seiner Angehörigen« (2014, S. 122), um der Sorge und Angst vor einem möglichen Verhungern und Verdursten, aber auch der Sorge einer Nicht-Behandlung und eines Nicht-Kümmerns begegnen zu können.

Notwendige Medikamente zur symptomatischen Kontrolle von Atemnot, Angst und Unruhe- oder Verwirrtheitszuständen werden auch in der Sterbephase (ggf. großzügig) gegeben und alternativ subkutan, intravenös, sublingual (hierbei handelt es sich um Schmelztabletten, die unter die Zunge gelegt und über die Mundschleimhaut resorbiert werden) oder als Pflaster verabreicht. Zudem sollte die frühzeitige Gabe von Anticholinergika erwogen werden, da Medikamente dieser Medikamentengruppe die orale Sekretbildung hemmen und ggf. die pflegerische Maßnahme eines notwendigen Absaugens reduzieren (Kern & Nauck, 2006). Da anticholinerge Medikamente den Mundbereich austrocknen (Kern & Nauck, 2006), erfordert ihre Gabe wiederum eine regelmäßige Befeuchtung der intraoralen Schleimhäute und die Durchführung einer Mundpflege.

19.4 Mundpflege im palliativen Behandlungskontext

Insbesondere Patienten mit oraler Nahrungs- und Flüssigkeitskarenz, die nichts (mehr) über den Mund erhalten, aber auch Patienten in ihrer letzten Lebensphase profitieren aufgrund ihres Durstgefühls, einer durch eine herabgesetzte oder ausbleibende Schlucksequenzauslösung oder einer durch eine permanente Mundatmung begünstigte *Xerostomie* von einer regelmäßigen Mundbefeuchtung und Mundpflege und erfreuen sich möglicherweise auch an geschmacklichen Angeboten.

Ziele der Mundpflege im palliativen Behandlungskontext sind nach Augustyn und Kern (2006)

- das freiwillige Öffnen des Mundes
- ein angenehmes mit der Mundpflege verbundenes Gefühl
- die Aufrechterhaltung einer feuchten und intakten Mundschleimhaut
- die Aufrechterhaltung einer physiologischen Mundflora und des Zahnbestandes
- intakte und weiche Lippen

Da die Minimierung eines möglichen Aspirationsrisikos zu diesem Zeitpunkt nicht mehr primäres Behandlungsziel ist, dürfen diese geschmacklichen oralen Angebote großzügiger ausgewählt und auf die Wünsche und Vorlieben des Patienten abgestimmt werden.

Lemon-Sticks oder Erfrischungsstäbchen werden hingegen nicht zur Befeuchtung, Reinigung oder Stimulation des Mundes verwendet, da sie alkoholhaltiges Glyzerin enthalten, welches den Mund und die Mundschleimhäute sekundär austrocknet und die Zunge mit einem schwer zu entfernenden Film überzieht (Hübner, 2021a; van Caster & Krumm, 2019; Penner et al., 2010). Ebenfalls sollte auf die Verwendung von Butter zur Mundpflege verzichtet werden. Butter besitzt zwar hydrophobe Eigenschaften und eignet sich damit eigentlich für die Entfernung hartnäckiger, nicht wasserlöslicher Beläge und Borken im Mundbereich und auf der Zunge, hinterlässt aber einen Film und unangenehmen oder gar ranzigen Beigeschmack und sollte ebenso wie Sahne, Nuss-Nougat-Creme oder Öl nur in Ausnahmefällen verwendet werden. Sehr feste Beläge und Borken sollten zudem nicht mithilfe von Pinzetten o. ä. »abgezogen« werden, da dies ebenfalls zu schmerzhaften Verletzungen und Blutungen im Zungen- und Mundbereich führen kann. Analog dazu ist die Benutzung von Holz- oder Plastikspateln oder ähnlichem Werkzeug ebenso ungeeignet.

Die Verwendung von um den Finger gewickelte und mit Wasser oder Tee getränkte Gaze eignet sich hingegen eher zur Mundpflege (▶ Kap. 14). Der Pflegekraft ermöglicht der Einsatz ihres eigenen Fingers zudem eine bessere Kontrolle und behutsame Führung der eigenen Bewegungen im Mund des zu pflegenden Patienten.

19.4.1 Durstgefühl und Mundtrockenheit

Sterbende Patienten beklagen häufig ein quälendes Durstgefühl, welches eher aufgrund eines Trockenheitsgefühls im Mundbereich und nicht aufgrund einer Dehydratation entsteht (van Caster & Krumm, 2019). Zudem korrelieren sowohl Durst als auch Mundtrockenheit nicht mit dem körperlichen Hydrierungszustand eines Patienten, deshalb wird das Symptom des Durstes bzw. ein subjektiv empfundenes Durstgefühl auch nicht durch eine zusätzliche Flüssigkeitsgabe gelindert (van Caster & Krumm, 2019; Oehmichen et al., 2013). Professionell Pflegende können diesem subjektiv empfundenen Durstgefühl gut mit einer ausführlichen und vor allem regelmäßigen Mund- und Lippenpflege begegnen (▶ Kap. 14). Bei Patienten in der letzten Lebensphase sollte außerdem die Mundhöhle und der Rachenbereich regelmäßig in Bezug auf orale Infektionen und Erkrankungen des Zahnapparates hin inspiziert werden (van Caster & Krumm, 2019).

Haben professionell Pflegende oder versorgende Angehörige den Eindruck, dass ein Patient unter der empfohlenen oralen Flüssigkeitskarenz oder sehr trockenen Mundschleimhäuten leidet, kann eine Rehydrierung im Sinne einer Symptomkontrolle in Erwägung gezogen werden. Die Indikation einer Flüssigkeitsgabe bei einem sterbenden Patienten ist allerdings täglich auf ihre Sinnhaftigkeit und Wirksamkeit hin zu überprüfen und sorgfältig gegenüber den entstehenden Belastungen wie Ödemen, Aszites oder einer Rasselatmung abzuwägen (van Caster & Krumm, 2019; Häusermann, 2016). Auch zu diesem Zeitpunkt besteht immer die Möglichkeit, mithilfe von Mundsprays oder Schäumen (▶ Kap. 14.1) die oralen Schleimhäute zu befeuchten und für ein Geschmacksangebot zu sorgen.

19.5 Zusammenfassung

Der Fokus jeder palliativmedizinischen Behandlung von Menschen in ihrer letzten Lebensphase und bei sich im Sterbeprozess befindlichen Patienten liegt auf dem Aspekt des Erhalts der individuellen Lebensqualität und Symptomkontrolle. In Bezug auf die Nahrungsaufnahme und Schluckfunktion bedeutet dies, dass Essen und Trinken unter Ausschluss eines Luftnot- und Erstickungsrisikos so lange wie möglich oral angeboten werden. Die Aspekte Schlucksicherheit und orale Bedarfsdeckung sind zu vernachlässigen. Vielmehr rücken die Gabe geschmacklicher Angebote, die Linderung eines Durstgefühls bei Mundtrockenheit, eine damit einhergehende intensive Mund- und Lippenpflege, Kontakt- und Beziehungsaufnahme sowie Interaktions- und Kommunikationsangebote in den Mittelpunkt. Ein weiterer Schwerpunkt ist die Beratung und Begleitung der Familie und des versorgenden Umfeldes.

20 Angehörige als Ressource

Versorgende Angehörige sind integraler Bestandteil im Rahmen der Diagnostik und Therapie von älteren Menschen und geriatrischen Patienten mit Dysphagie. Ihnen kommt eine wichtige Rolle als unterstützendes Element im Rahmen der gesamten Behandlung zu. Das multiprofessionelle Dysphagieteam sollte die *Ressource Angehörige* bereits während der Erhebung der Anamnese sowohl im akutgeriatrischen als auch im Langzeitpflegebereich nutzen und sie von Beginn an in die Behandlung und Mitversorgung dysphagischer Patienten miteinbeziehen.

Versorgende Angehörige können nützliche Hinweise und Informationen in Bezug auf allgemeine körperliche, pulmonale, ernährungsbedingte oder kognitive Veränderungen, dem notwendigen Unterstützungsbedarf im Alltag oder im Speziellen während der Beschaffung und Zubereitung von Speisen, der Nahrungsaufnahme oder des Essverhaltens geben. Sie können Auffälligkeiten, Einschränkungen und Veränderungen im Bereich des Schluckens beschreiben und sollten zum Themenkomplex Essen, Trinken und Medikamenteneinnahme, insbesondere bei kognitiv eingeschränkten oder nicht auskunftsfähigen Patienten, gezielt befragt werden (▶ Kap. 9.6.6; ▶ Kap. 11.1). Ebenso können versorgende Angehörige Auskunft über geschmackliche Vorlieben oder Abneigungen, Lieblingsspeisen oder Rituale während der Mahlzeiteneinnahme oder der Mahlzeitengestaltung geben und sind deshalb primärer Ansprechpartner bei der Erstellung einer sog. *Essbiografie* (▶ Kap. 11.1). Hierbei ist zu beachten, dass sich Vorlieben für oder Abneigungen gegen bestimmte Speisen oder Getränke im Verlauf des Lebens verändern können.

Angehörige sollten auch in die direkte Versorgung miteingebunden werden. Kognitiv beeinträchtigte Patienten, die Essen oder Trinken ablehnen, profitieren im stationären Setting von der Anwesenheit ihrer Bezugspersonen während der Mahlzeiten, die das Dysphagieteam beim *Anreichen des Essens oder Trinkens* unterstützen können, da Betroffene im Beisein ihrer Bezugspersonen Essen, Trinken oder Medikamente nicht selten besser und regelmäßiger abnehmen.

Zu bedenken ist, dass Angehörige zumindest indirekt von der Erkrankung ihres Familienmitgliedes betroffen sind und dessen Behandlung und Gesundung sinnhaft unterstützen möchten. Vor diesem Hintergrund können versorgende Angehörige beispielsweise bereits zu Behandlungsbeginn über modifizierte Kostformen mithilfe eines Informationsblattes (▶ Kasten 14) aufgeklärt werden, das in Patienten- oder Tischnähe angebracht ist.

Kasten 14: personalisiertes Informationsblatt über ein modifiziertes Ess- und Trinkangebot

> Frau / Herr
>
> _____
>
> benötigt momentan eine **_SCHLUCKDIÄT_**.
>
> **Essen:**
>
> **Trinken:**
>
> **Medikamente:**
>
> Bitte bringen Sie im Interesse Ihres Angehörigen
> Essen und Getränke nur nach Absprache mit. Vielen Dank!
> Ihre Abteilung Logopädie
>
> Datum, Unterschrift

Lieblingsspeisen und geeignete Getränke können dann entsprechend der empfohlenen Konsistenz leichter zu Hause vorbereitet und mitgebracht werden.

> Das multiprofessionelle Dysphagieteam kann unterstützend für die Zubereitung konsistenzadaptierten Essens auf entsprechende Kochbücher, die im Handel zum Thema Dysphagie-Kost erhältlich sind, verweisen.

Da es bei dysphagischen Patienten auch trotz vorsichtigem Nahrungs- und Getränkeangebot zu Aspirations- und Luftnotereignissen kommen kann, sollten Angehörige durch die Bezugspflegekraft oder die behandelnde Logopädin zum *Anreichen von Essen und Trinken*, aber auch in Bezug auf etwaige Sofortmaßnahmen wie z. B. eine Hustenunterstützung angeleitet werden. Da dies aber auch ein belastendes Element sein oder Sorge und Stress auslösen kann, sollte individuell abgewogen werden, was für den Betroffenen und seine versorgenden Angehörigen in ihrer konkreten Situation günstiger erscheint.

Bei Verschlechterung der Schluckfunktion, rezidivierenden Aspirationspneumonien und insbesondere bei Fragen zur künstlichen Ernährungsversorgung sind Angehörige frühzeitig in ethische Entscheidungsprozesse miteinzubeziehen. Sie sind häufig direkte Ansprechpersonen, zur Vorsorge bevollmächtigt oder bereits als gesetzliche Vertreter bestellt und entscheiden gerade in Fragen der oralen oder künstlichen Ernährungs- und Flüssigkeitsversorgung, der Risikotoleranz und der angenommenen Lebensqualität im Sinne des betroffenen Patienten.

21 Zusammenfassung

Unterschiedliche Erkrankungen des höheren Lebensalters führen zu einer Entstehung und Aufrechterhaltung von Störungen in den Bereichen Ernährung, selbstständiger Nahrungsaufnahme und Schlucken. Aufgrund funktioneller, sensomotorischer und kognitiver Beeinträchtigungen generieren vulnerable Patienten deshalb einen erhöhten Unterstützungsbedarf bei der Beschaffung und Zubereitung ihrer Mahlzeiten und benötigen Unterstützung bei der Mahlzeitengestaltung und -einnahme, um einerseits möglichst bedarfsdeckend und andererseits möglichst sicher essen und trinken zu können.

Schluckstörungen, die sog. *Dysphagien*, treten bei älteren Menschen und multimorbiden geriatrischen Patienten häufig auf und wirken sich auf unterschiedliche gesundheitliche und psychosoziale Lebensbereiche aus. Eine Dysphagie führt zu ernährungsbedingten Auswirkungen wie einer reduzierten und damit einhergehend nicht bedarfsdeckenden oralen Aufnahme von Essen und Trinken, einem unbeabsichtigten Gewichtsverlust, dem Entstehen einer manifesten Mangelernährung oder einer Dehydratation und Exsikkose. Störungen der Schluckfunktion erfordern neben einer diätetischen Anpassung von Nahrungsmitteln und Getränken auch mahlzeitenangepasste Umwelt- und Umgebungsfaktoren, gehen mit einem erhöhten Risiko sich zu verschlucken, dem sog. *Aspirationsrisiko*, einher, schränken die individuelle Lebensqualität der Betroffenen ein und können schlimmstenfalls zum Tod durch Ersticken führen.

Die Diagnostik und Therapie von Ernährungs- und Schluckstörungen bei älteren und geriatrischen Patienten sowie deren Versorgung erfordert einen interdisziplinären und multiprofessionellen Behandlungsansatz und schließt die kontinuierliche Beratung und Einbindung versorgender Angehöriger und des sozialen Systems mit ein.

Professionell Pflegenden kommt im Rahmen der Versorgung von älteren Menschen und geriatrischen Patienten mit Beeinträchtigungen der Nahrungsaufnahme und Störungen der Schluckfunktion eine Schlüsselrolle zu, die sich in direkte und indirekte Aufgabenbereiche unterteilen lässt (▶ Abb. 50).

21 Zusammenfassung

direkte Aufgabenfelder
- Identifizierung von Risikopatienten
- Unterstützung/Optimierung einer aufrechten, schluckphysiologischen Körperhaltung
- Vorbereitung/Unterstützung bei der Nahrungszubereitung und -aufnahme
- sorgsames Anreichen von Essen und Trinken
- Einschätzung orale Bedarfsdeckung und Schlucksicherheit
- Durchführung Mundpflege
- Aspirationsprophylaxe
- Schaffen von Kommunikations- und Interaktionsangeboten

indirekte Aufgabenfelder
- Information und kommunikative Rückkopplung mit dem Dysphagieteam
- Beratung und Anleitung der versorgenden Angehörigen und des sozialen Systems

Abb. 50: direkte und indirekte Aufgabenfelder professionell Pflegender in der Versorgung von Patienten mit Störungen der Nahrungsaufnahme und Schluckfunktion im Alter (eigene Darstellung)

Literaturverzeichnis

AG Dysphagie der DGG (Hrsg.) (2019). *Dysphagie Screening Tool Geriatrie: DSTG.* Zugriff am 31.03.2022 unter: https://www.dggeriatrie.de/images/Dokumente/191227-DSTG-befundbogen-und-handlungsanleitung-dysphagie-screening-tool-geriatrie.pdf

Alagiakrishnan, K., Bhanji, R.A., Kurian, M. (2013). *Evaluation and management of oropharyngeal dysphagia in different types of dementia: A systematic review.* Arch Gerontol Geriatr, 56, 1–9.

Allen, J., Greene, M. Sabido, I. et al. (2020). *Economic costs of dysphagia among hospitalized patients.* Laryngoscope, 130, 974–979.

Angerstein, W. (2016). *Stimm- und Kehlkopfveränderungen im Alter (Presbyphonie und Presbylarynx).* Sprache Stimme Gehor, 40, 131–135.

Arens, C., Herrmann, I.F., Rohrbach, S. et al. (2015). *Positionspapier der DGHNO und der DGPP – Stand der klinischen und endoskopischen Diagnostik, Evaluation und Therapie von Schluckstörungen bei Kindern und Erwachsenen.* Laryngo-Rhino-Otol, 94, 306–354.

Ashford, J., McCabe, D., Wheeler-Hegland, K. et al. (2009). *Evidence-based systematic review: Oropharyngeal dysphagia behavioral treatments. Part III – impact of dysphagia treatments on populations with neurological disorders.* JRRD, 46(2), 195–204.

Attrill, S., White, S., Murray, J. et al. (2018). *Impact of oropharyngeal dysphagia on healthcare cost and length of stay in hospital: a systematic review.* BMC Health Services Research. doi: 10.1186/s12913-018-3376-3

Augustyn, B. & Kern, M. (2006). *Der Mund. Ein hoch sensibler Pflegebereich.* Zugriff am 15.08.2022 unter: https://www.dgpalliativmedizin.de/images/stories/pdf/fachkompetenz/Sektion%20Pflege%2060823%20PCLLL%20Mundpflege%201%20FachKomp.pdf

Baijens, L.W.J., Clavé, P., Cras, P. et al. (2016). *European Society for Swallowing Disorders – European Union Geriatric Medicine Society white paper: oropharyngeal dysphagia as a geriatric syndrome.* Clin Interv Aging, 11, 1403–1428.

Bartholomeyczik, S. (2019). *Prävention von Mangelernährung in der stationären Pflege am Beispiel des DNQP-Expertenstandards »Ernährungsmanagement«.* Bundesgesundheitsbl, 62, 304–310.

Bartholomeyczik, S., Apel, S., Flake, G. et al. (2017). *Der Expertenstandard Ernährungsmanagement zur Sicherung und Förderung der oralen Ernährung in der Pflege, 1. Aktualisierung 2017.* In: Deutsches Netzwerk für Qualitätsentwicklung in der Pflege (DNQP) (Hrsg.) Expertenstandard Ernährungsmanagement zur Sicherung und Förderung der oralen Ernährung in der Pflege. 1. Aktualisierung 2017, einschließlich Kommentierung und Literaturstudie (S. 15–41). Osnabrück: Hochschule Osnabrück.

Bartolome, G. (2018a). *Physiologie des Schluckvorgangs.* In: Bartolome, G. & Schröter-Morasch, H. (Hrsg.) *Schluckstörungen. Interdisziplinäre Diagnostik und Rehabilitation* (S. 23–46). 6. Aufl. München: Elsevier.

Bartolome, G. (2018b). *Aspirationsschnelltest und klinische Schluckuntersuchung.* In: Bartolome, G. & Schröter-Morasch, H. (Hrsg.) *Schluckstörungen. Interdisziplinäre Diagnostik und Rehabilitation* (S. 151–170). 6. Aufl. München: Elsevier.

Bartolome, G. (2018c). *Grundlagen der funktionellen Dysphagietherapie (FDT).* In: Bartolome, G. & Schröter-Morasch, H. (Hrsg.) *Schluckstörungen. Interdisziplinäre Diagnostik und Rehabilitation* (S. 261–402). 6. Aufl. München: Elsevier.

Bartolome, G. (2014). *Neurorehabilitation des Schluckens.* NeuroGeriatrie, 11(2), 79–90.

Bauer, J.M., Vogl, T., Wicklein, S. et al. (2005). *Comparison of the Mini Nutritional Assessment, Subjective Global Assessment, and Nutritional Risk Screening (NRS 2002) for nutritional screening and assessment in geriatric hospital patients.* Z Gerontol Geriatr, 38(5), 322–327.

Bausewein, C., Delargardelle, I., Hentrich, M. et al. (2012). *Gastrointestinale Symptome.* In: Aulbert, E., Nauck, F., Radbruch, L. (Hrsg.) *Lehrbuch der Palliativmedizin* (S. 265–300). 3. Aufl. Stuttgart: Schattauer.

Beauchamp, T.L. & Childress, J.F. (1989). *Principles of Biomedical Ethics.* 3. Aufl. New York: Oxford University Press.

Begent, D. & Pryke, L. (2019). *Palliative feeding for comfort guidelines.* Zugriff am 01.06.2022 unter: https://www.buckinghamshireccg.nhs.uk/wp-content/uploads/2017/01/Palliative-Feeding-for-Comfort-Guidelines.pdf

Belafsky, P.C., Mouadeb, D.A., Rees, C.J. et al. (2008). *Validity and reliability of the Eating Assessment Tool (EAT-10).* Ann Otol Rhinol Laryngol, 117(12), 919–924.

BfArM – Bundesinstitut für Arzneimittel und Medizinprodukte (Hrsg.) (2022). *ICF. Internationale Klassifikation der Funktionsfähigkeit, Behinderung und Gesundheit.* Zugriff am 22.01.2022 unter: https://www.bfarm.de/DE/Kodiersysteme/Klassifikationen/ICF/_node.html6

Bieber, C., Gschwendtner, K., Müller, N. et al. (2016). *Partizipative Entscheidungsfindung (PEF) – Patient und Arzt als Team.* Psychother Psych Med, 66, 195–207.

Biedermann, M. (2011). *Essen als basale Stimulation.* 3. Aufl. Hannover: Vincentz.

Bienstein, C. & Fröhlich, A. (2021). *Basale Stimulation® in der Pflege.* 9. Aufl. Göttingen: Hogrefe.

Biozoon GmbH (Hrsg.) (2020). *Basale Stimulation. Intensive Aromen zur Anregung der Geschmackssinne mit smoothfood.* Zugriff am 15.08.2022 unter: https://smoothfood.de/basale-stimulation/

Birkmann, U. & Kley, C. (2015). *FEES. Die funktionelle Schluckuntersuchung in der Neurologie – ein Videolehrgang.* Bad Honnef: Hippocampus.

Bischoff, S.C., Arends, J., Dörje, F. et al. (2013). *Künstliche Ernährung im ambulanten Bereich. S3-Leitlinie der Deutschen Gesellschaft für Ernährungsmedizin (DGEM) in Zusammenarbeit mit der GESKES und der AKE.* Aktuel Ernahrungsmed, 38, e101–e154.

Bogaardt, H., Veerbeek, L., Kelly, K. et al. (2015). *Swallowing problems at the end of the palliative phase: incidence and severity in 164 unsedated patients.* Dysphagia, 30(2), 145–151.

Bohlender, J.E. (2017). *Fiberendoskopische Evaluation des Schluckens – FEES.* Sprache Stimme Gehor, 41, 216.

Bohlender, J.E., Frick, S., Colotto, U. et al. (2021). *Der deutsche Sydney Swallow Questionnaire.* HNO, 69, 969–977.

Borasio, G.D. (2012). *Über das Sterben.* 8. Aufl. München: Beck.

Bundesministerium der Justiz (Hrsg.) (2023a). *Betreuungsrecht. Mit ausführlichen Informationen zur Vorsorgevollmacht.* Referat Öffentlichkeitsarbeit und Bürgerdialog, Berlin. Zugriff am 28.05.2023 unter: https://www.bmj.de/SharedDocs/Publikationen/DE/Betreuungsrecht.pdf?__blob=publicationFile&v=12

Bundesministerium der Justiz (Hrsg.) (2023b). *Patientenverfügung. Wie sichere ich meine Selbstbestimmung in gesundheitlichen Angelegenheiten?* Referat Öffentlichkeitsarbeit und Bürgerdialog, Berlin. Zugriff am 28.05.2023 unter: https://www.bmj.de/SharedDocs/Publikationen/DE/Patientenverfuegung.pdf?__blob=publicationFile&v=41

Cabre, M., Serra-Prat, M., Palomera, E. et al. (2010). *Prevalence and prognostic implications of dysphagia in elderly patients with pneumonia.* Age Ageing, 39, 39–45.

Cano-Crespo, J., De la Torre-Barrios, H., Tejeda-Franco, C.D. et al. (2022). *Dysphagia rehabilitation in post-COVID patients: Review of the literature.* Rev Med Hosp Gen Mex, 85(1), 44–49.

Chen, K.C., Jeng, Y., Wu, W.T. et al. (2021). *Sarcopenic Dysphagia: A Narrative Review from Diagnosis to Intervention.* Nutrients, 13(11), 4043.

Chen, P.H., Golub, J.S., Hapner, E.R. et al. (2009). *Prevalence of Perceived Dysphagia and Quality-of-Life Impairment in a Geriatric Population.* Dysphagia, 24, 1–6.

Cichero, J.A.Y., Lam, P., Steele, C.M. et al. (2017). *Development of International Terminology and Definitions for Texture-Modified Foods and Thickened Fluids Used in Dysphagia Management: The IDDSI Framework.* Dysphagia, 32, 293–314.

Cichero J.A.Y., Steele, C., Duivestein, J. et al. (2013). *The Need for International Terminology and Definitions for Texture-Modified Foods and Thickened Liquids Used in Dysphagia Management: Foundations of a Global Initiative.* Curr Phys Med Rehabil Rep, 1(4), 280–291.
Cruz-Jentoft, A.J., Bahat, G., Bauer, J. et al. (2019). *Sarcopenia: revised European consensus on definition and diagnosis.* Age Ageing, 48(1), 16–31.
Cruz-Jentoft, A.J., Landi, F., Schneider, S.M. et al. (2014). *Prevalence of and interventions for sarcopenia in ageing adults: a systematic review. Report of the International Sarcopenia Initiative (EWGSOP and IWGS).* Age Ageing, 43(6), 748–759.
Daniels, S.K., McAdam, C.P., Brailey, K. et al. (2007). *Clinical Assessment of Swallowing and Prediction of Dysphagia Severity.* Am J Speech Lang Pathol, 6, doi: https://doi.org/10.1044/1058-0360.0604.17
Dejaeger, M., Liesenborghs, C., Dejaeger, E. (2015). *Presbyphagia.* In: Speyer, R. & Bogaardt, H. (Hrsg.) *Seminars in Dysphagia* (S. 55–68). Intech Open Book Series. doi: 10.5772/60780
de Sire, A., Ferrillo, M., Lippi, L. et al. (2022). *Sarcopenic Dysphagia, Malnutrition, and Oral Frailty in Elderly: A Comprehensive Review.* Nutrients, 14(5), 982. doi: 10.3390/nu14050982
Deuschl G., Maier, W. et al. (2016). *S3-Leitlinie Demenzen.* In: Deutsche Gesellschaft für Neurologie (Hrsg.) *Leitlinien für Diagnostik und Therapie in der Neurologie.* Zugriff am 09.10.2022 unter: https://dgn.org/wp-content/uploads/2012/12/038013_LL_Demenzen_2016.pdf
Deutsche Alzheimer Gesellschaft e. V. Selbsthilfe Demenz (Hrsg.) (2018). *Informationsblatt 24. Palliative Versorgung von Menschen mit fortgeschrittener Demenz.* Zugriff am unter: 13.08.2022 unter: https://www.deutsche-alzheimer.de/fileadmin/Alz/pdf/factsheets/infoblatt24_palliative_versorgung_dalzg.pdf
Deutsche Alzheimer Gesellschaft e. V. Selbsthilfe Demenz (Hrsg.) (2020). *Empfehlungen zum Einsatz einer Magensonde bei Demenz.* Zugriff am 09.10.2022 unter: https://www.deutsche-alzheimer.de/fileadmin/Alz/pdf/empfehlungen/empfehlungen_einsatz_magensonde_bei_demenz.pdf
Deutsche Alzheimer Gesellschaft e. V. Selbsthilfe Demenz (Hrsg.) (2023a). *Informationsblatt 10. Vorsorgevollmacht, Betreuungsverfügung, Ehegattennotvertretungsrecht, Patientenverfügung.* Zugriff am 12.02.2023 unter: https://www.deutsche-alzheimer.de/fileadmin/Alz/pdf/factsheets/infoblatt10_vorsorgeverfuegungen_dalzg.pdf
Deutsche Alzheimer Gesellschaft e. V. Selbsthilfe Demenz (Hrsg.) (2023b). *Informationsblatt 27. Das Ehegattennotvertretungsrecht.* Zugriff am 12.02.2023 unter: https://www.deutsche-alzheimer.de/fileadmin/Alz/pdf/factsheets/infoblatt27-das-ehegattennotvertretungsrecht-dalzg.pdf
Deutscher Ethikrat (Hrsg.) (2016). *Patientenwohl als ethischer Maßstab für das Krankenhaus. Stellungnahme.* Berlin. Zugriff am 20.12.2022 unter: https://www.ethikrat.org/fileadmin/Publikationen/Stellungnahmen/deutsch/stellungnahme-patientenwohl-als-ethischer-massstab-fuer-das-krankenhaus.pdf
Deutsches Institut für Menschenrechte (Hrsg.) (o.J.) *Allgemeine Erklärung der Menschenrechte. Vereinte Nationen, 10. Dezember 1948.* Berlin. Zugriff am 26.07.2022 unter: https://www.institut-fuer-menschenrechte.de/fileadmin/Redaktion/Publikationen/Weitere_Publikationen/Broschuere_70_Jahre_AEMR_01.pdf
DGG – Deutsche Gesellschaft für Geriatrie (Hrsg.) (o.J.). *Was ist Geriatrie?* Zugriff am 21.05.2022 unter: https://www.dggeriatrie.de/ueber-uns/was-ist-geriatrie
DGG – Deutsche Gesellschaft für Geriatrie (Hrsg.) (2019). *Pressemeldungen. PM: Zwei Teelöffel Wasser können Leben retten: Dysphagie Screening Tool Geriatrie (DSTG) vorgestellt.* Zugriff am 31.03.2022 unter: https://www.dggeriatrie.de/presse/pressemeldungen/1661-pm-zwei-teeloeffel-wasser-koennen-leben-retten-dysphagie-screening-tool-geriatrie-dstg-vorgestellt
DIMDI – Deutsches Institut für Medizinische Dokumentation und Information (Hrsg.) (2012a). *ICF Version 2005. Komponente b, Körperfunktionen (Kapitel b1-b8). Kapitel b5, Funktionen des Verdauungs-, des Stoffwechsel- und des endokrinen Systems. Funktionen im Zusammenhang mit dem Verdauungssystem (b510-b539).* Zugriff am 22.01.2022 unter: https://www.dimdi.de/static/de/klassifikationen/icf/icfhtml2005/block-b510-b539.htm
DIMDI – Deutsches Institut für Medizinische Dokumentation und Information (Hrsg.) (2012b). *ICF Version 2005. Komponente d, Aktivitäten und Partizipation (Kapitel d1-d9). Kapitel*

d5 Selbstversorgung. Zugriff am 22.01.2022 unter: https://www.dimdi.de/static/de/klassifika tionen/icf/icfhtml2005/chapter-d5.htm#d550

Duchac, S., Peter, S., Hofmayer, A. et al. (2021). *Dysphagietherapie: Grundlagen der Planung und Durchführung.* In: Frank, U., Pluschinski, P., Hofmayer, A. et al. (Hrsg.) *FAQ Dysphagie* (S. 73–109). München: Elsevier.

Duchac, S. (2020). *Patientenmanagement vor der Untersuchung.* In: Duchac, S., Hofmayer, A., Lücking, C. et al. *Videofluoroskopie des Schluckaktes – Ein sprachtherapeutisches Tutorial* (S. 111–121). Idstein: Schulz-Kirchner.

Duchac, S., Hofmayer, A., Lücking, C. et al. (2020). *Videofluoroskopie des Schluckaktes – Ein sprachtherapeutisches Tutorial.* Idstein: Schulz-Kirchner.

Dusel, J. (2018). *Die UN-Behindertenrechtskonvention. Übereinkommen über die Rechte von Menschen mit Behinderungen.* Zugriff am 23.07.2022 unter: https://www.institut-fuer-menschen rechte.de/fileadmin/Redaktion/PDF/DB_Menschenrechtsschutz/CRPD/CRPD_Konventi on_und_Fakultativprotokoll.pdf

Dziewas, R., Pflug, C. et al. (2020). *Neurogene Dysphagie, S1-Leitlinie.* In: Deutsche Gesellschaft für Neurologie (Hrsg.) *Leitlinien für Diagnostik und Therapie in der Neurologie.* Zugriff am 30.04.2022 unter: https://dgn.org/wp-content/uploads/2013/01/030111_LL_Neurogene_ Dysphagie_2020.pdf

Dziewas, R., auf dem Brinke, M., Birkmann, U. et al. (2019). *Safety and clinical impact of FEES – results of the FEES-registry.* Neurol Res Pract, 1(16), doi.org/10.1186/s42466-019-0021-5

Easterling, C.S. & Robbins, E. (2008). *Dementia and Dysphagia.* Geriatr Nurs, 29(4), 275–285.

Eglseer, D. & Lohrmann, C. (2016). *Schluckstörungen und Mangelernährung bei älteren Menschen im Krankenhaus.* Aktuel Ernahrungsmed, 41(6), 450–455.

Espinosa-Val, M.C., Martín-Martínez, A., Graupera, M. et al. (2020). *Prevalence, Risk Factors, and Complications of Oropharyngeal Dysphagia in Older Patients with Dementia.* Nutrients, 12(3), 863.

Ewig, S., Kolditz, M., Pletz, M. et al. (2021). *Leitlinie Behandlung von erwachsenen Patienten mit ambulant erworbener Pneumonie – Update 2021.* Zugriff am 07.08.2022 unter: https://www. awmf.org/uploads/tx_szleitlinien/020-020l_S3_Behandlung-von-erwachsenen-Patientenmit-ambulant-erworbener-Pneumonie__2021-05.pdf

Flynn, E., Smith, C., Walsh, C.D. et al. (2018). *Modifying the consistency of food and fluids for swallowing difficulties in dementia.* CDSR 2018, Issue 9. Art. No.: CD011077, doi: 10.1002/ 14651858.CD011077.pub2

Frank, U. & Frank, K. (2022). *COVID-19 – neue Herausforderungen in der Dysphagie- und Atemtherapie.* Nervenarzt, 93, 167–174.

Frank, U., Pluschinski, P., Hofmayer, A. et al. (2021a). *Grundlagen.* In: Frank, U., Pluschinski, P., Hofmayer, A. et al. (Hrsg.) *FAQ Dysphagie* (S. 1–24). München: Elsevier.

Frank, U., Pluschinski, P., Hofmayer, A. et al. (2021b). *Fragen und Antworten zur Dysphagie bei COVID-19-Patienten (Stand November 2020).* In: Frank, U., Pluschinski, P., Hofmayer, A. et al. (Hrsg.) *FAQ Dysphagie* (S. 393–413). München: Elsevier.

Fried, L.P., Tangen, C.M., Walston, J. et al. (2001). *Frailty in older adults: evidence for a phenotype.* J Gerontol A Biol Sci Med Sci, 56(3), M146–56. doi: 10.1093/gerona/56.3.m146, PMID: 11253156

Friedhoff, M. & Schieberle, D. (2014a). *Fundamente (Prinzipien) des Bobath-Konzepts.* In: Friedhoff, M. & Schieberle, D. *Praxis des Bobath-Konzepts. Grundlagen – Handling – Fallbeispiele* (S. 22–23). 3. Aufl. Stuttgart: Thieme.

Friedhoff, M. & Schieberle, D. (2014b). *Praxis des Bobath-Konzepts. Grundlagen – Handling – Fallbeispiele.* 3. Aufl. Stuttgart: Thieme.

Frühwald, T. (2012). *Ethik in der Geriatrie.* Z Gerontol Geriat, 45, 545–557.

Fujishima, I., Fujiu-Kurachi, M., Arai, H. et al. (2019). *Sarcopenia and dysphagia: Position paper by four professional organizations.* Geriatr Gerontol, 19(2), 91–97.

Genz, H., Jenetzky, E., Hauer, K. et al. (2010). *Palliative Geriatrie. Wie unterscheiden sich onkologische von nichtonkologischen geriatrischen Palliativpatienten im Krankenhaus?* Z Gerontol Geriat, 43, 369–375.

Glegg, A. & Young, J. (2011). *The frailty syndrome.* Clin Med, 11(1), 72–75.

Literaturverzeichnis

Gordijn, B. (2000). *Ethische Diskussionen im Team – Nimweger Modell der multidisziplinären ethischen Fallbesprechung.* Die Schwester | Der Pfleger, 39(2), 114–117.

Graeb, F. & Wolke, R. (2021). *Mangelernährung bei geriatrischen Patient*innen: Risikofaktor stationäre Langzeitpflege?* HBScience, 12, 58–66.

Graeb, F., Wolke, R., Reiber, P. (2021). *Gewichtsverluste und Mangelernährungsrisiko bei geriatrischen PatientInnen.* Z Gerontol Geriat, 54, 789–794.

Graf, S. (2018). *Anatomie des Schluckvorgangs.* In: Bartolome G. & Schröter-Morasch H. (Hrsg.) *Schluckstörungen. Interdisziplinäre Diagnostik und Rehabilitation* (S. 3–22). 6. Aufl. München: Elsevier.

Guigoz, Y. (2006). *The Mini Nutritional Assessment (MNA®) review of the literature – What does it tell us?* J Nutr Health Aging, 10(6), 466–487.

Hanke, F., Rittig, T., Mohra, A. et al. (2014). *Konsensuspapier – Bedarfsgerechte Medikation bei neurologischen und geriatrischen Dysphagie-Patienten.* MMW – Fortschr Med Originalien II, 156, 64–71.

Hansjee, D., Burch, N., Campbell, L. et al. (2021). *Eating and drinking With acknowledged risks: multidisciplinary team guidance for the shared decision-making process (adults).* Zugriff am 20.10.2022 unter: https://www.rcslt.org/wp-content/uploads/2021/09/EDAR-multidisciplinary-guidance-2021.pdf

Häusermann, S. (2016). *Essen ist Leben – Leben ist Essen. Ernährung in der Palliative Care.* Ars Med, 17, 762–765.

Heber, J. (2015). *Manuelle Schlucktherapie – ein alltagsbasierter Therapieansatz.* logoTHEMA, 1(12), 30–33.

Heckmann, J.G. et al. (2022). *Therapie der idiopathischen Fazialisparese (Bell's palsy), S2k-Leitlinie.* In: Deutsche Gesellschaft für Neurologie (Hrsg.) *Leitlinien für Diagnostik und Therapie in der Neurologie.* Zugriff am 30.12.2022 unter: https://register.awmf.org/assets/guidelines/030-013l_S2k_Therapie-Idiopathische-Fazialisparese-Bell%E2%80%99s-Palsy_2022-05.pdf

Hofmann, W., Flägel, K., Gosch, M. (2020). *Hyponatriämie im Alter (Teil I) – Diagnose leicht gemacht.* Z Gerontol Geriat, 53, 347–356.

Hofmayer, A., Duchac. S., Pluschinski, P. (2021). *Dysphagiediagnostik.* In: Frank, U., Pluschinski, P., Hofmayer, A. et al. (Hrsg.) *FAQ Dysphagie* (S. 25–72). München: Elsevier.

Holzapfel, K. (2018). *Radiologische Funktionsdiagnostik von Schluckstörungen.* In: Bartolome, G. & Schröter-Morasch, H. (Hrsg.) *Schluckstörungen. Interdisziplinäre Diagnostik und Rehabilitation* (S. 123–149). 6. Aufl. München: Elsevier.

Hübner, M. (2021a). *Schluckstörungen bei Menschen mit Demenz vom Typ Alzheimer.* Idstein: Schulz-Kirchner.

Hübner, M. (2021b). *Zum sicheren Schlucken beitragen.* Die Schwester | Der Pfleger, 8, 22–30.

Hudson, H.M., Daubert, C.R., Mills, R.H. (2000). *The interdependency of protein-energy malnutrition, aging, and dysphagia.* Dysphagia, 15(1), 31–38.

IDDSI – International Dysphagia Diet Standardisation Initiative (Hrsg.) (2019a). *IDDSI Grundstruktur. Testmethoden. 2.0.* Zugriff am 03.10.2022 unter: https://iddsi.org/IDDSI/media/images/Translations/IDDSI_TestingMethods_V2_German_Final_22Jun2020.pdf

IDDSI – International Dysphagia Diet Standardisation Initiative (Hrsg.) (2019b). *Transitional Foods.* Zugriff am 03.10.2022 unter: https://iddsi.org/IDDSI/media/images/Consumer HandoutsAdult/Transitional_Adult_consumer_handout_30Jan2019.pdf

Irrgang, B. & Heidel, C.-P. (2015). *Einleitung: Medizinethik zwischen Standesethos und philosophischer Bereichsethik.* In: Irrgang, B. & Heidel, C.-P. *Medizinethik. Lehrbuch für Mediziner* (S. 9–19). Stuttgart: Franz Steiner.

Jäger, M., Thiem, U., Stege, H. (2020). *Entwicklung eines neuen Screeninginstruments zum Screening auf Dysphagie bei geriatrischen Patienten: das Dysphagie Screening-Tool Geriatrie.* Z Gerontol Geriat, 53, 239–244.

Keller, J. & Durwen, H.F. (2010). *Die fiberendoskopische Evaluation des Schluckens (FEES®) in der Geriatrie – mit besonderer Berücksichtigung des akuten Schlaganfalls.* NeuroGeriatrie, 7(2_3), 59–64.

Kern, M. & Nauck, F. (2006). *Die letzte Lebensphase. Definitionen und Begriffe.* Zugriff am 18.07.2022 unter: https://www.dgpalliativmedizin.de/images/stories/pdf/fachkompetenz/Die%20letzte%20Lebensphase%20-%20fachliche%20Kompetenz.pdf

Khoury, T., Rmeileh, A.A., Cohen, J. et al. (2015). *A double-edged sword and swinging pendulum: the evolving role of percutaneous endoscopic gastrostomy tubes in patients with advanced dementia.* Gastro Open J, 1(4), e4–e6.

Kim, M.J., Park, Y.H., Park, Y.S. et al. (2015). *Associations between prolonged intubation and developing post-extubation dysphagia and aspiration pneumonia in non-neurologic critically ill patients.* Ann Rehabil Med, 39(5), 763–771.

Klinkhammer, G. (2012). *Eine Entscheidung im Miteinander.* Dtsch Ärztebl, 109(24), A1229–A1229.

Ko, J.Y., Shin, D.Y., Kim, T.U. et al. (2021). *Effectiveness of Chin Tuck on Laryngeal Penetration: Quantitative Assessment.* Dysphagia, 36(6), 1054–1062.

Koczulla, A.R., Ankermann, T., Behrends, U. et al. (2022). *S1-Leitlinie der Deutschen Gesellschaft für Pneumologie und Beatmungsmedizin e. V. (DGP) und weiteren Fachgesellschaften. Long/ Post-COVID.* AWMF-Registernummer: 020–027. Zugriff am 10.02.2023 unter: https://register.awmf.org/assets/guidelines/020-027l_S1_Post_COVID_Long_COVID_2022-08.pdf

Kondrup, J., Rasmussen, H.H., Hamberg, O. et al. (2003). *Nutritional risk screening (NRS 2002): a new method based on an analysis of controlled clinical trials.* Clin Nutr, 22(3), 321–336.

Kraus, E.M., Rommel, N., Stoll, L.H. et al. (2018). *Validation and Psychometric Properties of the German Version of the SWAL-QOL.* Dysphagia, 33, 431–440.

Kruizenga, H.M., Seidell, J.C., de Vet, H.C.W. et al. (2005). *Development and validation of a hospital screening tool for malnutrition: the short nutritional assessment questionnaire (SNAQ).* Clin Nutr, 24, 75–82.

Labeit, B., Ahring, S., Boehmer, M. et al. (2022). *Comparison of Simultaneous Swallowing Endoscopy and Videofluoroscopy in Neurogenic Dysphagia.* JAMDA, 23, 1360–1366.

Lam, P. et al. (2021). *IDDSI 201 praktisch – Grundlagen und Prüftechniken. Ein DGD Workshop.* 07.10.2021

Lam, P., Stanschus, S., Zaman, R. et al. (2017). *The International Dysphagia Diet Standardisation Initiative (IDDSI) framework: the Kempen pilot.* Br J Nurs, 13(2), doi.org/10.12968/bjnn.2017.13.Sup2.S18

Langmore, S. (2001). *Endoscopic evaluation and treatment of swallowing disorders.* New York/Stuttgart: Thieme.

Lauque, S., Nourhashemi, F., Vellas, B. (1999). *Nutritional evaluation tools in the elderly.* In: Seiler, W.O. & Stählin, H.B. (Hrsg.) *Malnutrition in the Elderly* (S. 69–81). Darmstadt: Steinkopff.

Leslie, P. & Crawford, H. (2017). *The Concise Guide to Decision Making and Ethics in Dysphagia.* Guildford, UK: J & FR Press Ltd.

Lesourd, B. (2006). *La dysphagie des sujets âgés.* Acta Endoscopica, 36(4), 623–638.

LiN-Arge e. V. (Hrsg.) (2022). *Definition.* Zugriff am 11.12.2022 unter: https://www.lin-arge.de/de/definition

Lücking, C. & Wilmskötter, J. (2020). *Einführung in die Videofluoroskopie des Schluckaktes.* In: Duchac, S., Hofmayer, A., Lücking, C. et al. *Videofluoroskopie des Schluckaktes – Ein sprachtherapeutisches Tutorial* (S. 19–76). Idstein: Schulz-Kirchner.

Ludwig, D. (2020). *Dysphagie: Eine interprofessionelle Aufgabe.* Pflegezeitschrift, 73(4), 30–33.

Maio, G. (2018). *Werte für die Medizin.* München: Kösel.

Manabe, T., Fujikura, Y., Mizukami, K. et al. (2019). *Pneumonia-associated death in patients with dementia: A systematic review and meta-analysis.* PLoS ONE, 14(3), e0213825, doi.org/10.1371/journal.pone.0213825

Marik, P.E. & Kaplan, D. (2003). *Aspiration pneumonia and dysphagia in the elderly.* Chest, 124(1), 328–336.

Martino, R., Silver, F., Teasell, R. et al. (2009). *The Toronto Bedside Swallowing Screening Test (TOR-BSST): development and validation of a dysphagia screening tool for patients with stroke.* Stroke, 40(2), 555–561.

McCoy, Y.M. & Varindani Desai, R. (2018). *Presbyphagia Versus Dysphagia: Identifying Age-Related Changes in Swallow Function.* Perspectives of the ASHA Special Interest Groups, 15(3), 15–21, doi.org/10.1044/persp.SIG15.15

McCullough, G., Pelletier, C., Steele, C. (2003). *National Dysphagia Diet: What to Swallow?* Asha Lead, 8(20), doi.org/10.1044/leader.FTR3.08202003.16

Melgaard, D., Rodrigo-Domingo, M., Mørch, M.M. (2018). *The Prevalence of Oropharyngeal Dysphagia in Acute Geriatric Patients.* Geriatrics, 3(15), doi:10.3390/geriatrics3020015

Miyashita, T., Kikutani, T., Nagashima, K. et al. (2020). *The effects of sarcopenic dysphagia on the dynamics of swallowing organs observed on videofluoroscopic swallowing studies.* J Oral Rehabil, 47, 584–590.

Morley, J.E. (2020). *Oral Frailty.* J Nutr Health Aging, 24(7), 683–684.

Moßhammer, D., Haumann, H., Mörike, K. et al. (2016). *Polypharmazie – Tendenz steigend, Folgen schwer kalkulierbar.* Dtsch Arztebl, 113, 627–633.

Muhle, P., Suntrup-Krueger, S., Wirth, R. et al. (2019). *Schlucken im Alter. Physiologische Veränderungen, Schluckstörungen, Diagnostik und Therapie.* Z Gerontol Geriat, 52, 279–289.

Muhle, P., Wirth, R., Glahn, J. et al. (2015). *Schluckstörungen im Alter. Physiologie und Pathophysiologie.* Nervenarzt, 86, 440–451.

Müller, D., Meyer-Königsbuscher, J., Absil, J.-M. (2007). *Nahrungsaufnahme – mehr als Schlucken.* In: Nusser-Müller-Busch, R. (Hrsg.) *Die Therapie des Facio-Oralen Trakts* (S. 45–75). 2. Aufl. Heidelberg: Springer.

Newman, R., Vilardell, N., Clavé, P. et al. (2016). *Effect of Bolus Viscosity on the Safety and Efficacy of Swallowing and the Kinematics of the Swallow Response in Patients with Oropharyngeal Dysphagia: White Paper by the European Society for Swallowing Disorders (ESSD).* Dysphagia, 31, 232–249.

Nienstedt, J.C. & Pflug, C. (2017). *Altersbedingte Dysphagie frühzeitig erkennen.* HNO-Nachrichten, 47, 19–24.

Nourhashemi, F., Gyonnet, S., Ousset, P.J. et al. (1999). *Mini Nutritional Assessment and Alzheimer Patients.* In: Vellas, B., Garry, P.J., Guigoz, Y. (Hrsg.) *Mini Nutritional Assessment (MNA): Research and Practice in the Elderly* (S. 88–89). Basel: Karger.

Nusser-Müller-Busch, R. (Hrsg.) (2007). *Die Therapie des Facio-Oralen Trakts.* 2. Aufl. Heidelberg: Springer.

Nusser-Müller-Busch, R. & Horst, R. (2011). *Die manuelle Schlucktherapie – Reset the brain.* Forum Logopädie, 25(3), 6–13.

Oehmichen, F., Ballmer, P.E., Druml, C. et al. (2013). *Leitlinie der Deutschen Gesellschaft für Ernährungsmedizin (DGEM). Ethische und rechtliche Gesichtspunkte der Künstlichen Ernährung.* Aktuel Ernahrungsmed, 38, 112–117.

O'Keeffe, S.T. (2018). *Use of modified diets to prevent aspiration in oropharyngeal dysphagia: is current practice justified?* BMC Geriatrics, 18(167), 6–10.

Okuni, I. & Ebihara, S. (2022). *Are Oropharyngeal Dysphagia Screening Tests Effective in Preventing Pneumonia?* J Clin Med, 11, 370, doi.org/10.3390/jcm11020370

Olesen, M.D., Modlinski, R.M., Poulsen, S.H. et al. (2021). *Prevalence of signs of dysphagia and associated risk factors in geriatric patients admitted to an acute medical unit.* Clinical Nutrition ESPEN, 41, 208–216.

Oliveira, L.S. d., Cardenas, J.E.V., Mituuti, D.T. et al. (2019). *Oropharyngeal dysphagia and quality of life in elderly patients after stroke.* Research Square, doi.org/10.21203/rs.2.17064/v1

Palecek, E.J., Teno, J.M., Casarett, D.J. et al. (2010). *Comfort Feeding Only: A Proposal to Bring Clarity to Decision-Making Regarding Difficulty with Eating for Persons with Advanced Dementia.* JAGS, 3(58), 580–584.

Pantel, J. & Haberstroh, J. (2019). *Einwilligung von Menschen mit Demenz in medizinische Maßnahmen. Interdisziplinäre S2k-Leitlinie für die medizinische Praxis.* Hrsg. von der Deutschen Gesellschaft für Gerontologie und Geriatrie (DGGG), der Deutschen Gesellschaft für Psychiatrie und Psychotherapie, Psychosomatik und Nervenheilkunde (DGPPN) und der Deutschen Gesellschaft für Neurologie (DGN). (AWMF-Leitlinie Registernummer 108–001). Zugriff am 01.06.2022 unter: https://www.aem-online.de/fileadmin/user_upload/Publikationen/108-001l_S2k_Einwilligung_von_Menschen_mit_Demenz_in_medizinische_Massnahmen_2019-12_1.pdf

Park, Y.-H., Bang, H.L., Han, H.-R. et al. (2015). *Dysphagia Screening Measures for Use in Nursing Homes: A Systematic Review.* J of Korean Acad Nurs, 45(1), 1–13.

Patino-Hernandez, D., Germán Borda, M., Venegas Sanabria, L.C. et al. (2016). *Sarcopenic dysphagia.* Rev Colomb Gastroenterol, 31(4), 418–423.

Pedersen, A.M.L., Sørensen, C.E., Proctor, G.B. et al. (2018). *Salivary functions in mastication, taste and textural perception, swallowing and initial digestion.* Oral Diseases, 24, 1399–1416.
Penner, H., Bur, T., Nusser-Müller-Busch, R. et al. (2010). *Logopädisches Vorgehen bei Dysphagien im Rahmen der Palliativmedizin.* Z Palliativmed, 11, 61–75.
Perry, L. (2001). *Screening swallowing function of patients with acute stroke. Part one: identification, implementation and initial evaluation of a screening tool for use by nurses.* J Clin Nurs, 10(4), 463–473.
Pezdirec, M., Strojan, P., Boltezar, I.H. (2019). *Swallowing disorders after treatment for head and neck cancer.* Radiol Oncol, 53(2), 225–230.
Pluschinski, P., Hofmayer, A., Keller, J. et al. (2021). *Progrediente Erkrankungen.* In: Frank, U., Pluschinski, P., Hofmayer, A. et al. (Hrsg.) *FAQ Dysphagie* (S. 341–373). München: Elsevier.
Prosiegel, M. (2018a). *Neuroanatomie des Schluckens.* In: Bartolome, G. & Schröter-Morasch, H. (Hrsg.) *Schluckstörungen. Interdisziplinäre Diagnostik und Rehabilitation* (S. 47–60). 6. Aufl. München: Elsevier.
Prosiegel, M. (2018b). *Mit Schluckstörungen assoziierte neurologische Erkrankungen.* In: Bartolome, G. & Schröter-Morasch, H. (Hrsg.) *Schluckstörungen. Interdisziplinäre Diagnostik und Rehabilitation* (S. 61–87). 6. Aufl. München: Elsevier.
Prosiegel, M. & Weber, S. (2018). *Dysphagie. Diagnostik und Therapie. Ein Wegweiser für kompetentes Handeln.* 3. Aufl. Heidelberg: Springer.
Pschyrembel Redaktion (2016). *Anamnese.* In: Pschyrembel Online. Zugriff am 28.05.2022 unter: https://www.pschyrembel.de/Anamnese/K02AX
Radbruch, L., Nauck, F., Sabatowski, R. (o.J.). *Was ist Palliativmedizin?* Deutsche Gesellschaft für Palliativmedizin. Zugriff am 28.05.2023 unter: https://www.dgpalliativmedizin.de/images/stories/Was_ist_Palliativmedizin_Definitionen_Radbruch_Nauck_Sabatowski..pdf
Rassameehiran, S., Klomjit, S., Mankongpaisarnrung, C. et al. (2015). *Postextubation Dysphagia.* Bayl Univ Med Cent, 28(1), 18–20.
Reiter-Theil, S. (2005). *Klinische Ethikkonsultation – eine methodische Orientierung zur ethischen Beratung am Krankenbett.* Schweizerische Ärztezeitung/Bulletin des médecins suisses/Bollettino dei medici svizzeri, 86(6), 346–352.
Richard, N. (2004). *Kommunikation und Körpersprache mit Menschen mit Demenz – die Integrative Validation (IVA).* Unterricht Pflege, 5, 13–16.
Rofes, L., Arreola, V., Almirall, J. et al. (2011). *Diagnosis and management of oropharyngeal Dysphagia and its nutritional and respiratory complications in the elderly.* Gastroenterol Res Pract., Volume 2011, Article ID 818979. doi: 10.1155/2011/818979, 1–13.
Rosenbaum, A., Riemann, J.F., Schilling, D. (2015). *Die perkutane endoskopische Gastrostomie (PEG).* Dtsch Med Wochenschr, 140, 1072–1076.
Royal College of Speech and Language Therapists (2022). *Understanding the need for and provision of speech and language therapy services for individuals with post-COVID syndrome in the UK.* Zugriff am 23.05.2022 unter: https://www.rcslt.org/wp-content/uploads/2022/01/Post-COVID-syndrome-report-RCSLT-January-2022.pdf
Rüffer, R. & Düllmann, E. (2016). *Späte Schlucke bei Dysphagie.* Logos, 24(4), 244–255.
Scheule, R.M. & Becker, T. (o.J.) *Ethische Fallbesprechung – was ist das?* In: MEFES (Multidisziplinäre Ethische Fallbesprechung in schwierigen Entscheidungssituationen. Ein Projekt der Universität Regensburg und dem Augsburger Forum für Ethik in der Medizin. Zugriff am 25.10.2022 unter: https://mefes-medizinethik.de/beispiel-seite/mefes-worum-geht-es/
Schiele, J.T., Penner, H., Schneider, H. et al. (2015). *Swallowing Tablets and Capsules Increases the Risk of Penetration and Aspiration in Patients with Stroke-Induced Dysphagia.* Dysphagia, 30(5), 571–582.
Schnell, M.W. & Schulz, C. (Hrsg.) (2014). *Basiswissen Palliativmedizin.* 2. Aufl. Berlin, Heidelberg: Springer.
Schröter-Morasch, H. (2018a). *Schluckstörungen bei oropharyngealen und laryngealen Strukturen.* In: Bartolome, G. & Schröter-Morasch, H. (Hrsg.) *Schluckstörungen. Interdisziplinäre Diagnostik und Rehabilitation* (S. 89–120). 6. Aufl. München: Elsevier.
Schröter-Morasch, H. (2018b). *Klinische und video-pharyngologische Untersuchungen der Schluckfunktion.* In: Bartolome, G. & Schröter-Morasch, H. (Hrsg.) *Schluckstörungen. Interdisziplinäre Diagnostik und Rehabilitation* (S. 171–212). 6. Aufl. München: Elsevier.

Schröter-Morasch, H. (2018c). *Medizinische Basisversorgung von Patienten mit Schluckstörungen – Trachealkanülen – Sondenernährung.* In: Bartolome, G. & Schröter-Morasch, H. (Hrsg.) *Schluckstörungen. Interdisziplinäre Diagnostik und Rehabilitation* (S. 216–260). 6. Aufl. München: Elsevier.
Schulz, C., Zapke, S., Schmitz, A. et al. (2014). *Symptome in der Palliativmedizin.* In: Schnell, M. W. & Schulz, C. (Hrsg.) *Basiswissen Palliativmedizin* (S. 59–147). 2. Aufl. Berlin, Heidelberg: Springer.
Schwegler, H. (2016). *Trachealkanülenmanagement – Dekanülierung beginnt auf der Intensivstation.* Idstein: Schulz-Kirchner.
Schwemmle, C., Jungheim, M., Miller, S. et al. (2015). *Medikamenteninduzierte Dysphagien. Ein Überblick.* HNO, 63, 504–510.
Serra-Prat, M., Palomera, M., Gomez, C. et al. (2012). *Oropharyngeal dysphagia as a risk factor for malnutrition and lower respiratory tract infection in independently living older persons: a population-based prospective study.* Age Aging, 41(3), 376–381.
Sheikhany, A.R., Abdel Hady, A.F., Farag, S. (2019). *Oropharyngeal dysphagia profile in early versus late stage dementia.* EJO, 35, 103–109.
Silbergleit, A., Schultz, L., Jacobson, B. et al. (2011). *The Dysphagia Handicap Index: Development and Validation.* Dysphagia, 27(1), 46–52.
Simon, A. & Neitzke, G. (2010.) *Theoretische Grundlagen.* In: Dörries, A., Neitzke, G., Simon, A. et al. (Hrsg.) *Klinische Ethikberatung. Ein Praxisbuch für Krankenhäuser und Einrichtungen der Altenpflege* (S. 22–55). 2. Aufl. Stuttgart: Kohlhammer.
Sirsch, E., Clement, A., Gallus, G. et al. (2021). *Der Expertenstandard Förderung der Mundgesundheit in der Pflege.* In: Deutsches Netzwerk für Qualitätsentwicklung in der Pflege (DNQP) (Hrsg.) *Expertenstandard Förderung der Mundgesundheit in der Pflege. Sonderdruck, einschließlich Kommentierung und Literaturstudie* (S. 20–65). Osnabrück: Hochschule Osnabrück.
Skoretz, S.A., Flowers, H.L., Martino, R. (2010). *The Incidence of Dysphagia Following Endotracheal Intubation: A Systematic Review.* Chest, 137(3), 665–673.
Smithard, D.G. (2016). *Dysphagia: A Geriatric Giant?* Medical & Clinical Reviews, 2(5), doi: 10.21767/2471–299X.1000014
Smoliner, C., Volkert, D., Wirth, R. (2013). *Die Ernährungsversorgung in geriatrischen Krankenhausabteilungen in Deutschland.* Z Gerontol Geriatr, 46(1), 48–55.
Sollereder, S. (2021). *Die International Dysphagia Diet Standardisation Initiative (IDDSI) im deutschsprachigen Raum – Erfahrungen und Strategien für eine erfolgreiche Implementierung.* logopädieschweiz 02/2021, 27–35.
Sommerville, P., Lang, A., Nightingale, S. et al. (2016). *Dysphagia after stroke and feeding with acknowledged risk.* Br J Neurosci Nurs, 12(4), 162–170.
Springer Medizin Verlag GmbH (Hrsg.) (o. J.). *Geriatrische Syndrome: Exsikkose/Dehydratation.* In: e.Medpedia. Zugriff am 10.07.2022 unter: https://www.springermedizin.de/emedpedia/dgim-innere-medizin/geriatrische-syndrome-exsikkose-dehydratation?epediaDoi=10.1007%2F978-3-642-54676-1_451&q=Exsikkose
Steinkamp, N. & Gordijn, B. (2010). *Ethik in Klinik und Pflegeeinrichtung: ein Arbeitsbuch.* 3. Aufl. München: Luchterhand.
Steinkamp, N. & Gordijn, B. (2000). *Die Nimweger Methode für ethische Fallbesprechungen.* Rheinisches Ärzteblatt, 5, 22–23.
Sticher, H. & Gampp Lehmann, K. (2007). *Haltungshintergrund.* In: Nusser-Müller-Busch, R. (Hrsg.) *Die Therapie des Facio-Oralen Trakts* (S. 27–44). 2. Aufl. Heidelberg: Springer.
Stratton, J.S., Hackston, A., Longmore, D. et al. (2004). *Malnutrition in hospital outpatients and inpatients: prevalence, concurrent validity and ease of use of the ›malnutrition universal screening tool‹ (›MUST‹) for adults.* Br J Nutr, 92(5), 799–808.
Suiter, D.M., Sloggy, J., Leder, S.B. (2014). *Validation of the Yale Swallow Protocol: a prospective double-blinded videofluoroscopic study.* Dysphagia, 29(2), 199–203.
Sura, L., Madhavan, A., Carnaby, G. et al. (2012). *Dysphagia in the elderly: management and nutritional considerations.* Clin Interv Aging, 7, 287–298.
Synofzik, M. (2007). *PEG-Ernährung bei fortgeschrittener Demenz.* Nervenarzt, 78, 418–428.

Synofzik, M. & Marckmann, G. (2007). *Perkutane endoskopische Gastrostomie: Ernährung bis zuletzt?* Dtsch Arztebl, 104(49), A-3390.
Takizawa, C., Gemmell, E., Kenworthy, J. et al. (2016). *A Systematic Review of the Prevalence of Oropharyngeal Dysphagia in Stroke, Parkinson's Disease, Alzheimer's Disease, Head Injury, and Pneumonia.* Dysphagia, 31, 434–441.
Taylor, L.P., Besbris, J.M., Graf, W.D. et al. (2022). *Clinical Guidance in Neuropalliative Care: An AAN Position Statement.* Neurology, 98(10), 409–416.
Trapl-Grundschober, M. (o.J.) *GUSS-Anleitung + Video.* Zugriff am 05.10.2022 unter: https://www.dysphagie-trapl.at/gugging-swallowing-screen-guss/guss-anleitung-videos/
Trapl, M. & Brainin, M. (o.J.). *Gugging Swallowing Screen (GUSS).* Zugriff am 12.09.2022 unter: https://www.dysphagie-trapl.at/gugging-swallowing-screen-guss/
Trapl, M., Enderle, P., Nowotny, M. et al. (2007). *Dysphagia bedside screening for acute-stroke patients: the Gugging Swallowing Screen.* Stroke, 38(11), 2948–2952.
Troche, M.S., Brandimore, A.E., Okun, M.S. et al. (2014). *Decreased Cough Sensitivity and Aspiration in Parkinson Disease.* Chest, 146(5), 1294–1299.
Ulbricht, K. (2019). *Schluckstörungen im Alter – Presby(dys)phagie.* AVP, 46(3–4), 135–142.
Valentini, L., Volkert, D., Schütz, T. et al. (2013). *Leitlinie der Deutschen Gesellschaft für Ernährungsmedizin (DGEM). DGEM-Terminologie in der Klinischen Ernährung.* Aktuel Ernahrungsmed, 38, 97–111.
van Caster, P. & Krumm, N. (2019). *Mundtrockenheit und Schluckstörungen.* In: Oechsle, K. & Scherg, A. (Hrsg.) *FAQ Palliativmedizin. Antworten prägnant und praxisnah* (S. 108–114). München: Elsevier.
Van Mechelen, W., Aertgeert, B., De Ceulaer, K. et al. (2012). *Defining the palliative care patient: A systematic review.* Palliat. Med., 27(3), 197–208.
Vellas, B., Villars, H., Abellan, G. et al. (2006). *Overview of MNA® – Its History and Challenges.* J Nutr Health Aging, 10, 456–465.
Viñas, P., Bolivar-Prados, M., Tomsen, N. et al. (2022). *Hydration Status of Adult Patients with Oropharyngeal Dysphagia and the Effect of Thickened Fluid Therapy on Fluid Intake and Hydration: Results of Two Parallel Systematic and Scoping Reviews.* Nutrients, 14(12), 2497.
Warnecke, T., Dziewas, R., Wirth, R. et al. (2019). *Dysphagia from a neurogeriatric point of view: Pathogenesis, diagnosis and management.* Z Gerontol Geriatr, 52(4), 330–335.
Warnecke, T., Im, S., Kaiser, C. et al. (2017). *Aspiration and dysphagia screening in acute stroke – the Gugging Swallowing Screen revisited.* Eur J Neurol, 24(4), 594–601.
Weibler-Villalobos, U. (2005). *Ernährungsstörungen bei Demenz – Sondenernährung und alternative Versorgungskonzepte.* Z Allg Med, 81, 71–76.
Wilmskötter, J. & Stanschus, S. (2012). *Presbyphagie – im Alter wird alles schlechter? Das alternde Schlucksystem als Vorbild für die Dysphagietherapie.* Sprachheilarbeit, 1, 2–11.
Winterholler, C. & Barthel, M. (2022). *Palliative Care. Palliative Logopädie. Ein Ratgeber für Interessierte.* Idstein: Schulz-Kirchner.
Winterholler, C., Barthel, M., Meier, M. et al. (2022). *Post COVID Conditions in der Logopädie.* forum:logopädie, 36(1), 16–20.
Wirth, R., Dziewas, R., Beck, A.M. et al. (2016). *Oropharyngeal dysphagia in older persons – from pathophysiology to adequate intervention: a review and summary of an international expert meeting.* Clin Interv Aging, 23(11), 189–208.
Wirth, R., Dziewas, R. Jäger, M. et al. (2013). *Leitlinie der Deutschen Gesellschaft für Ernährungsmedizin (DGEM) in Zusammenarbeit mit der GESKES, der AKE, der DGN und der DGG. Klinische Ernährung in der Neurologie – Teil des laufenden S3-Leitlinienprojekts Klinische Ernährung.* Aktuel Ernahrungsmed, dx.doi.org/10.1055/s-0033–1343317
Wirth, R., Volkert, D., Bauer, J.M. et al. (2007). *PEG-Sondenanlagen in der Deutschen Akutgeriatrie.* Z Gerontol Geriatr, 40, 21–30.
Yang, R.-Y., Yang, A.-Y., Chen, Y.-C. et al. (2022). *Association between Dysphagia and Frailty in Older Adults: A Systematic Review and Meta-Analysis.* Nutrients, 14, 1812, doi.org/10.3390/nu14091812
Zaretsky, E., Steinbach-Hundt, S., Pluschinski, P. et al. (2018). *Validierung der deutschen Version des Eating Assessment Tool bei Kopf-Hals-Tumor-Patienten.* Laryngorhinootologie, 97(07), 480–486, doi: 10.1055/a-0596-7780

Stichwortverzeichnis

A

Adhäsion 108
Advance Care Planning (ACP) 153
Alzheimer 33, 47, 48, 131, 139, 141, 160
Amyotrophe Lateralsklerose (ALS) 34
Anamnese 63, 76–79, 85, 99, 165
– Eigen- 76
– Fremd- 76
Andicken von Getränken 42, 88, 102, 103, 108
Andickungspulver 101, 102, 104
– amylaseresistente 104
Angehörige 12, 54, 57, 63, 66, 98, 99, 110, 127, 130, 132, 134, 141, 145–147, 151, 153–155, 157, 159, 161–163, 165–167
Aspiration 15, 16, 18, 19, 23, 28, 37, 46–48, 61, 79–81, 84, 88, 89, 96, 99, 103, 110, 115, 121, 123, 131, 141, 152
– intradeglutitive 28, 93
– postdeglutitive 28, 93
– prädeglutitive 28, 93
– stille 18, 28, 35, 47, 80
Aspirationspneumonie 29, 39, 41, 44, 47–49, 51, 52, 86, 103, 110, 111, 143, 152, 153, 159, 160, 166
Aspirationsprädiktoren 79
Aspirationsprophylaxe 15, 89, 118, 122
Aspirationsrisiko 23, 26, 33, 37, 44, 58, 73, 74, 80, 88, 92, 103, 104, 111, 114, 123, 131, 132, 151, 159, 163, 167
Aspirationsschnelltest 59
Atem-Schluck-Koordination 18, 35, 61
Atemwege 13, 16, 18–20, 23, 27, 41, 44, 46, 48, 61, 76, 95

B

Behandlungsmethoden
– adaptive 88
– kompensatorische 87
– restituierende 87
Betreuungsverfügung 139, 140

Body-Mass-Index (BMI) 43, 54, 78
Bolus 13, 15–19, 26, 63, 77, 94, 96, 109

C

chin down 93, 94
chin tuck 93, 94, 103
Comfort Feeding Only (CFO) 151, 153, 155, 156, 160
consistency splitting mechanism 33, 104, 108
COVID-19 35, 37, 38

D

Dehydratation 24, 40, 41, 51, 78, 110, 141, 163, 167
Demenz 33, 48, 70, 80, 88, 99, 100, 131, 137, 139, 141, 157, 160
diätetische Adaptions- und Modifikationsmaßnahmen 101, 111
diätetische Maßnahmen 88, 113
die vier medizinethischen Prinzipien 141, 147–150
– Prinzip der Autonomie bzw. dem Respekt vor der Autonomie 148
– Prinzip der Gerechtigkeit 148
– Prinzip des Nicht-Schadens 148
– Prinzip des Wohltuns 148
Drooling 26, 70, 71
Durstgefühl 14, 95, 125, 161–164
Dysphagia Handicap Index 85
Dysphagie im Alter 21, 30, 32, 34, 38, 40, 52
Dysphagie-Koststufe 102
Dysphagie-Screening 51, 59, 63
Dysphagie Screening Tool Geriatrie (DSTG) 64, 66, 68
Dysphagieschweregrad 34, 69, 73, 74, 76, 85
Dysphagieteam 56, 57, 89, 93, 95, 110, 124, 130, 144, 152, 160, 165, 166

E

Eat by Walking 100
Eating and Drinking with Acknowledged Risk (EDAR) 151, 152
Eating Assessment Tool-10 85
enterale Ernährung 53, 54, 73, 74, 126–128, 131, 132, 162
Ergotherapie 21, 53, 54, 56, 89, 114
Essbiografie 99, 165
Essen 11–14, 18, 30, 32, 33, 38, 43, 53, 55, 73, 77, 80, 89, 91–102, 105, 110, 113, 117, 118, 123–125, 127, 131–133, 141, 151–156, 159–161, 164–167
Ethik 147, 148
- Medizin- 147
Ethisches Fallgespräch 130, 145, 147

F

Fazialisparese 61, 62, 114
Fiberoptische Endoskopische Evaluation des Schluckens (FEES) 58, 81–84, 86, 111, 152, 159
Fingerfood 99, 100
Flüssigkeitsstufe 101, 102
Frailty 21, 42, 44, 45, 51, 157
- Orales 45
funktionelle Dysphagietherapie (FDT) 87, 113

G

Gabel-Drucktest 108, 109
Geriatrie 21, 64
Geschmacksangebot 120, 121, 164
Gewichtsverlust 25, 33, 34, 43, 51, 53, 54, 78, 100, 167
Globusgefühl 77
Gugging Swallowing Screen (GUSS) 69, 70, 72–75

H

Husten 18, 19, 25, 32, 37, 38, 65, 70, 71, 77–79, 81
- -effektivität 18
- -reflex 28, 44, 46, 47
- -responsivität 18

I

IDDSI 71, 105–109
- -Framework 105
- -Grundstruktur 69, 73, 106, 109
- -Stufe 106, 107, 109
- -Trichter 106, 107
Inappetenz 25, 38, 42, 54, 55, 95, 100
Indikation 53, 81, 83, 113, 120, 122, 126–128, 130–133, 143, 145, 149, 162, 163
International Dysphagia Diet Standardisation Initiative (IDDSI) 69, 105

K

Kehlkopf 13, 18, 23, 27, 28, 37, 83
Klinische Ethikberatung 147, 149
Klinische Schluckuntersuchung nach Daniels 79, 80
Kohäsion 107, 108
Kompensationsmechanismen 22, 23
Konsistenzen 15, 16, 69–71, 73, 77, 82, 88, 96, 101, 103–106, 109, 153, 159, 166
- gemischte 33, 73, 83, 105, 123
Konzept der informierten Einwilligung (informed consent) 136, 138, 148
künstliche Ernährungs- und Flüssigkeitsgabe 125, 126, 131, 154
kurativ 88, 156, 157

L

Leaking 26, 93, 94, 105
- anteriores 15, 26, 33, 61, 70
- posteriores 15, 26, 33, 80
Lebensqualität 11, 12, 24, 30, 40, 45, 50, 51, 85, 89, 98, 110, 111, 118, 125, 126, 131, 132, 143, 144, 151, 157–160, 164, 166, 167
Löffel-Kipptest 108, 109
Logopädie 53, 54, 56, 57, 132, 160, 166
Luftnot 25, 33, 39, 44, 52, 93, 141, 152, 159, 161, 164, 166

M

M. Parkinson 48, 78, 111, 114, 126
Magensonde 125–127, 129, 130
Mahlzeitengestaltung 88, 91, 97, 123, 146, 165, 167
Mangelernährung 21, 24, 38, 40, 42–44, 51–55, 95, 110, 125, 127, 141, 153, 154, 156, 167
Medikamente 13, 18, 23, 27, 28, 30, 32, 33, 35–37, 41, 48, 66, 73, 77, 78, 83, 93, 104, 105, 123, 125, 127, 129, 130, 136, 160, 162, 165, 166
Mehrkonsistenztest 63, 69, 85

Menschen mit Demenz (MmD)   54, 60, 70, 80, 84, 85, 91, 97–100, 103, 111, 113, 130, 131, 148, 153
Mini Nutritional Assessment (MNA)   53, 54
Mobilisation   91, 92
Morbidität   30, 40
Mortalität   31, 40
Multimorbidität   30
Multiple Sklerose (MS)   34
Mundbefeuchtung   15, 120, 121, 159–163
Mundgesundheit   15, 118, 124
Mundhygiene   47, 48, 70, 118
Mundpflege   48, 94, 118, 121, 122, 159–163
Mundschleimhaut   15, 118, 120, 162
Mundtrockenheit   12, 36, 120, 161, 163, 164

N

Nahrungs- und Flüssigkeitsaufnahme   11, 12, 14, 24, 32, 34, 37, 38, 53–55, 88, 91, 93, 95, 97–99, 117, 123, 131, 144, 146, 150, 159, 161
naso-gastrale Ernährungssonde (NGS)   61, 74, 82, 125, 127

O

orale Nahrungs- und Flüssigkeitskarenz (NPO)   39, 48, 65, 66, 69, 71, 73, 74, 121, 127, 133, 143, 151–153, 156, 160–162
Oropharyngeale Dysphagie (OD)   18, 23, 26, 29, 30, 32–36, 38, 41, 43, 45, 47, 50, 51, 57–59, 76, 81, 83, 87, 104, 111, 123, 127
Ösophageale Dysphagie (ÖD)   26, 35, 37, 76, 83
Ösophagus   13, 16, 26, 83

P

palliativ   32, 35, 120, 134, 151–153, 157, 159, 160, 162
Palliative Care   157, 158
parenterale Ernährung   53, 54, 73, 126, 131, 162
Partizipative Entscheidungsfindung (PEF)   134, 143
Patientenverfügung   111, 139–142, 160
Patientenwille   130, 134, 140–143, 150
- mutmaßlicher   130, 139, 141–143, 145
- verfügter   130, 141–143, 145
PEG-Sonde   39, 48, 112, 126–133, 136, 152
PEJ-Sonde   126
Penetration   16, 18, 23, 27, 80, 81, 94, 96, 103
Phagophagie   55
Pharmakokinetik   41, 104, 124, 129
Phonation   18, 23, 39, 62, 80
Physiotherapie   21, 53, 54, 56, 91
Pneumonie   39, 45, 48, 78, 131, 157
Polypharmazie   36, 104
Post-Extubations-Dysphagie (PED)   35, 38
Presbyphagie   22–25, 45
- primäre   22, 23, 96
- sekundäre   24
protein-energy malnutrition (PEM)   43, 44

R

Rasselatmung   161, 164
Regurgitation   16, 27, 33, 77
Residuen   16, 18, 27, 36, 80, 81, 94, 95, 103, 105, 113
Risikopatienten   59, 63, 64, 69, 76, 85, 87, 123
Ruhebeobachtung   61, 76, 78, 79, 82

S

Sarkopenie   42, 43, 45, 46, 51, 52
sarkopenische Dysphagie   46
Schlaganfall   58, 127, 141, 157
- akut   47, 63, 69, 70, 74, 76
Schluckdiagnostik
- instrumentelle   19, 38, 57, 73, 74, 80, 81, 84, 85, 87, 102
- klinische   19, 38, 57, 60, 80, 85, 87, 102
Schluckeffizienz   23, 24, 40, 51, 76, 146
Schlucken   11–15, 17–19, 23, 24, 33, 34, 36, 37, 53, 56, 60, 65, 71, 73, 76–80, 83, 85, 87, 88, 91, 93, 95–97, 101, 102, 104, 109, 112, 113, 123, 147, 155, 159, 165, 167
Schluckphasen   14, 17, 18
- orale Transportphase   14–16, 33
- orale Vorbereitungsphase   14, 15
- ösophageale Phase   14, 16, 17
- pharyngeale Phase   14, 16, 46
- prä-orale Phase   14, 61, 91
Schluckreflex   15, 16, 23
Schlucksequenz   26–29, 32, 33, 46, 61, 70, 78, 80, 82, 83, 88, 120, 160
Schlucksicherheit   23, 24, 40, 51, 76, 132, 146, 164
Schluckstimulation   118, 120

Schluckstörung 12, 22, 26, 32, 34, 35, 41–43, 48, 50, 57, 58, 63, 64, 69, 76, 77, 85, 89, 120, 123, 128, 150, 151, 167
Schluckvorgang 12–14, 18, 23, 36, 40, 81
Sekrete 13, 18, 26–28, 33, 131, 143, 159, 161
Sitzbett 60, 92
Sondenkost 39, 125, 131
Speichel 13–15, 18, 26–28, 33, 61, 65, 70, 104, 109, 131, 143
Spezialisierte Ambulante Palliativversorgung (SAPV) 158
Sterbephase 35, 126, 158–160, 162
Stimmbänder 18, 23, 28
SWAL-QOL 85
Sydney Swallow Questionnaire 85

T

Textur 101, 105, 111
Trachealkanüle 31, 35, 61, 62, 82
Trinken 11–14, 18, 30, 32, 33, 38, 43, 53, 55, 63, 65, 73, 77, 80, 89, 91–102, 105, 110, 113–115, 123–125, 127, 131–133, 141, 151, 153, 155, 156, 159–161, 164–167
Trinkhilfen 88, 94, 114, 116

V

videofluoroskopische Untersuchung des Schluckaktes (VFSS) 58, 81, 83, 86, 159
Vigilanz 38, 54, 60, 61, 65, 70, 73, 160
Viskosität 101, 103, 105, 113, 153
Vorsorgevollmacht 111, 139–141

W

Wasserschlucktest 63–66, 69, 71, 74, 79, 85
wet voice 32, 77

X

Xerostomie 36, 162

Z

Zähne 15, 48, 118